陈晓春　潘晓东　主编

神经科查体
及常用量表速查手册

Handbook of
Neurologic Examination and Assessment Scales

化学工业出版社

·北京·

本书分为两篇，第一篇采用表格形式，通过简明的文字结合真人彩图将神经系统体格检查的精要展示出来。第二篇主要收录了脑血管病、神经变性疾病、中枢神经系统脱髓鞘疾病、运动障碍性疾病、脊髓疾病、癫痫、周围神经疾病及其疼痛、神经-肌肉接头和肌病等临床神经病学常用评定量表及使用说明。量表按使用频度，采用表格形式编排，力求达到一目了然。

本书适合神经内科医师、老年科医师、心理学医师、神经外科医师、实习医师阅读参考。

图书在版编目（CIP）数据

神经科查体及常用量表速查手册/陈晓春，潘晓东主编．—北京：化学工业出版社，2013.5（2025.1 重印）
ISBN 978-7-122-16894-8

Ⅰ．①神… Ⅱ．①陈…②潘… Ⅲ．①神经系统疾病-鉴别诊断-手册 Ⅳ．①R741．04-62

中国版本图书馆 CIP 数据核字（2013）第 062038 号

责任编辑：戴小玲　　文字编辑：王新辉
责任校对：顾淑云　　装帧设计：史利平

出版发行：化学工业出版社（北京市东城区青年湖南街 13 号　邮政编码 100011）
印　　装：北京盛通数码印刷有限公司
787mm×1092mm　1/16　印张 16¾　字数 408 千字　2025 年 1 月北京第 1 版第 14 次印刷

购书咨询：010-64518888　　售后服务：010-64518899
网　　址：http://www.cip.com.cn
凡购买本书，如有缺损质量问题，本社销售中心负责调换。

定　　价：49.00 元

编写人员名单

主　编　陈晓春　潘晓东

副主编　蔡国恩　曾育琦

编　者　（以姓氏笔画为序）

叶钦勇　江信宏　阮杏林　孙铭遥　何饶丽

余尔涵　张　健　陈　滢　陈圣根　陈枝挺

陈晓春　林汉斌　林婉挥　罗　玲　黄天文

黄明珠　程　辉　曾育琦　蔡国恩　熊文婷

潘晓东

PREFACE

前言

神经病学除了神经解剖及传导通路的复杂性之外，还有其诊断分析过程的复杂。神经系统疾病诊断过程常常提到两个极为重要的方面：定位和定性诊断；老一辈的神经病学专家告诫我们神经系统体格检查是极其重要的定位诊断手段，也是神经科医师需要掌握的最重要的基本技能，可用“占据半壁江山”来形容。然而，在神经影像及神经电生理极为发达的时代，临床医师往往过分依赖于先进的辅助检查手段，而忽略了通过体格检查来进行定位诊断。准确的查体所获得的体征不仅可发现重要的病变部位、提供疾病诊断的重要临床依据，也可指导临床医师选择下一步的检查内容，同时避免了不必要的辅助检查，这对临床做出迅速、正确的诊断具有决定性意义。本书第一篇有别于一般的教科书，主要运用表格形式，通过简明的文字结合图示将神经系统体格检查的精要展示出来。同时以表格形式总结了意识障碍的临床特征及快速定位的简表。

神经系统疾病或神经功能缺陷越是复杂和抽象，其可重现的程度、分级的评定越显得重要。熟练使用这些“评定工具”，对于检测功能缺损、评估治疗反应或长期疗效、评估再发风险及判断预后十分关键。然而，目前众多的评定量表可能混淆了临床医护人员在临床神经疾病实践中的理解和运用。本书第二篇在这方面提供了有价值的帮助，系统地组织了目前临床常用的神经病系统疾病的分级评定量表。按疾病分类组织了脑血管病、神经变性疾病、中枢神经系统脱髓鞘疾病、运动障碍性疾病、脊髓疾病、癫痫、周围神经疾病及其疼痛、神经肌肉接头和肌病的评定量表。本部分也涵盖了神经重症疾病、睡眠障碍和头痛及其疼痛的常用评级量表，并在痴呆及其相关疾病章节突出了高级神经系统功能障碍的评估，包括认知功能域障碍、部分神经精神障碍和神经语言学障碍的评估。每部分量表按使用频度列出，并附使用说明。

本书是每一位神经内科医师、心理学医师必不可少的工具书，力求为读者解释和理解临床体征及作出正确诊断方面提供重要的依据，在选择、解释和理解现有各种评级量表方面节省了读者宝贵的时间。也旨在规范神经系统检查并让内容更易于被神经内科医师尤其是初学者所掌握。本书也适合实习医师、神经外科医师、老年科医师阅读。

本书由“十二五”国家科技支撑计划课题——“基于社区的老年人健康服务支撑平台与示范应用”资助出版，课题编号：2012BAH06F05。

由于编写时间短，难免存在不足，请同仁和读者批评指正。

编者

2013 年 3 月

目录

第一篇

神经系统检查

第一章 概　　论

一、基本要求

始终要记住的是80％～90％的神经系统疾病的诊断要依靠临床病史的询问，神经系统检查主要是为疾病诊断的进一步确认和定位提供重要的临床依据。临床神经系统体格检查是在系统内科体格检查的基础上进行的，要求检查者做到以下四点。

(1) 认真仔细，取得患者的充分合作。

(2) 按头部脑神经→上肢→胸→腹→下肢→站立→步态进行检查。

(3) 对危重患者，根据病情做必要的重点检查后立即抢救，病情稳定后再做补充检查。

(4) 详细记录　包括精神状态、脑神经、运动、反射、感觉、病理征、小脑体征等。

二、神经系统检查的顺序

神经系统检查的顺序：一般检查及高级神经功能检查→脑神经检查→运动系统检查→感觉系统检查→反射系统检查→自主神经功能检查→脑膜刺激征检查。

三、需要的器具

(1) 基本器具　叩诊槌（叩诊锤）、检眼镜、棉签、128Hz音叉、笔式电筒、大头针、视力表、两脚圆规、压舌板和软尺。

(2) 特殊器具　嗅觉试验瓶（薄荷水、松节油、香水等）、味觉试验瓶（糖、盐、奎宁、醋酸）、认知检查工具。

第二章 ● 一般检查和高级神经功能检查

第一节 一般检查

一般检查（表2-1）包括内科全身体格检查，需要详细查体。某些情况下神经系统症状是全身性疾病的表现之一，因此不能忽视全身体格检查。本节仅简述与神经系统疾病关系密切的部分。

表 2-1 一般检查项目及内容

<table>
<tr><th colspan="2">项目</th><th>内容描述</th></tr>
<tr><td colspan="2">一般情况</td><td>意识、面容、步态、查体配合度、应答是否切题、全身营养状况</td></tr>
<tr><td colspan="2">精神状态</td><td>外观与行为是否得体，有无幻觉、错觉、联想散漫、思维奔逸、妄想、逻辑障碍、情感淡漠或倒错、精神运动性兴奋或抑制等</td></tr>
<tr><td rowspan="4">头部和颈部</td><td>头颅</td><td>有无头颅畸形、颅骨内陷、局部肿块或压痛</td></tr>
<tr><td>面部及五官</td><td>有无面部畸形、面肌抽动或萎缩、色素脱失或沉着；有无血管痣、皮脂腺痛；眼部有无眼睑下垂、眼球内陷或突眼、角膜溃疡，有无凯-弗(Kayser-Fleischer)环；有无鼻部畸形、鼻窦区压痛；有无口部唇裂、疱疹等</td></tr>
<tr><td>颈部</td><td>有无活动受限及不自主运动</td></tr>
<tr><td>头颈部血管杂音</td><td>在眼眶、颞部、乳突、锁骨上窝和下颌角下方颈总动脉分叉处听诊，若闻及杂音，注意其强度、音调和传导方向</td></tr>
<tr><td colspan="2">脊柱和四肢</td><td>是否存在脊柱生理弯曲；有无脊柱畸形、活动受限、局部压痛和叩痛；有无翼状肩胛；有无四肢肌萎缩、疼痛、握痛等；有无指趾发育畸形、弓形足等</td></tr>
</table>

第二节 高级神经功能检查

高级神经系统功能检查包括：心理和精神状态、注意力、定向力、记忆力、计算力、判断力和抽象思维、视觉和躯体感知觉、失用等功能的检查。本节所述的精神状态测试与高级认知功能测试分开，原因是精神状态需要通过观察患者和关注病史中的特殊问题并加以分析，而高级认知功能可以通过一些简单的床旁测试来完成。高级神经系统功能检查见表2-2。

表 2-2 高级神经系统功能检查

项目	内容描述
心理和精神状态	外观与行为是否得体、有无情感淡漠、沉默、欣快、兴奋躁动、情绪不稳、幻觉、错觉、妄想、抑郁、焦虑、恐惧、强迫状态

续表

项目		内容描述
高级认知功能检查	注意力	数字记忆广度
	定向力	包括对时间、地点、人物定向
	记忆力	包括远事记忆、近事记忆、即刻记忆(树、钟、车)
	计算力	做些简单的心算,如从100连续减7,或简单的加减乘除
	判断力和抽象思维	①区别一些词义,如矮子和小孩有什么不同,鸡和鸭的外形有什么不同等 ②解释熟知的谚语或成语,如解释"落井下石"的含义 ③估计长度、高度、重量
	视觉和躯体感知觉	面孔失认、忽视症、肢体失认、病觉缺失、物体(硬币、纽扣、钥匙)失认等
	失用	执行一项假想的任务(如梳头、喝茶);执行实物应用演示(如穿衣、向杯里倒水、喝水)、模仿检查者动作

注：1. 检测时机：主诉记忆力减退或高级智能发生变化。

2. 应用的检测方法：针对发生问题的调查工具，如焦虑、抑郁量表、认知障碍筛查量表［如简易智力状态检查（MMSE）、蒙特利尔认知评估（MoCA）等］。

3. 详见床旁边认知（包括语言）测试的方法部分。

第三节　床旁认知（包括语言）测试

需要说明的是，该床旁认知测试（表2-3）对于存在不同意识水平障碍的患者（昏睡的或无法配合的患者）无意义。

表 2-3　床旁认知测试表

项目	内容描述
警觉性	记录患者觉醒以及反应的水平
定向力	①时间(今天是几月几号、今天是星期几、现在是哪一年)。时间定向力丧失多见于谵妄状态的患者、中度阿尔茨海默病(痴呆)患者以及患有遗忘症的患者 ②地点(你现在在哪里、这里是什么城市、这里是什么区/县、这里是什么街道) ③人物(名字、年龄、出生日期)。对于有语言障碍的患者,由于语言理解或表达障碍,该项测试结果并不一定准确

续表

项目		内容描述
注意力及专注度		①从数字 20 倒数至 1 ②倒着列出来一年的十二个月份 ③数字广度:让患者复述 6~8 串数字,每个测试水平有两串个数相等的数字为一组。记录受试者复述某水平的两串数字均正确的数字串长度,以最长能正确复述的数字串值为准 比如:3 4 8 4 7 9 2 3 6 7 1 4 5 9 2 7 9 5 6 1 8 7 2 3 正常参考值:6±1
记忆力	顺行性记忆	姓名和地址,如潘晓东,福州市鼓楼区新权路 29 号 8 号楼 102 室。评估即刻回忆(立即复述一次)和短时回忆(5min 后再复述一次)
记忆力	逆行性记忆	①说出近期重大的世界性事件,如 2012 年伦敦奥运会,新任国家主席 ②自身以往的记忆,如父母亲的事或自己儿时的事情
额叶执行功能	初始测试——口语流利程度测试	让患者在 1min 之内尽可能地说出包含有“发”、“爱”或“十”的词语(可以是成语、俗语、谚语等,若是著名的人、地点等,也可接受) 正常参考值:15 个词汇(取决于年龄、阅历及智力水平)
额叶执行功能	抽象想象力	解释某句谚语(额叶损害患者的解释表现为空洞,缺乏想象力,往往只会一对一地解释字面意思)。如:亡羊补牢,未为迟也;厨子太多煮坏汤
额叶执行功能	认知评估	额叶损害的患者回答下列问题时,其答案怪异不符合逻辑。比如: ①中国女人的平均身高是多少? ②北京的常住人口数是多少? ③四川省的大熊猫有多少?
额叶执行功能	双手轮替动作	①做如下动作: 第一步:左手握拳,右手伸开(手指并拢); 第二步:右手握拳,左手伸开(手指并拢),然后快速地、有节律地交替做上述动作(图 2-1) ②Luria 三步测试:让患者按图 2-2 所示依次做动作。若做该测试时出现困难,则提示左侧额叶损害

续表

项目		内容描述
优势半球功能(通常为左侧半球)	语言部分	失语症(表 2-4)和言语障碍均是由于语言功能受损所致;构音障碍是由于发音器官的异常活动所致。 ①自发语音评估可通过交谈或让患者描述一张图来进行 ·发音清晰:当延髓、小脑或者基底神经节受损时均可出现异常 ·流利程度:非流利性失语时说话不流畅、语速降低,伴有单词和词汇数减少 ·语法表达:缺少代词、介词应用缺乏,时态错误。与非流利性语音类联 ·错语(Paraphasic errors):词语替换。如:"白"替代"百"(读音相似,音素替代);或者"苹果"替代"梨"(意义相似,语义替代) ·韵律:缺乏音调、高音、重音的变化,常见于右侧大脑半球受损,但也可见于非流利失语以及发音不清晰的患者 ②命名能力:准备好 10 个常见以及不常见的物品(如铅笔、手表、领带、拨浪鼓等)让受试者命名 ③理解能力 ·简单的词语:指出房间里的一个物体,如门、天花板 ·复杂的指令:如拿起这张纸,将其对折,然后交给我 ·概念的理解:如"香蕉是什么颜色的"、"在厨房里你用来切菜的东西,它叫什么" ④复述能力:复述一句话,如熊猫不是真的猫 ⑤阅读下面一段话。语音障碍的患者往往会发现问题,但失读症患者也可出现障碍。 相较于矿物燃料,生物燃料一直被人们视为"绿色能源",而荷兰是世界公认的发展生物燃料的先行者。近年来,荷兰大量利用自东南亚进口的棕榈油生产生物燃料,以降低温室气体排放量。但是,最近荷兰科学家发现,随着荷兰等欧洲国家对东南亚棕榈油需求的大幅增加,印尼、马来西亚等国的大片热带雨林遭砍伐,棕榈种植面积成倍增加,土地滥用化肥的情况也日益严重。更糟的是,人们还通过排干和焚烧湿地来开辟种植地,这一过程产生了大量的二氧化碳。根据去年 12 月公布的一项研究报告,印尼每年排干和焚烧湿地所产生的二氧化碳高达 20 亿吨,印尼的二氧化碳排放量已升至全球第三。 ⑥书写能力:让受试者写出一个有意义的陈述句,如那只猫坐在垫子上
	计算部分	简单的计算(加法、减法),如:8+ 3=　;11- 4=　;23+ 9=　;100 - 7=
	运用能力	先尝试让患者独立完成动作,若无法完成,则让其模仿动作。例如:"让我看看你是怎么做的" ·做一个打呵欠的动作(面颊部) ·做一个再见的动作(手臂姿势) ·用锤子钉钉子(物体运用)
非优势半球功能(通常为右侧半球)		①感觉忽略(Sensory neglect):患者忽略来自左侧(优势侧)的视觉、听觉、触觉的刺激 ②感觉消退(Sensory extinction):患者对分别来自左、右两侧的视、触觉刺激均有反应;但两侧同时刺激时,表现为忽视病变对侧(通

续表

项目	内容描述
非优势半球功能(通常为右侧半球)	常是左侧)的刺激 ③偏侧空间忽略:画一钟面,左侧的钟面被忽略,通常所有的数字集中画在钟面右半侧 ④穿衣失用:患者无法穿衣,表现为衬衫的内外侧穿反 ⑤空间结构能力:患者无法复写下图 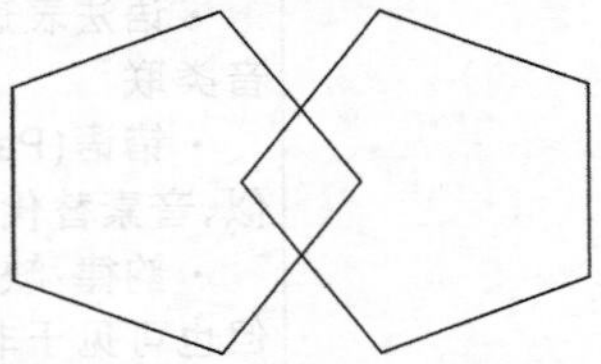 ⑥面孔失认:患者表现为面孔识别能力受损

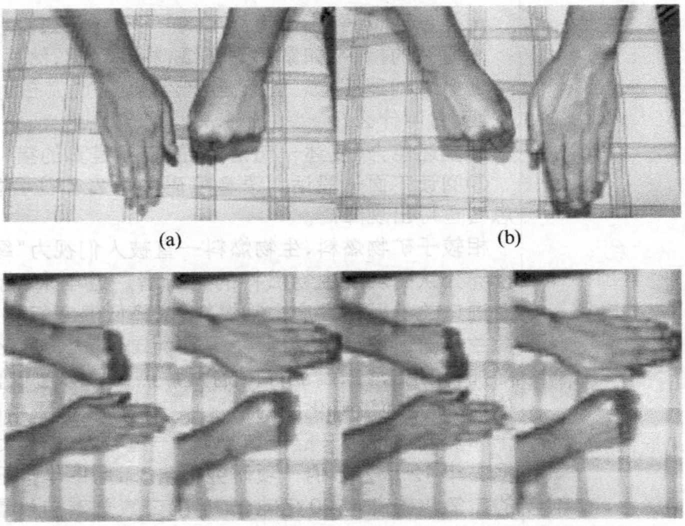

(a) (b) (c)

图 2-1 双手轮替动作测试

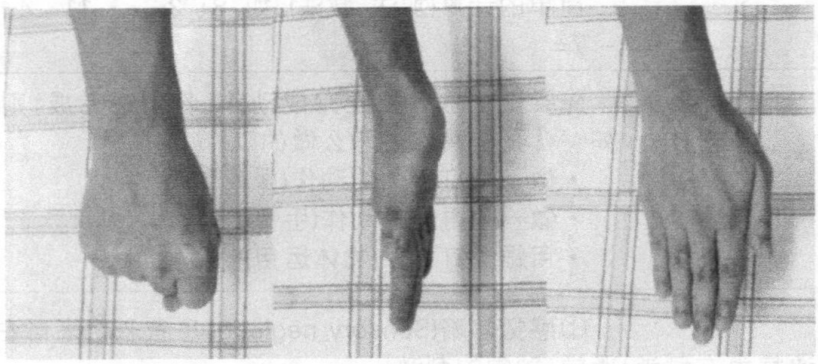

(a) (b) (c)

图 2-2 Luria 三步测试

表 2-4 失语症的类型和特点

失语症的类型	流利程度	复述能力	理解能力	命名能力
不流利(Broca)	−	−	+	−
流利(Wernicke)	+	−	−	−
经皮质运动型	−	+	+	−
经皮质感觉型	+	+	−	−
经皮质混合型	−	+	−	−
传导型	+	−	+	+
双侧大脑型	−	−	−	−

第三章 脑神经检查

脑神经检查的名称、神经通路、检查要点、临床意义及图示见表 3-1。

表 3-1 脑神经检查的名称、神经通路、检查要点、临床意义及图示

名称	神经通路	检查要点	临床意义	图示
Ⅰ—嗅神经	嗅细胞→嗅神经→嗅球→嗅束→外侧嗅纹→嗅中枢(颞叶钩回、海马回前部及杏仁核) 嗅球发出的一部分纤维经内侧嗅纹及中间嗅纹分别终止于胼胝体下回及前穿质，与嗅觉的反射联络有关	①闭目 ②用手压闭一侧鼻孔 ③将香皂、香烟或牙膏等有挥发气味但无刺激性的物体轮流置于另一鼻孔前 ④嘱其说出嗅到的气味 同法检查对侧	①嗅觉减退或缺失(双侧)：鼻部病变、先天性嗅觉丧失 ②嗅觉减退或缺失(单侧)：嗅神经径路上的病损(如前颅底骨折、脑膜炎、嗅沟或蝶骨嵴脑膜瘤、额叶底部胶质瘤等) ③嗅觉过敏：癔症 ④幻嗅：嗅中枢病变、精神病、颞叶癫痫 ⑤福斯特-肯尼迪综合征(Foster-Kennedy syndrome)：嗅沟脑膜瘤和额叶底部肿瘤引起病侧嗅觉丧失，患侧视神经萎缩，对侧视盘水肿	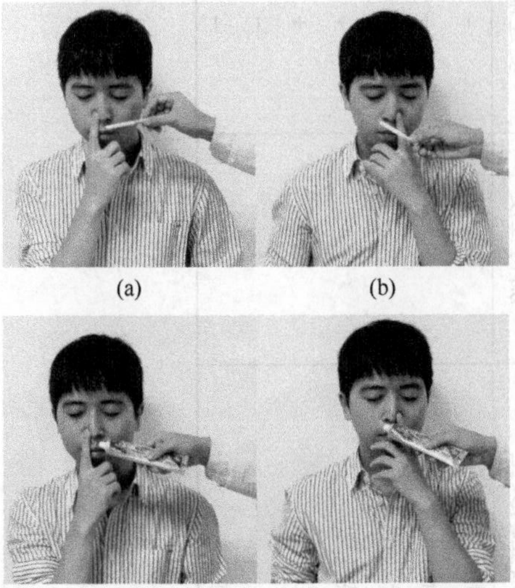 (a) (b) (c) (d)

续表

名称	神经通路	检查要点	临床意义	图示
Ⅱ—视神经	视杆/视锥细胞→视神经→视交叉→视束→外侧膝状体视放射→枕叶皮质视中枢	(1)视力 ①分远视力和近视力，分别用国际远视力表或近视力表读字片[(a)、(b)] ②几米指数、眼前手动：不能辨认视力表者，嘱患者在一定距离内辨认手指的数目或移动，记录其距离以示视力[(c)、(d)] ③光感：不能辨认指数和手动者，用电筒检查有无光感，光感消失为完全失明[(e)] (2)视野　粗查用对照法[(f)]，细查用视野计测定法[(g)]。 ①对照法：患者背光与检查者相对而坐，距离约60cm，各自遮住相对一侧的眼，另一眼相互直视，检查者用手指自上、下、左、右从外周向中央移动，至患者能看到手指为止；以检查者的视野为正常参照，判断患者视野有无变小或异常 ②如患者视野变小或异常时，应进一步做视野计检查 (3)眼底　用眼底镜检查[(h)]视盘的形态、颜色、边缘、生理凹陷及突出度，并注意血管有无变细或扩张、动静脉比例，有无视盘水肿、视神经萎缩，以及视网膜情况(充血、渗出、出血等)[(i)正常眼底；(j)视盘水肿)]	①视力下降同时伴有视野缺损：提示视神经损害，可见于视神经本身病变、局部受压或颅内压增高症 ②双眼偏盲或者全盲：提示视交叉损害，可见于垂体瘤、颅咽管瘤、鞍区占位、垂体卒中 ③双眼对侧同向性偏盲：提示视束损害或视辐射全部受损，可见于颞叶占位向内侧压迫或基底节区出血 ④同向性象限盲：提示视辐射损害，可见于颞叶后部病变、顶叶病变，如肿瘤、血管病等 ⑤对侧象限盲：提示枕叶视中枢损害，可见于枕叶局限性病变 ⑥对侧偏盲、偏盲侧对光反应存在，伴黄斑回避：提示枕叶完全损害，可见于枕叶脑梗死或出血、肿瘤压迫等 ⑦视盘水肿、头痛、呕吐：提示颅内压增高，常见于颅内占位性病变、脑出血、蛛网膜下腔出血、脑膜炎、静脉窦血栓等 ⑧视力减退或消失、瞳孔散大、对光反应减弱或消失：提示视神经萎缩可能	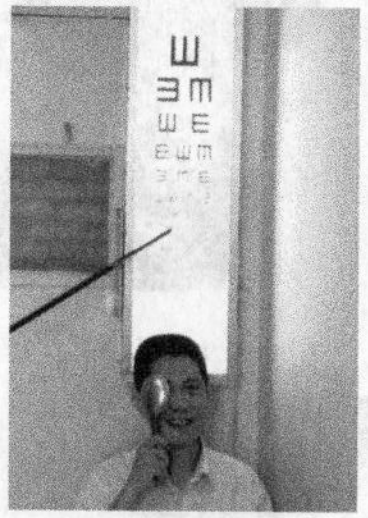 (a) 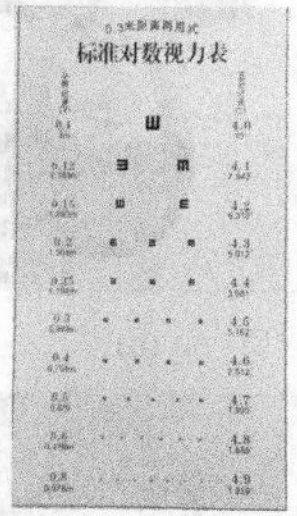 (b) 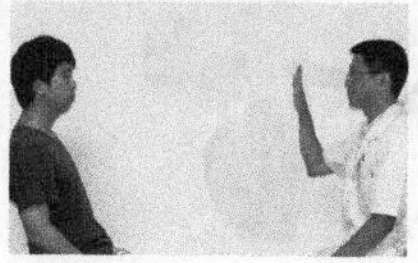 (c) 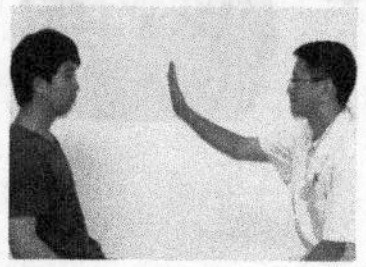 (d) 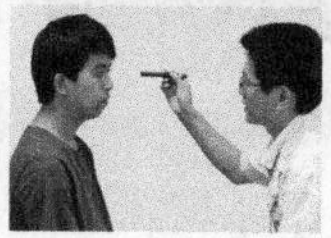 (e) 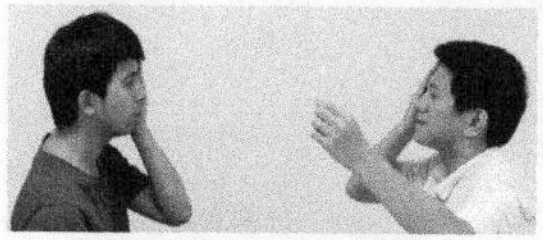 (f) 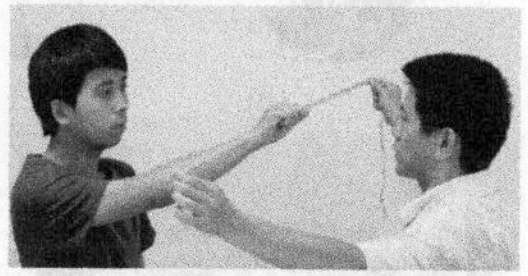 (g) 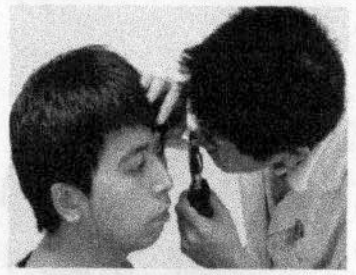 (h) 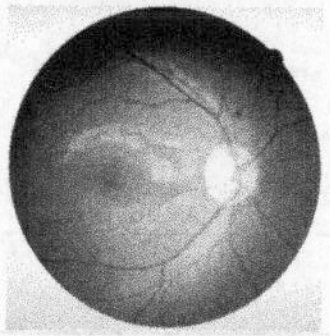 (i) 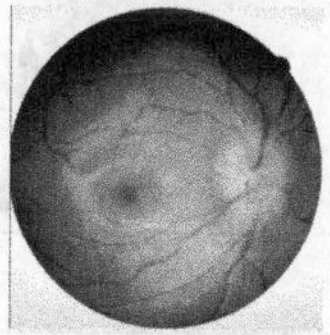 (j)

续表

名称	神经通路	检查要点	临床意义	图示
Ⅲ—动眼神经，Ⅳ—滑车神经，Ⅵ—展神经	①动眼神经核：外侧核→上睑提肌、上直肌、内直肌、下斜肌、下直肌；正中核→副交感→内直肌；埃-魏核→副交感→动眼神经→睫状神经节→瞳孔括约肌和睫状肌 ②滑车神经：滑车神经核→上斜肌 ③展神经：展神经核→外直肌	(1)注意有无上睑下垂，睑裂是否对称，有无眼球前突或内陷、斜视、同向偏斜，有无眼球震颤[(a)] (2)眼球运动　嘱患者保持头面部不动，注视置于其眼前30cm处的检查者手指，并随检查者手指向各个方向活动(左、右、上、下、右上、右下、左上、左下)，观察有无眼球运动受限及受限的方向和程度，并注意有无复视和眼球震颤[(b)、(c)] (3)瞳孔 ①注意观察瞳孔大小、形状、位置、边缘及对称性 ②瞳孔对光反应：光线刺激瞳孔引起瞳孔收缩，光线刺激一侧瞳孔引起该侧瞳孔收缩称为直接光反应，对侧瞳孔同时收缩称为间接光反应[(d)、(e)] ③调节及辐辏反射：嘱患者注视正前方约30cm处检查者的示指，然后由远向近急速移向患者鼻根部，可见双眼同时内收(辐辏运动)，双侧瞳缩小(调节反射)[(f)、(g)]	(1)上睑下垂，复视，眼球外斜视，眼球向上、向下及内收运动障碍，瞳孔三大光反射及调节反射消失，提示动眼神经麻痹，可见于颅内动脉瘤、颅底肿瘤等 (2)眼球向下及向外运动减弱，提示滑车神经损害 (3)复视，眼球内斜视，眼球向外转运动障碍提示展神经受损 (4)双眼水平性同向运动障碍，提示脑干内侧纵束受损 (5)双眼会聚运动障碍，提示中脑病变 (6)双眼向病灶侧凝视，提示皮质侧视中枢破坏性病灶或脑桥侧视刺激性病灶 (7)双眼向病灶对侧凝视，提示皮质侧视中枢刺激性病灶或脑桥侧视破坏性病灶 (8)正常人瞳孔直径3～4mm，呈圆形、边缘齐、居中；直径＜2mm为瞳孔缩小，＞5mm为瞳孔扩大 (9)瞳孔反射异常可由动眼神经或视神经受损所致	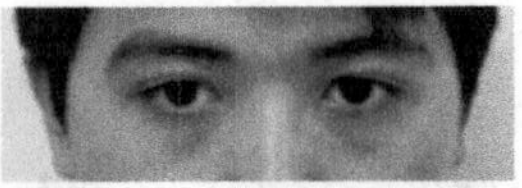 (a) 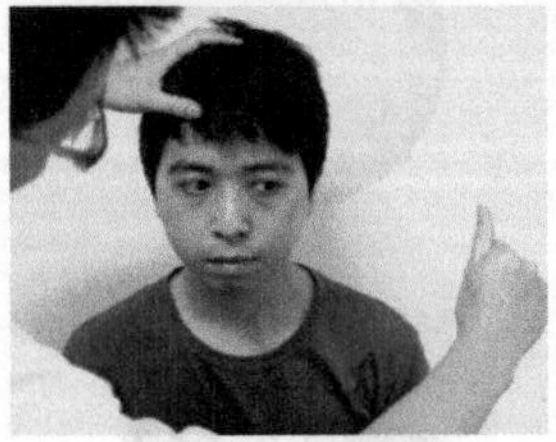 (b) 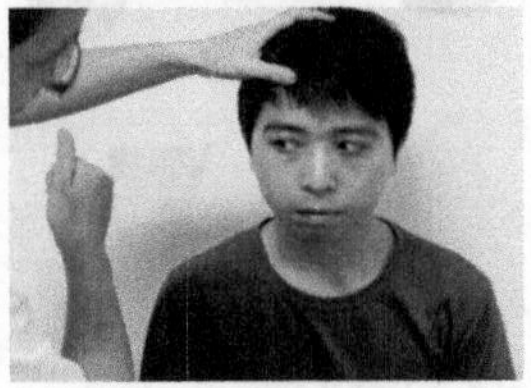 (c) 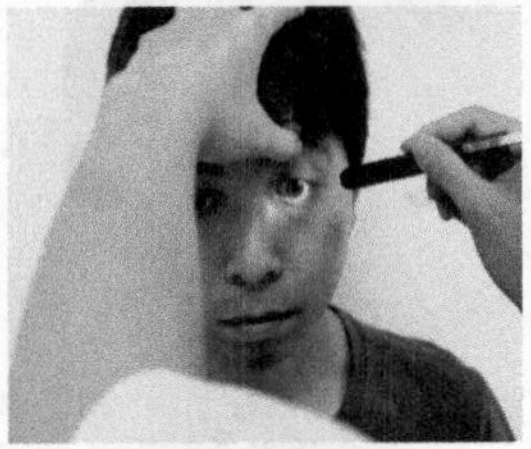 (d) 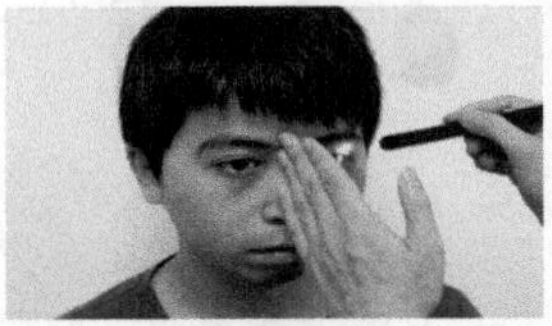 (e) 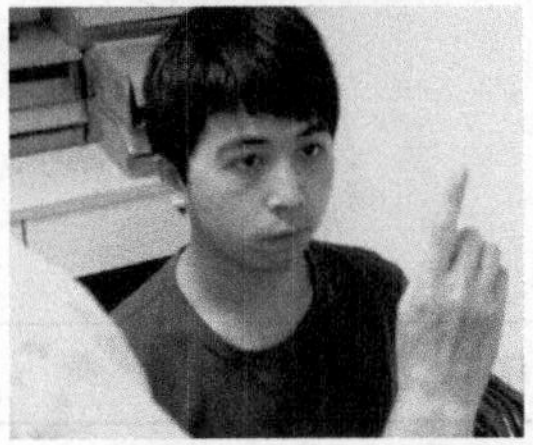 (f) 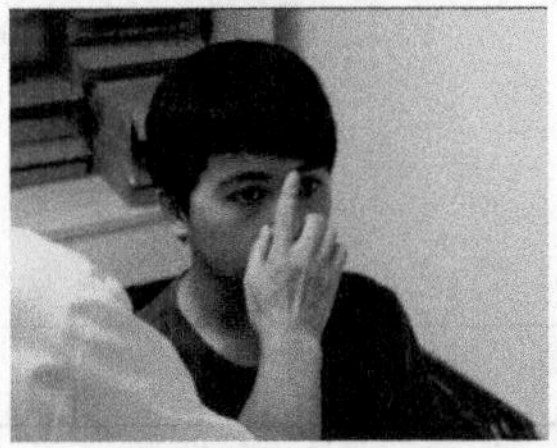 (g)

续表

名称	神经通路	检查要点	临床意义	图示
Ⅴ—三叉神经	①感觉：眼支、上颌支、下颌支→三叉神经半月节→中脑核、感觉主核、三叉神经脊束核→三叉丘系→丘脑腹后内侧核→内囊后肢→中央后回感觉中枢的下 1/3 区 ②运动：双侧皮质脑干束→脑桥三叉神经运动核→颞肌、咬肌、翼状肌(翼内肌、翼外肌)、鼓膜张肌、腭帆张肌等 ③角膜反射：角膜→三叉神经眼支→三叉神经半月神经节→三叉神经感觉主核→双侧面神经核→面神经→眼轮匝肌	(1)感觉　用针、棉花、盛有冷水(5～10℃)、热水(40～45℃)的玻璃管分别检测面部三叉神经分布区皮肤的痛觉、温觉和触觉，内外侧对比，左右两侧对比[(a)] (2)运动 ①用力做咀嚼动作，以双手压紧颞肌、咬肌，而感知其紧张程度，有无肌无力、萎缩及是否对称等[(b)] ②嘱受检者张口，以上下切牙中缝为标准，判定其有无偏斜，如一侧翼肌瘫痪，则下颌偏向患侧[(c)] ③角膜反射：用捻成细束的棉絮轻触角膜外缘，正常表现为双侧的瞬目动作。受试侧的瞬目动作称直接角膜反射，受试对侧为间接角膜反射[(d)、(e)] ④下颌反射：受检者略张口，轻叩击放在其下颌中央的检查者的拇指，引起下颌上提，脑干的上运动神经元病变时反射亢进[(f)]	(1)葱皮样分离性感觉障碍即中枢性(节段性)感觉障碍，提示延髓腹外侧病变所致三叉神经脊髓核损害 (2)(眼支、上颌支、下颌支)某分支分布区感觉障碍　提示三叉神经分支病变 (3)病变侧面部感觉障碍，角膜反射迟钝或消失，咀嚼肌瘫痪　提示三叉神经半月节或三叉神经根病变 (4)病变侧咀嚼肌无力或瘫痪，张口时下颌向患侧偏斜提示三叉神经运动核损害 (5)角膜反射 ①双侧角膜反射消失(直接反射与间接反射皆消失，传入障碍)，健侧受试双侧角膜反射存在(直接反射与间接反射皆存在)，提示三叉神经麻痹 ②受试侧面神经麻痹，受试侧角膜反射消失，对侧角膜反射存在(直接反射消失，间接反射存在，传出障碍)，健侧受试角膜反射存在、对侧角膜反射消失(直接反射存在，间接反射消失)，提示面神经麻痹	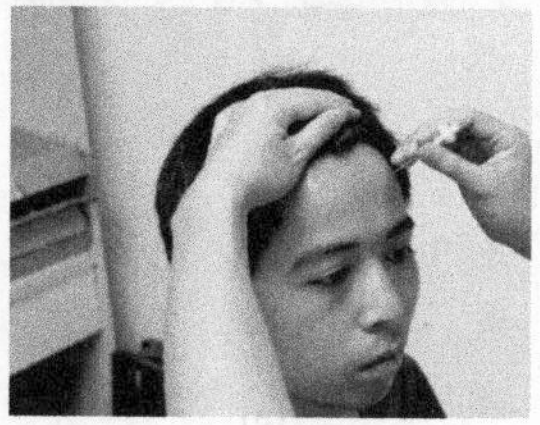 (a) 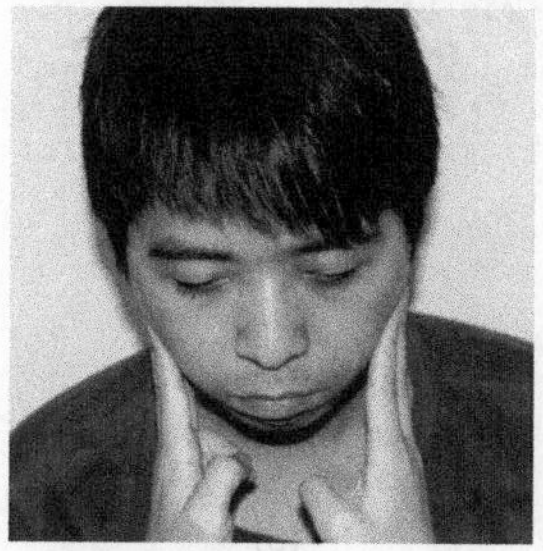 (b) 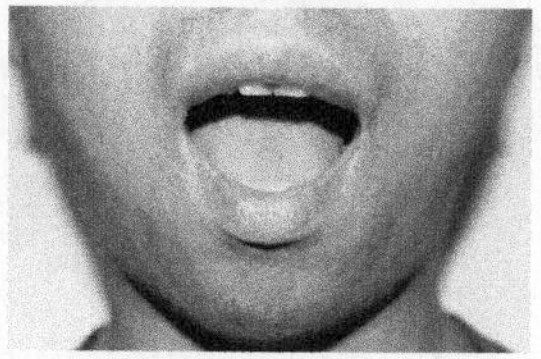 (c) 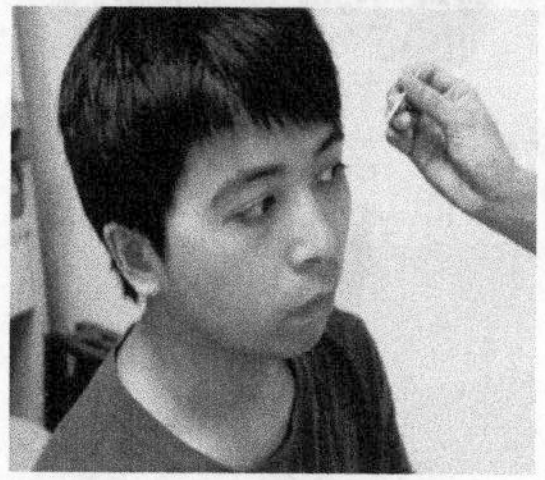 (d) 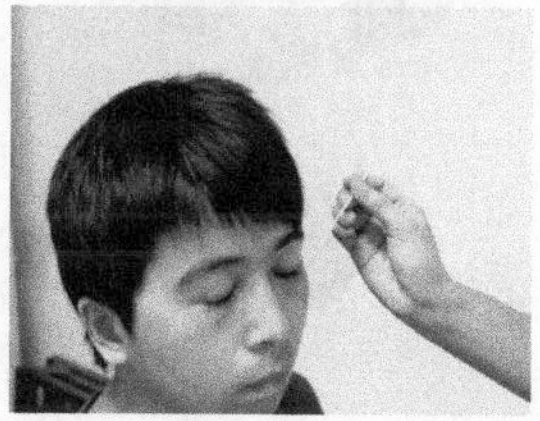 (e) 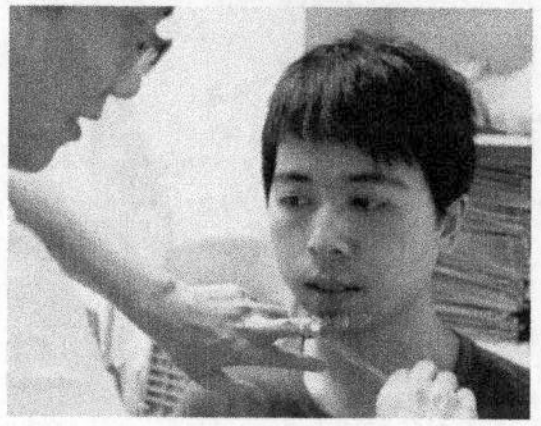 (f)

续表

名称	神经通路	检查要点	临床意义	图示
Ⅶ—面神经	①感觉(味觉):舌前2/3味觉→舌神经→鼓索神经→面神经干→膝状神经节→孤束核→内侧丘系→丘脑外侧核→中央后回下部 ②运动:面神经运动核→镫骨神经、鼓索神经→面肌(除咀嚼肌、提上睑肌)、颈阔肌、镫骨肌、耳部肌 ③一般感觉:鼓膜、内耳、外耳、外耳道皮肤→膝状神经节→三叉神经 ④副纤维:脑桥上泌涎核→中间神经→鼓索支→舌神经→颌下神经节→节后纤维→支配舌下腺和颌下腺分泌; 脑桥上泌涎核→岩浅大神经→翼腭神经节→节后纤维支→泪腺分泌	(1)运动　首先观察患者的额纹、眼裂、鼻唇沟和口角是否对称[(a)],然后嘱患者做皱额[(b)]、皱眉、示齿、鼓腮[(c)]和吹哨[(d)]等动作,观察有无瘫痪及是否对称 (2)味觉　嘱受检者伸舌,检查者以棉签蘸取少量食糖、食盐、醋酸或奎宁溶液分别涂在舌前2/3上,两侧分别试验。患者识别后用手指出事先写在纸上的酸、甜、咸、苦四个字之一,其间不能说话。注意试验期间不能缩舌、不能吞咽。每次试过一种溶液需用温水漱口[(e)、(f)] (3)询问患者有无听力过敏现象	(1)一侧下半面部表情肌瘫痪,即病变对侧眼裂以下面肌瘫痪,鼻唇沟变浅,口角下垂,但表情动作仍能完成,提示中枢性面神经麻痹 (2)一侧面部所有表情肌均瘫痪,即病变侧额纹变浅或消失,不能皱眉,眼裂变大,眼睑闭合无力,闭目时眼球转向上外方而露出巩膜,提示周围性面神经麻痹 (3)舌前2/3味觉丧失,提示面神经损伤	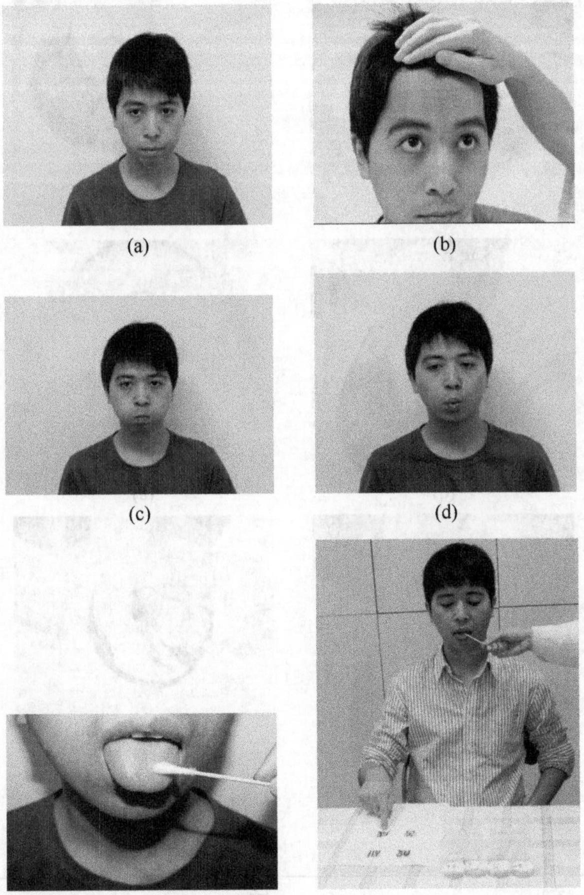 (a) (b) (c) (d) (e) (f)

续表

名称	神经通路	检查要点	临床意义	图示
Ⅷ前庭蜗神经	(1)蜗神经 螺旋器→螺旋神经节→蜗神经→蜗神经前后核→外侧丘系→四叠体的下丘→内侧膝状体→内囊后肢→听辐射→颞横回皮质听觉中枢 (2)前庭神经 3个半规管、椭圆囊、球囊→前庭神经→前庭神经核→前庭小脑	(1)听力检查 双手置于双耳朵附近,由远及近摩擦拇指与中指及示指,判断患者听见摩擦音的距离,并嘱左右对比[(a)] (2)音叉试验 判断听力减退的性质,以C_{256}音叉为宜 ①Rinne试验:是比较同侧气导(AC)和骨导(BC)的一种检查方法。将振动后的音叉柄置于患者耳后乳突外,测其骨导,待听不到声音后,立即将音叉置于外耳道口外1cm外,测其气导[(b)、(c)] ②Weber试验:又称骨导偏向试验,比较两耳骨导听力的强弱。取C256振动音叉,柄底置于前额或头顶正中,让患者比较哪一侧耳听到的声音较响[(d)] (3)前庭功能检查 ①观察患者有无自发性症状,对于有体位性眩晕而无阳性神经系统体征者,可行变温试验、旋转试验等 ②诱发实验观察诱发的眼球震颤(加速刺激试验)[(f)]	(1)听力下降病变鉴别 　　　　Rinne试验　Weber试验 正常耳　AC>BC　声音居中 传导性耳聋　BC>AC　声音偏患侧 感音性耳聋　AC>BC(均缩短)　声音偏健侧 (2)眼球震颤病变鉴别 ①眼球震颤向同侧:前庭神经有刺激性病变 ②眼球震颤向对侧:前庭神经有破坏性病变 ③注意垂直性眼震仅见于脑桥被盖部病变 ・快相向健侧的旋转性眼震,提示急性迷路病变 ・垂直性眼震,提示脑干被盖部病变 ・眼震方向不一,快相多向注视侧,提示前庭中枢性病变	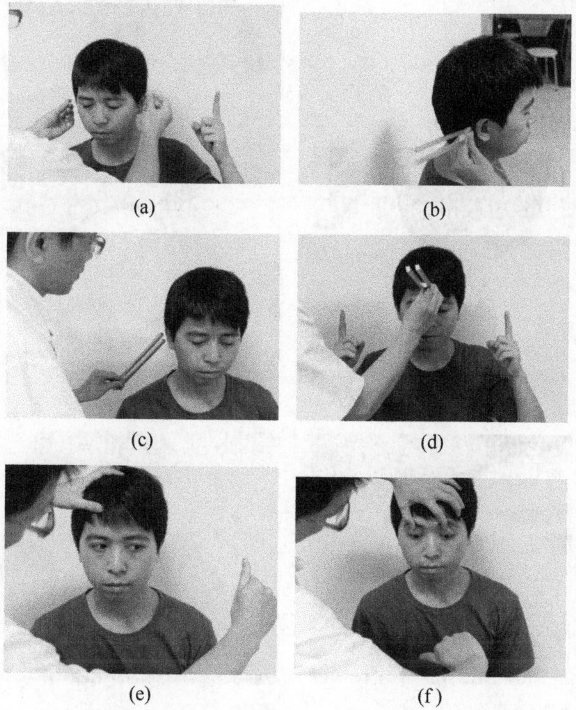 (a) (b) (c) (d) (e) (f)

续表

名称	神经通路	检查要点	临床意义	图示
Ⅸ—舌咽神经 Ⅹ—迷走神经	(1)舌咽神经 ①感觉纤维：舌后1/3味觉，咽、腭扁桃体、舌后1/3黏膜和耳咽管、鼓室的感觉→结状神经节、上神经节→延髓孤束核→内侧丘系→丘脑→大脑皮质 ②运动纤维：疑核→舌咽神经运动纤维、迷走神经→支配腭、咽和喉的运动 ③下涎核→耳神经节→节后纤维→支配腮腺分泌 (2)迷走神经 ①感觉纤维：外耳道及耳郭凹面部分感觉→颈静脉神经节→三叉神经脊束核，胸腹腔内脏感觉→结状神经节→孤束核 ②运动纤维：疑核→舌咽神经运动纤维、迷走神经→支配腭、咽、喉部运动 ③副交感纤维：迷走神经背核→副交感神经节→节后纤维→支配胸腹腔内脏活动	(1)运动　注意观察受检者说话有无鼻音、声音嘶哑，甚至完全失声，询问有无饮水发呛、吞咽困难等；然后嘱患者张口，观察其腭垂(悬雍垂)是否居中，双侧软腭是否对称；嘱受检者发“啊”音，观察双侧软腭抬举是否一致，悬雍垂是否偏斜等[(a)] (2)一般感觉　用棉签或压舌板轻触两侧软腭或咽后壁，观察有无感觉[(b)] (3)味觉　舌咽神经支配舌后1/3味觉，同面神经味觉检查法 (4)咽反射　嘱患者张口发“啊”音，用压舌板轻触两侧咽后壁，正常者可有作呕及软腭上括动作，舌咽神经、迷走神经损害时反射减弱或消失[(c)] (5)眼心反射　检查者用中指和示指对双侧眼球逐渐施加压力20～30s，正常每分钟脉搏可减少6～12次，减少12次/分以上提示迷走神经功能增强，减少18次/分以上提示迷走神经功能明显亢进。如压迫后脉率不减少或增加，称为倒错反应，提示交感神经功能亢进[(d)] (6)颈动脉窦反射　检查者以示指和中指按压一侧颈总动脉分叉处[(e)]	(1)延髓性麻痹(球麻痹) ①真性延髓性麻痹，即声音嘶哑、吞咽困难、饮水呛咳、咽反射消失，提示舌咽神经、迷走神经受损，可见于吉兰-巴雷综合征、瓦伦贝格综合征 ②假性延髓性麻痹，即构音障碍、吞咽困难、咽反射存在，提示双侧皮质脑干束受损，可见于双侧大脑半球血管病变 (2)舌咽神经痛(如扁桃体、咽、耳深部的发作性剧痛)，提示舌咽神经刺激性病灶	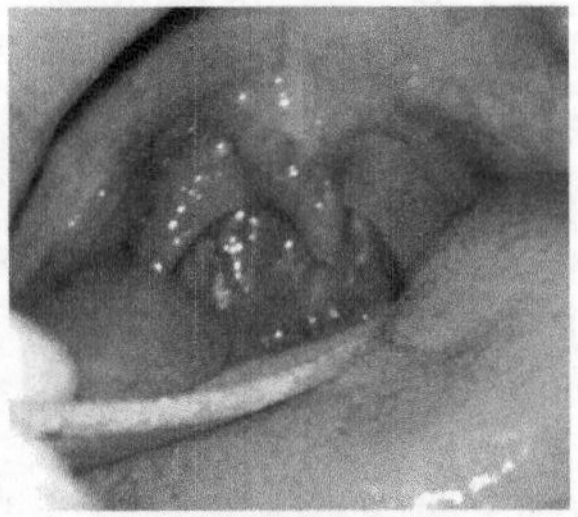 (a) 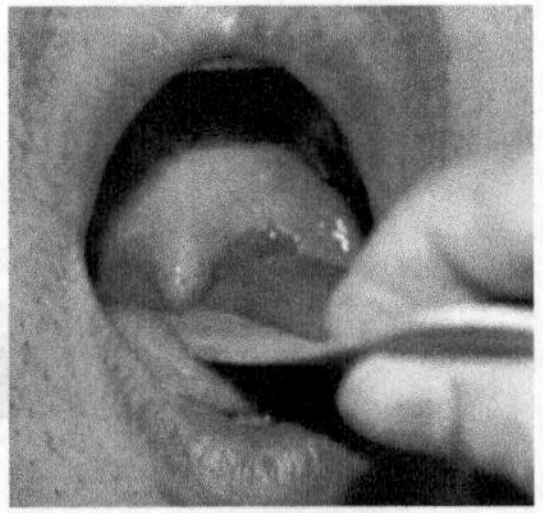 (b) 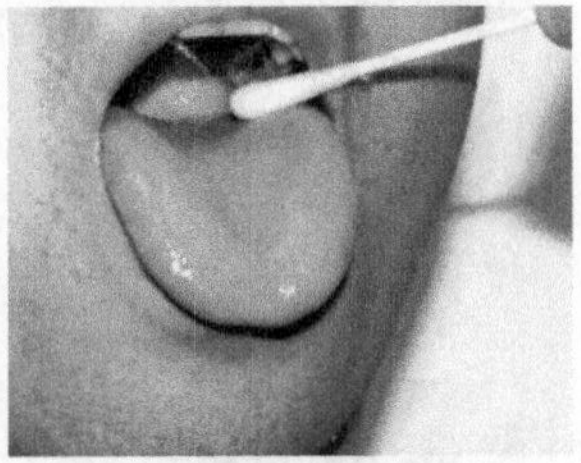 (c) 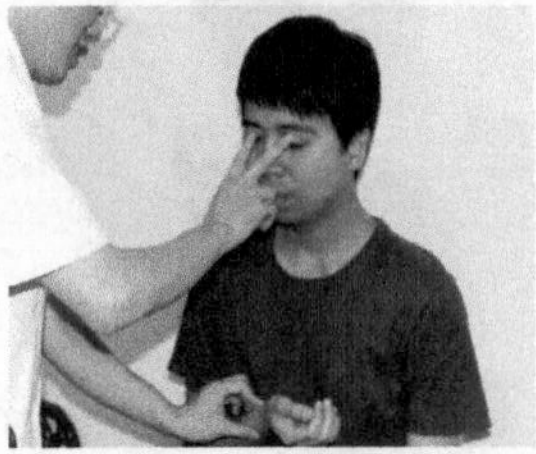 (d) 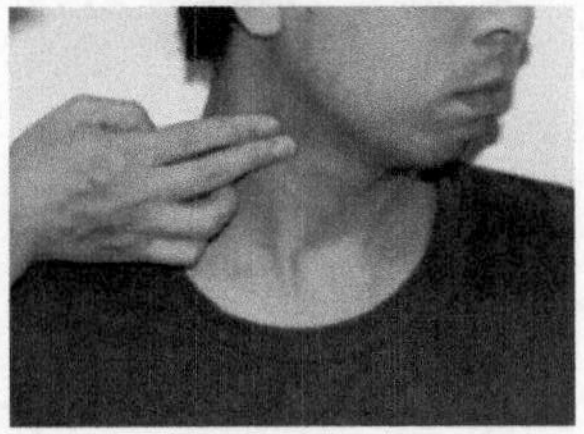 (e)

续表

名称	神经通路	检查要点	临床意义	图示
Ⅺ副神经	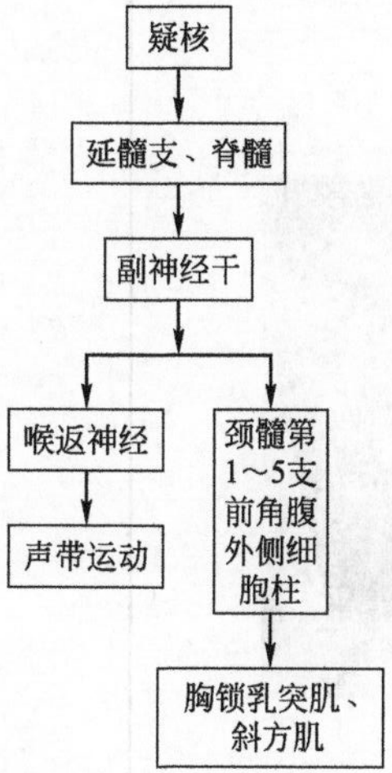	(1)检查时首先观察患者有无斜颈或塌肩，以及胸锁乳突肌、斜方肌有无萎缩 (2)检查时让受检者向两侧分别做转颈动作并加以阻力，比较两侧胸锁乳突肌收缩时的轮廓和坚实程度[(a)] (3)检查时可在耸肩或头部向一侧后仰时加以阻力[(b)]	一侧胸锁乳突肌及斜方肌萎缩、垂肩和斜颈，耸肩(患侧)及转颈(向对侧)无力或不能，提示同侧副神经损害；双侧病变可使头后仰	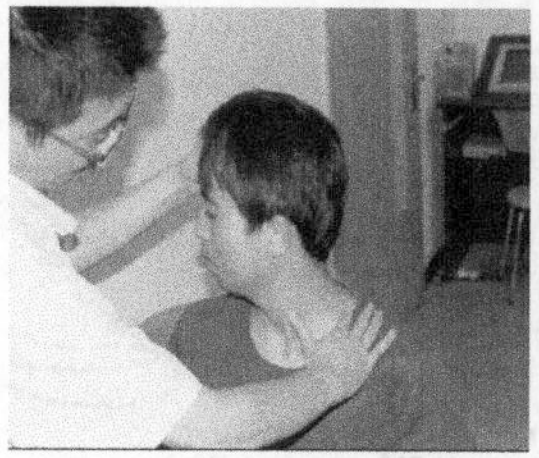 (a) 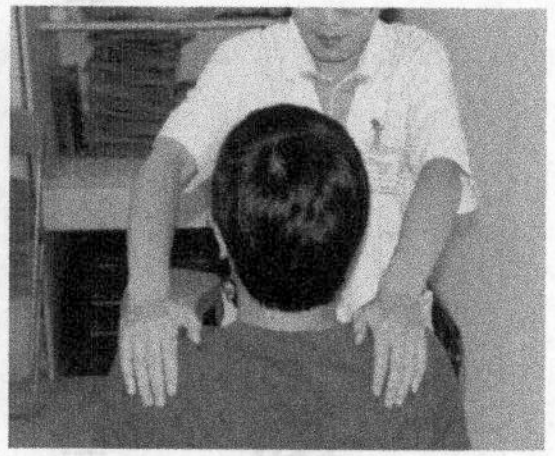 (b)
Ⅻ舌下神经	舌下神经核→舌下神经→同侧所有舌肌	(1)嘱患者张口，观察舌在口腔内的位置及形态，然后嘱受检者伸舌，观察其有无偏斜、舌肌萎缩、舌肌颤动 (2)再让患者伸舌做侧方运动，以舌尖隔着面颊顶住检查者手指，比较两侧舌肌肌力	(1)伸舌向患侧偏斜　见于一侧舌下神经麻痹 (2)患侧舌肌萎缩　见于核下性损害 (3)明显的肌束颤动　见于核性损害 (4)伸舌向病灶对侧偏斜　见于核上性损害 (5)伸舌受限或不能　见于双侧舌下神经麻痹	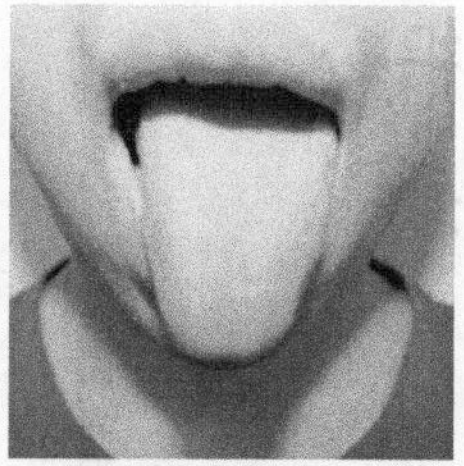 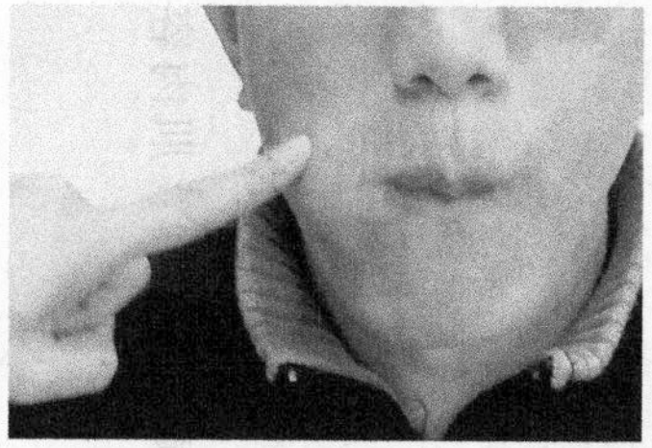 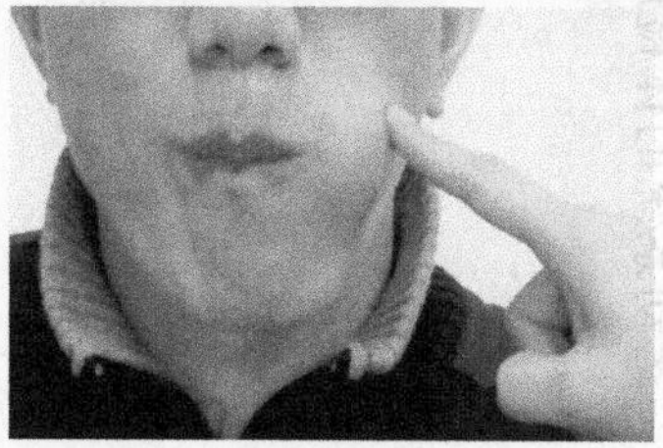

第四章 运动系统检查

运动系统的体检顺序一般为：肌肉容积→肌张力→肌力→共济运动→不自主运动→姿势及步态。

第一节 肌 肉 容 积

一、检查目的

观察肌肉有无萎缩或假性肥大。

二、检查要点

肌肉容积检查要点及图示见表 4-1。

表 4-1 肌肉容积检查要点及图示

检查要点	图 示
①可用软尺测量肢体周径，以便左右对比，左右肢体应选择对称点进行测量 ②如有异常要记录下部位、大小、分布及范围，确定是全身性、偏侧性、对称性还是局限性，是局限于某周围神经支配区或是某关节活动范围。如果可能，应确定具体受累的肌肉或肌群	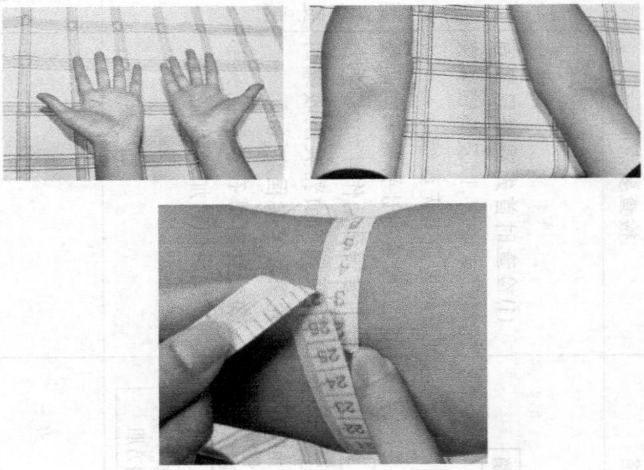

三、临床意义

（1）萎缩　下运动神经元病变或者肌肉病变。

（2）肥大　假性肥大需考虑肌营养不良症。

第二节 肌 张 力

一、定义

肌张力指肌肉在静止松弛状态下的紧张度和被动运动时遇到的阻力。

二、检查要点

肌张力检查要点及图示见表 4-2。

表 4-2 肌张力检查要点及图示

检查要点	图 示
①患者要放松肌肉 ②触摸感受患者肌肉的硬度和紧张程度 ③检查者握住患者的肢体以不同速度和幅度来回被动屈伸肢体以感知阻力	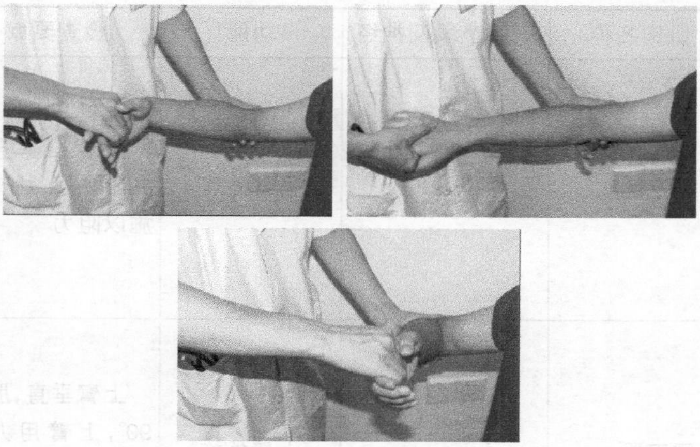

三、临床意义

（1）肌张力减低　见于周围神经病变、小脑病变、后索病变。

（2）肌张力增高

① 折刀样见于锥体束病变；

② 铅管样见于锥体外系病变；

③ 齿轮样见于锥体外系病变伴有震颤。

第三节 肌 力

一、定义

肌力是指肢体主动运动时肌肉产生的收缩力。

二、检查要点

肌力检查方法及肌力分级见表 4-3，各肌群检查见表 4-4。

表 4-3 肌力检查方法及肌力分级

检查方法	肌力分级(1—缩,2—移,3—抗,4—阻,5—正常)
①主动法是患者做主动运动,以观察其肌力和活动范围 ②被动法是医师给患者某肢体以适当阻力让其抵抗以测定其肌力	0 级——完全瘫痪 1 级——肌肉可收缩,但不能产生动作 2 级——肢体在床面上能移动,但不能抬离床面 3 级——肢体能抵抗重力抬离床面,但不能抗阻力 4 级——能做抗阻力动作,但较正常差 5 级——正常肌力

表 4-4 各肌群检查

肌肉名称	脊髓节段及神经	功能	检查要点	图示
冈上肌	$C_{5\sim6}$ 肩胛上神经	上臂外展	上臂自垂直位开始外展,检查者施以阻力	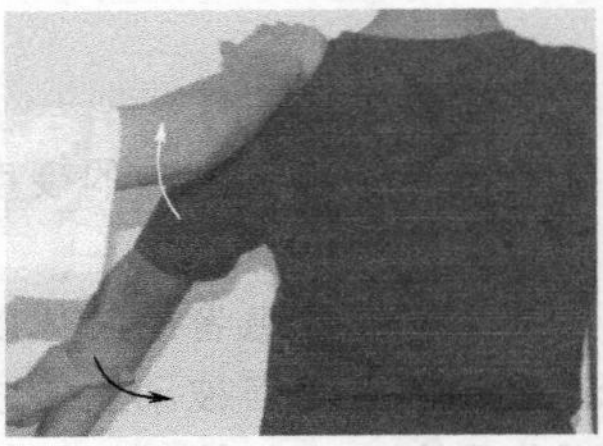
冈下肌	$C_{5\sim6}$ 肩胛上神经	上臂外旋	上臂垂直,肘屈 90°,上臂用力外旋,检查者将患者前臂向内侧推	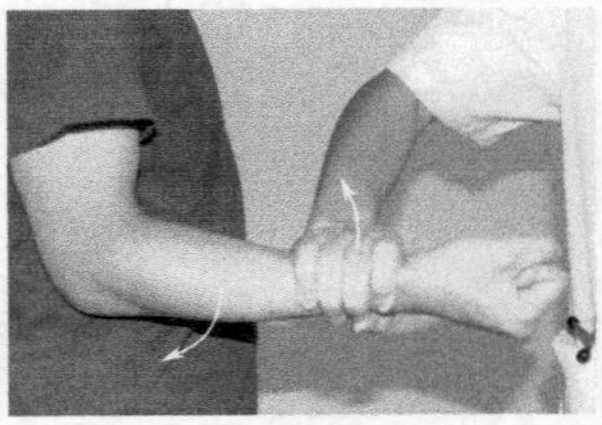
前锯肌	$C_{5\sim7}$ 胸长神经	肩胛下角外展和向前	伸双臂前推,瘫痪侧肩胛离开胸壁呈翼状肩胛	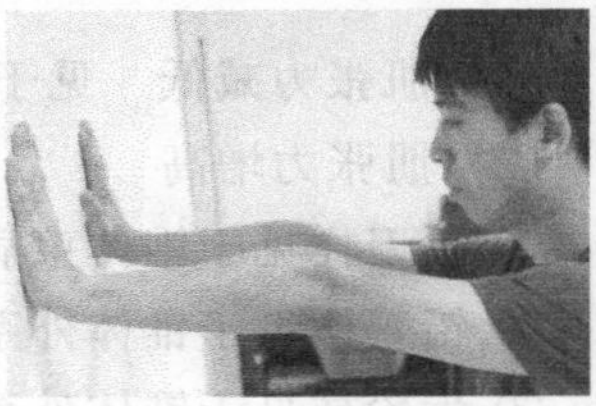
背阔肌	$C_{6\sim8}$ 胸背神经	上臂内收、伸直和内旋	上臂自水平外展位向下用力,检查者施加阻力	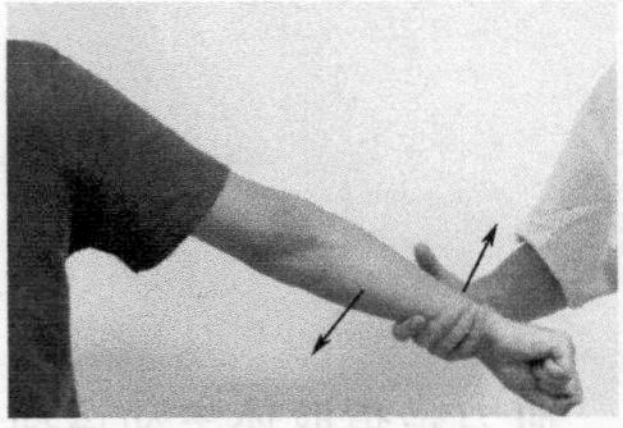

续表

肌肉名称	脊髓节段及神经	功能	检查要点	图示
胸大肌	C_5～T_1 胸前神经	上臂内收、屈曲和内旋	维持臂部向前平伸，检查者将臂部向外侧推	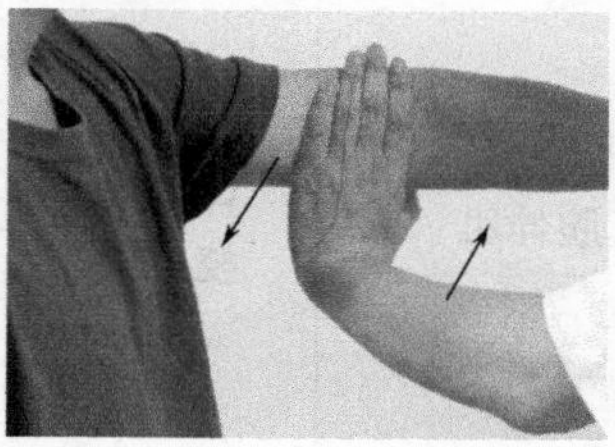
三角肌	$C_{5\sim6}$ 腋神经	上臂外展	维持上臂水平外展位，检查者将患者肘部向下推	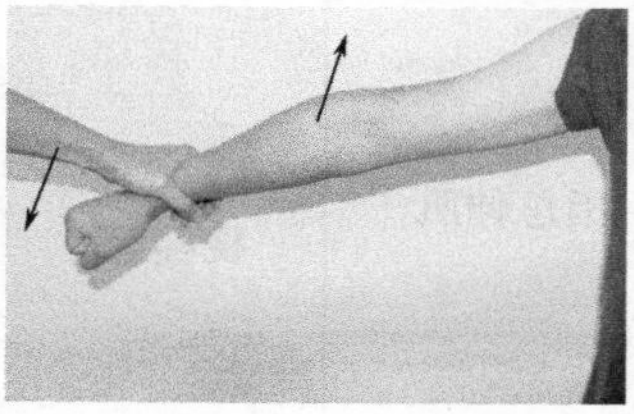
肱二头肌	$C_{5\sim6}$ 肌皮神经	前臂屈曲和外旋	维持肘部屈曲、前臂外旋位，检查者使其伸直	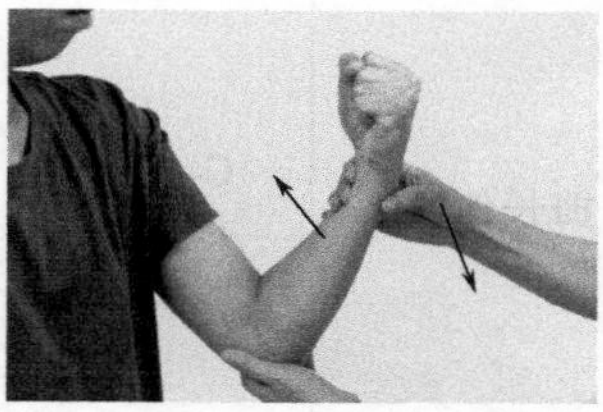
肱三头肌	$C_{7\sim8}$ 桡神经	前臂伸直	维持肘部伸直位，检查者使其屈曲	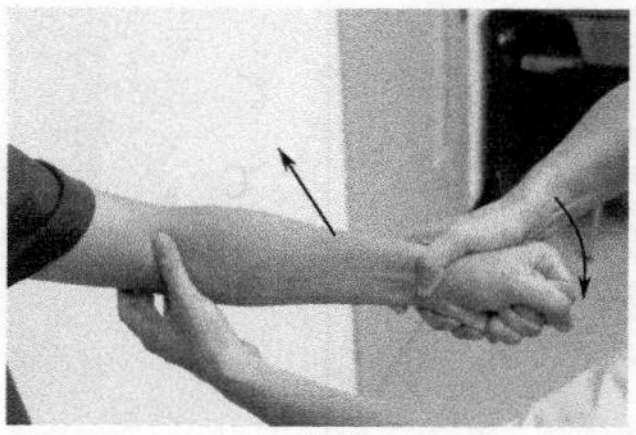
旋前圆肌	$C_{6\sim7}$ 正中神经	前臂内旋	肘部半屈、前臂内旋、检查者施加阻力	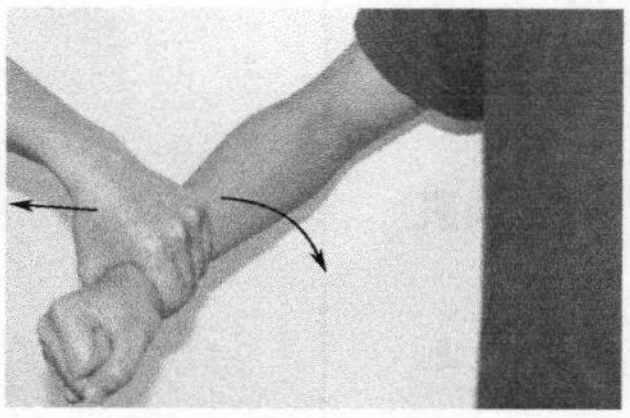

续表

肌肉名称	脊髓节段及神经	功能	检查要点	图示
腕伸肌	$C_{6\sim8}$ 桡神经	腕部背伸	维持腕部背屈位,检查者自手背下压	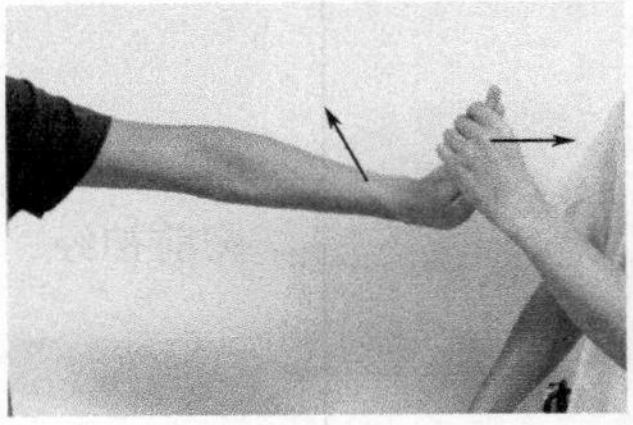
指总伸肌	$C_{6\sim8}$ 桡神经	示指至小指的掌指关节伸直	前臂内旋位,维持指部伸直,检查者在近端指节处下压	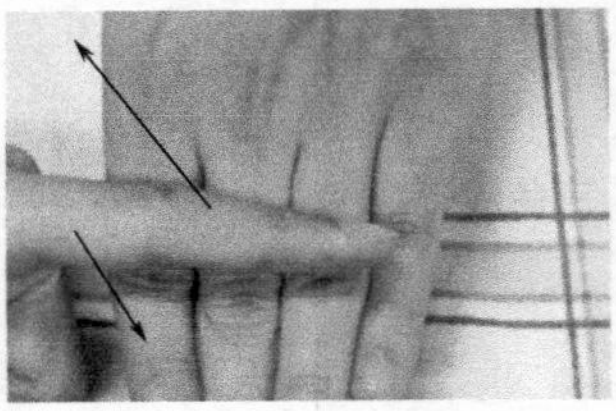
拇长伸肌	$C_{7\sim8}$ 桡神经	拇指远端指节伸直	伸直拇指远端指节,检查者施加阻力	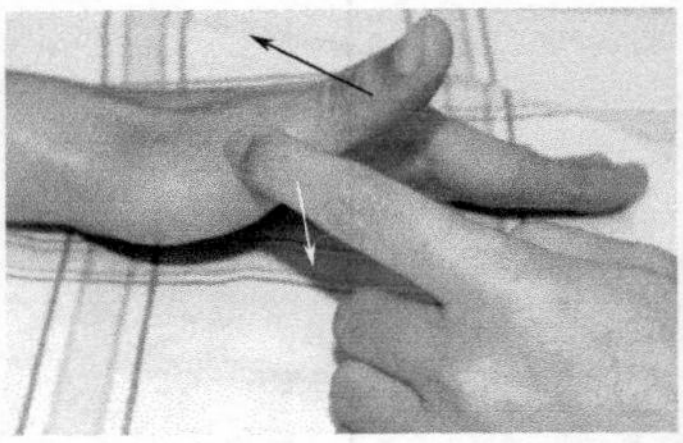
拇短伸肌	$C_{7\sim8}$ 桡神经	拇指近端指节伸直	伸直拇指近端指节,检查者施加阻力	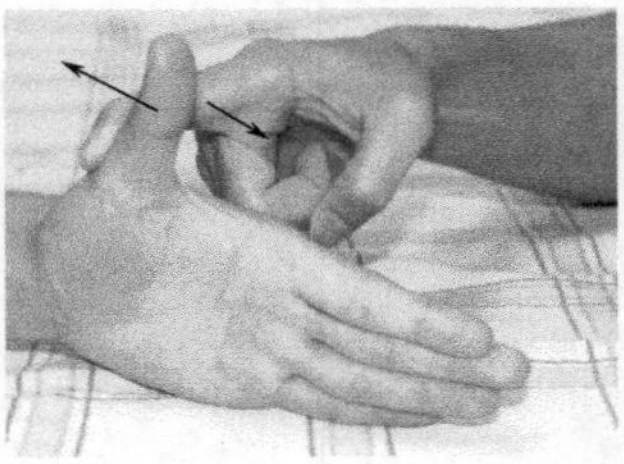
拇长展肌	$C_{7\sim8}$ 桡神经	拇指外展	拇指外展,检查者在第一掌骨施加阻力	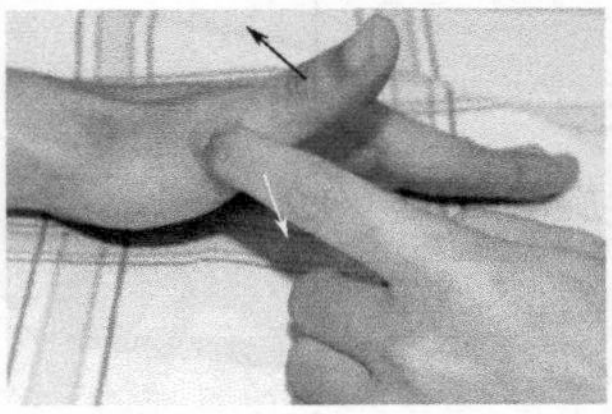

续表

肌肉名称	脊髓节段及神经	功能	检查要点	图示
拇短展肌	C_8～T_1 正中神经	拇指在与掌部垂直方向展开	患者做此动作，检查者在第一掌骨施加阻力	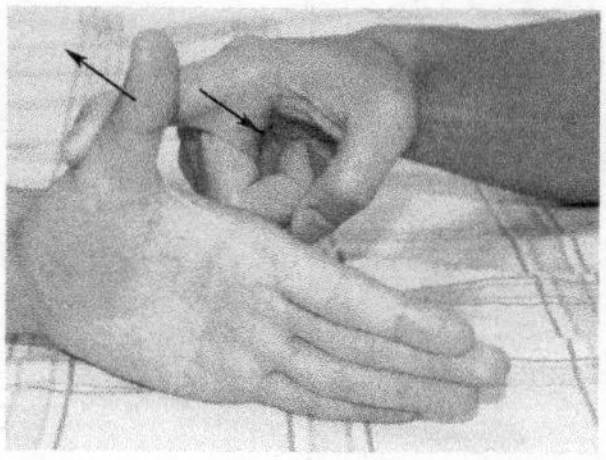
桡侧腕屈肌	$C_{6\sim7}$ 正中神经	腕屈曲和外展	指部松弛，腕部屈曲，检查者在手掌桡侧掌部施加阻力	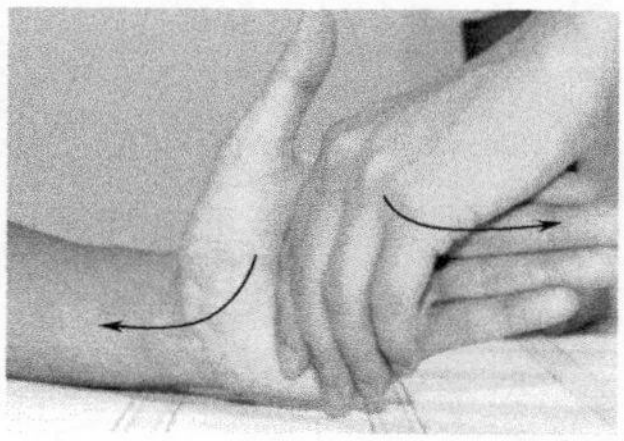
尺侧腕屈肌	C_7～T_1 尺神经	腕屈曲和内收	指部松弛，腕部屈曲，检查者在手掌尺侧掌部施加阻力	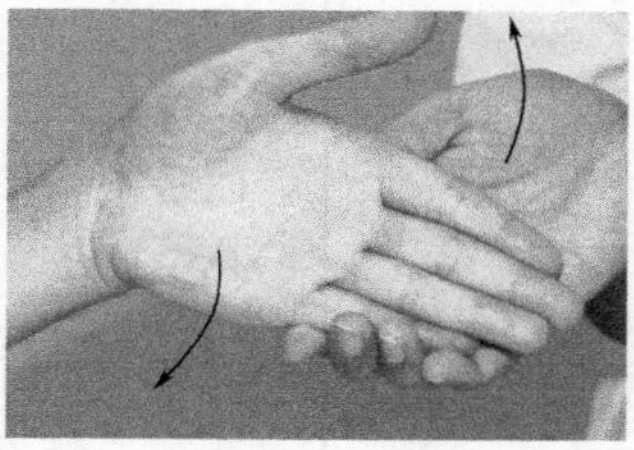
指浅屈肌	C_7～T_1 正中神经	示指至小指的近端指间关节屈曲	固定近端指节，屈曲中段指节，检查者施加阻力	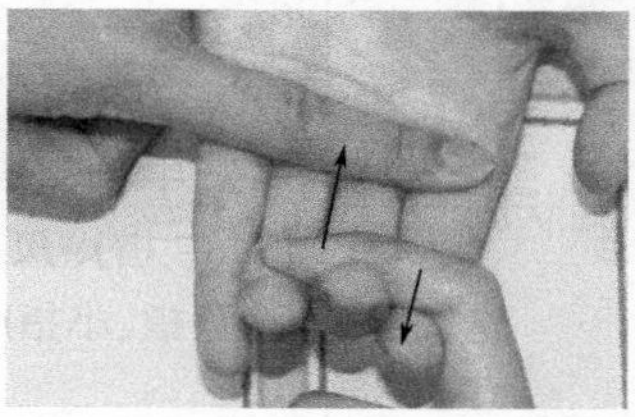
指深屈肌	C_7～T_1 正中神经（示指、中指）、尺神经（环指、小指）	远端指间关节屈曲	固定近端和中段指节，屈曲远端指节，检查者施加阻力	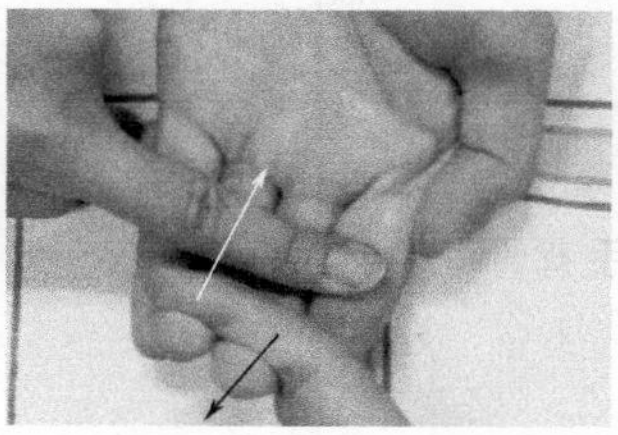

续表

肌肉名称	脊髓节段及神经	功能	检查要点	图示
拇长屈肌	C_7～T_1 正中神经	拇指远端指节屈曲	拇指内收，固定近端指节，屈曲拇指远端指节，检查者施加阻力	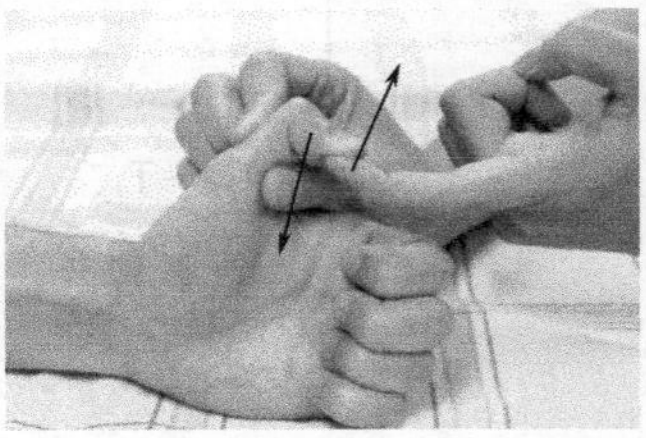
拇短屈肌	C_8～T_1 正中神经 尺神经	拇指近端指节屈曲	拇指内收，固定近远端指节，屈曲拇指近端指节，检查者施加阻力	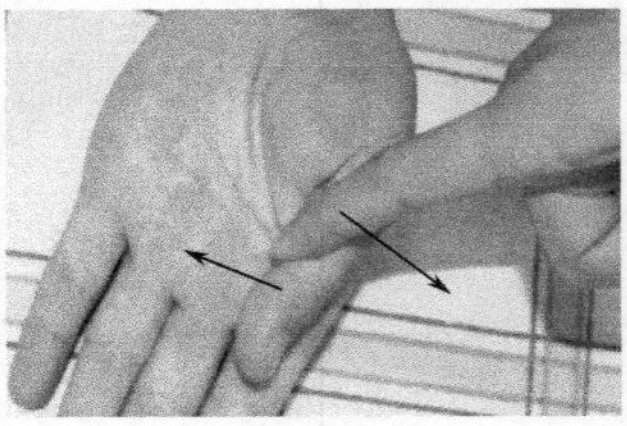
拇对掌肌	C_8～T_1 正中神经	第一掌骨向掌前转动	各指间关节伸直，拇指和环指远端指节掌侧互相贴紧，检查者将其分开	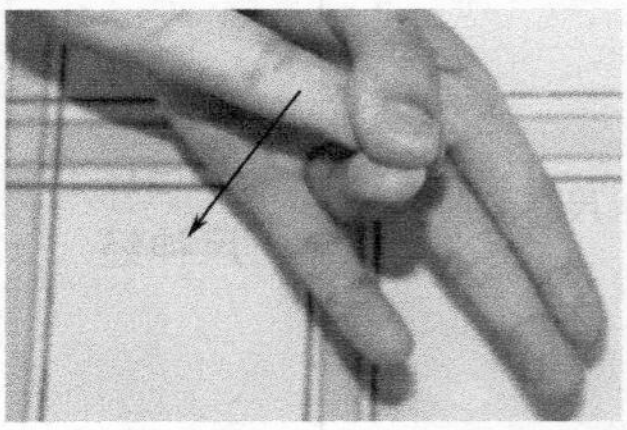
蚓状肌	C_7～T_1 正中神经（示指、中指）、尺神经（环指、小指）	指间关节伸直	掌指关节伸直，固定近端指间关节，伸直，检查者施加阻力	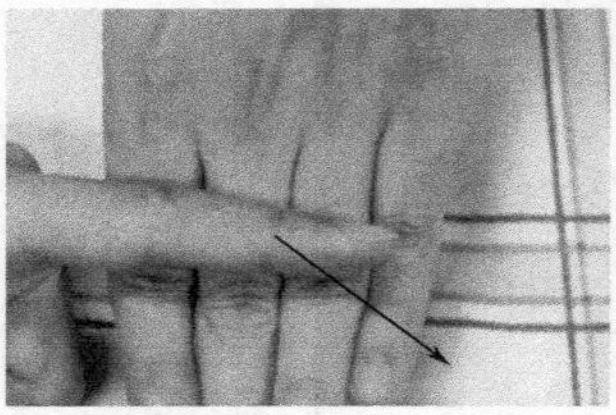
骨间背侧肌（手背骨间肌）	C_8～T_1 尺神经	手指分开（拇指和小指除外）	各手指伸直分开，检查者将中间三指聚拢	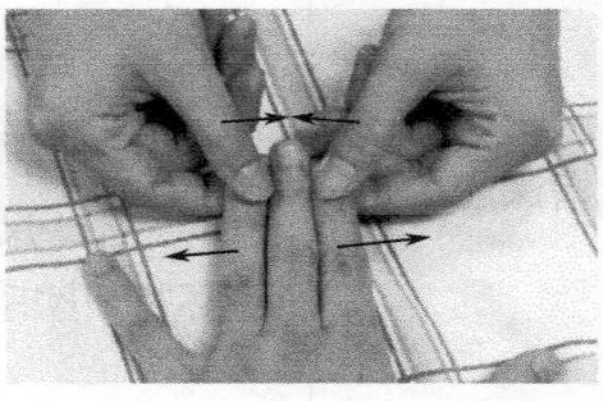

续表

肌肉名称	脊髓节段及神经	功能	检查要点	图示
骨间掌侧肌（手掌骨间肌）	C_8～T_1 尺神经	手指聚拢（拇指除外）	伸直的手指夹住纸条，检查者试将其拉出	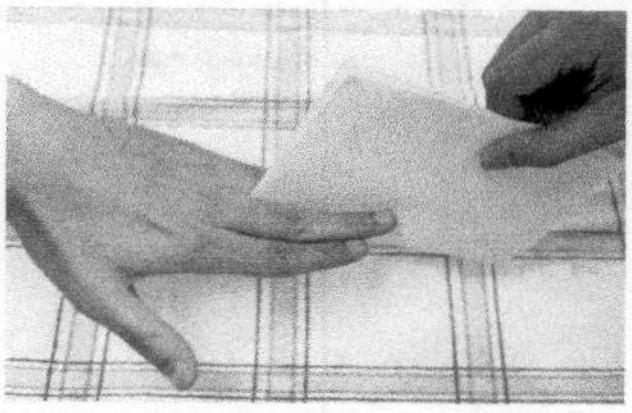
小指展肌	C_8～T_1 尺神经	小指外展	小指伸直并外展，检查者施加压力	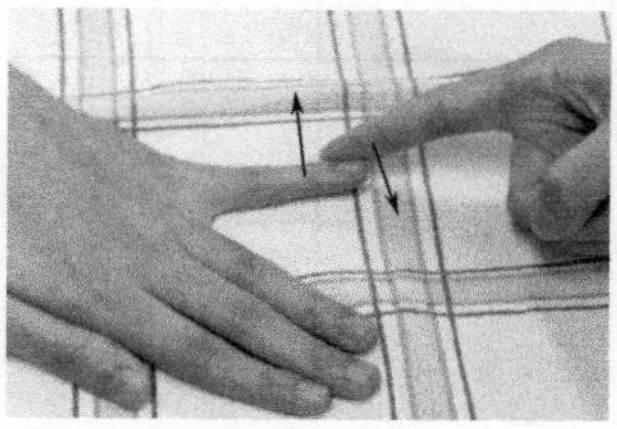
髂腰肌	$L_{1\sim3}$ 腰丛神经 股神经	髋部屈曲	仰卧，屈膝，维持髋部屈曲，检查者将大腿向足部方向推	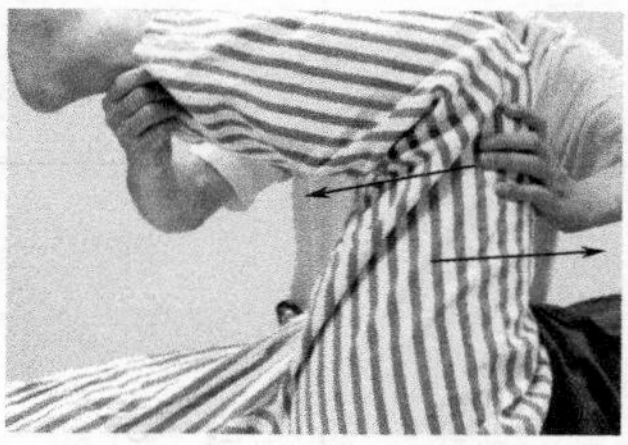
股四头骨肌	$L_{2\sim4}$ 股神经	膝关节伸直	仰卧，伸膝，检查者用力使之屈膝	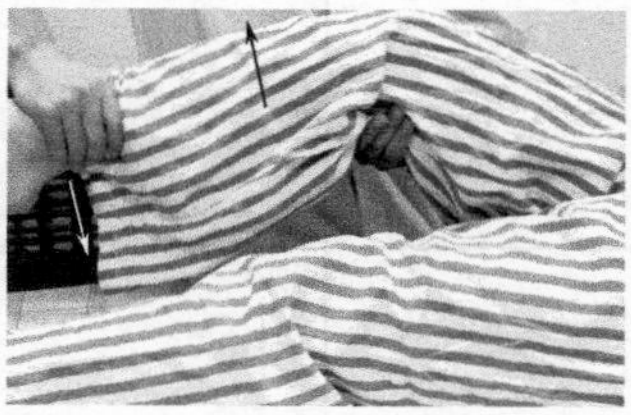
股内收肌群	$L_{2\sim5}$ 闭孔神经 坐骨神经	股部内收	仰卧，伸直下肢，两膝并拢，检查者将其分开	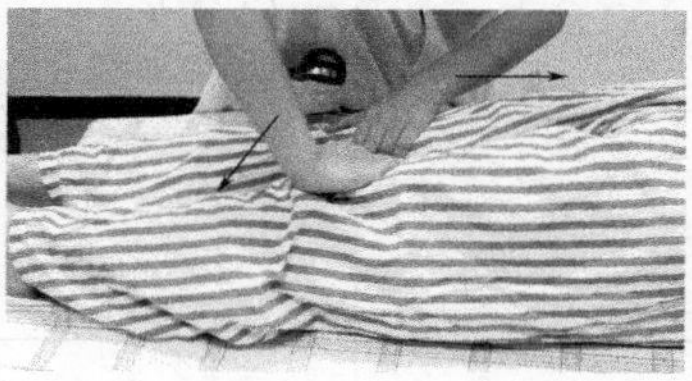
臀中肌 臀小肌	L_4～S_1 臀上神经	股外展和内旋	仰卧，下肢伸直，分开两膝，检查者使其并拢	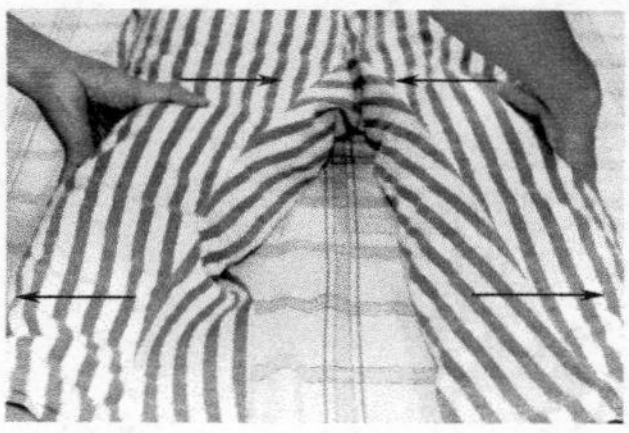

续表

肌肉名称	脊髓节段及神经	功能	检查要点	图示
臀大肌	$L_3 \sim S_2$ 臀下神经	髋部伸直	俯卧，下肢伸直，抬高下肢，检查者施加阻力	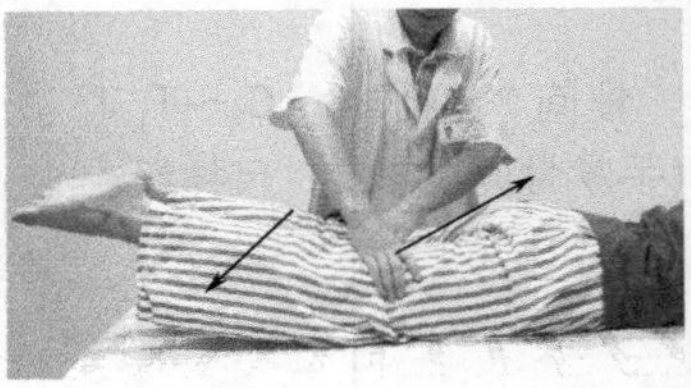
胫骨前肌	$L_{4\sim5}$ 腓深神经	足背屈	维持足部背屈，检查者下压足背	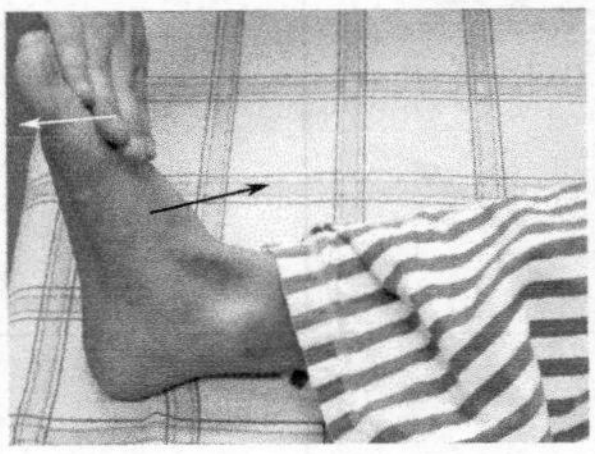
踇长伸肌	$L_4 \sim S_1$ 腓深神经	踇趾伸直和足背屈	足部固定于中间位，伸直踇趾，检查者施加阻力	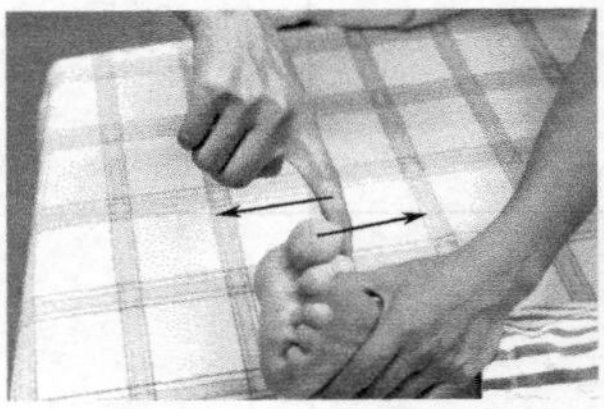
趾长伸肌	$L_4 \sim S_1$ 腓深神经	足趾伸直和足背屈	足部固定于中间位，伸直足趾，检查者施加阻力	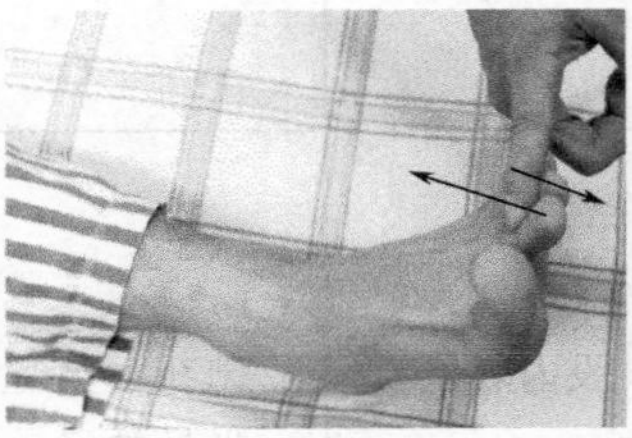
腓肠肌 比目鱼肌	$L_3 \sim S_2$ 胫神经	足部跖屈	膝伸直，足部跖屈，检查者施加阻力	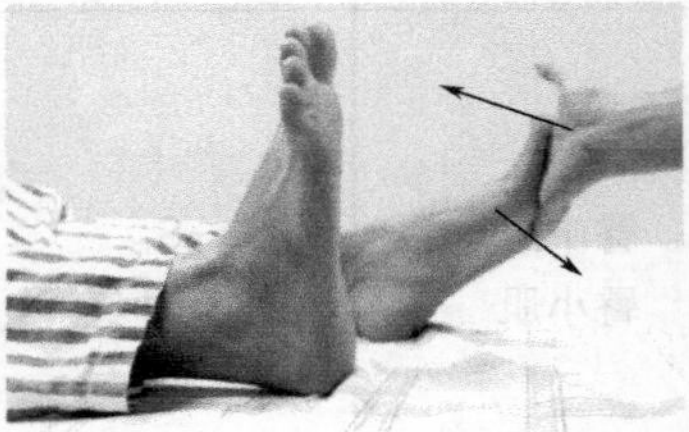

续表

肌肉名称	脊髓节段及神经	功能	检查要点	图示
蹈长屈肌	$L_5 \sim S_2$ 胫神经	蹈趾跖屈	足部固定于中间位，蹈趾跖屈，检查者在蹈趾远端趾节施加阻力	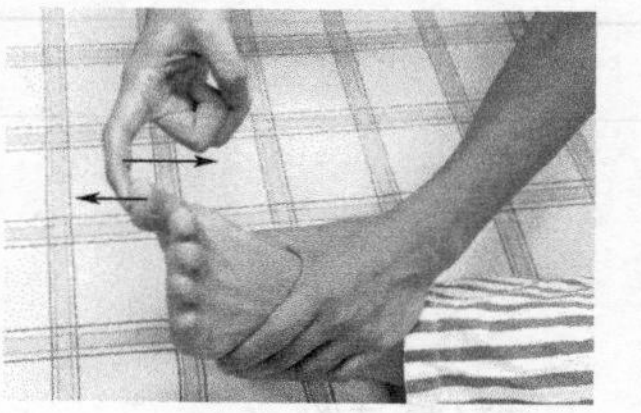
趾长屈肌	$L_5 \sim S_2$ 胫神经	足趾跖屈	足部固定于中间位，足趾跖屈，检查者施加阻力	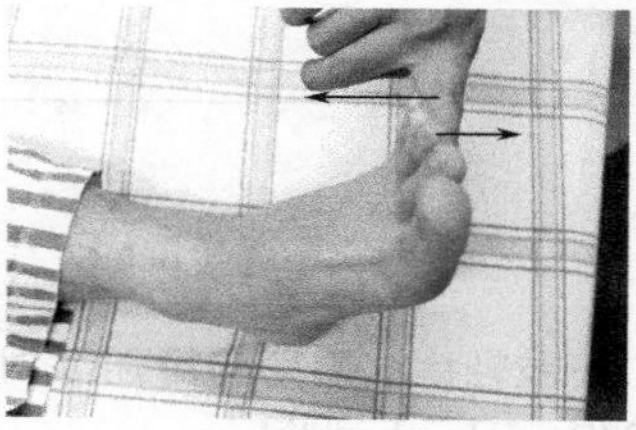
胫后肌	$L_5 \sim S_1$ 胫神经	足部内翻	足部跖屈位，内旋足部，检查者在足内缘施加阻力	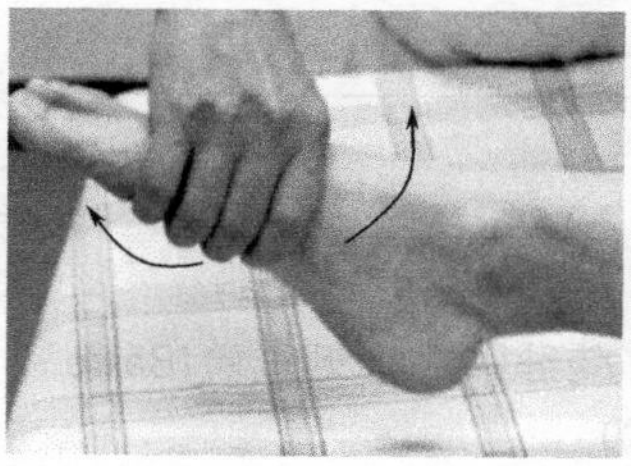
腓骨肌群	$L_4 \sim S_1$ 腓神经	足部外翻	足部跖屈位，外旋足部，检查者在足外缘施加阻力	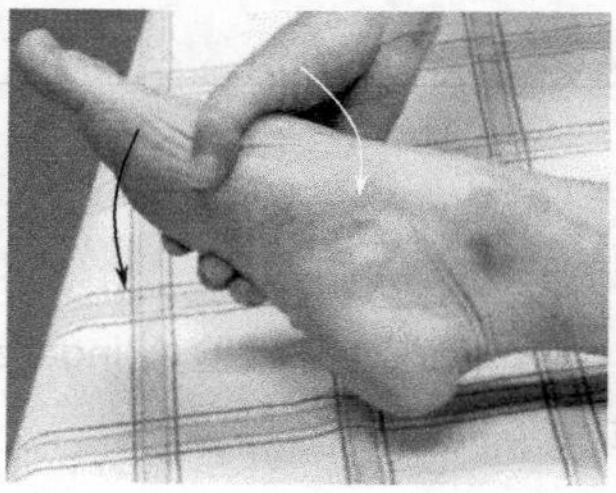
股二头肌	$L_4 \sim S_2$ 胫神经	膝部屈曲	俯卧位，维持膝部屈曲，检查者向足侧方向推小腿	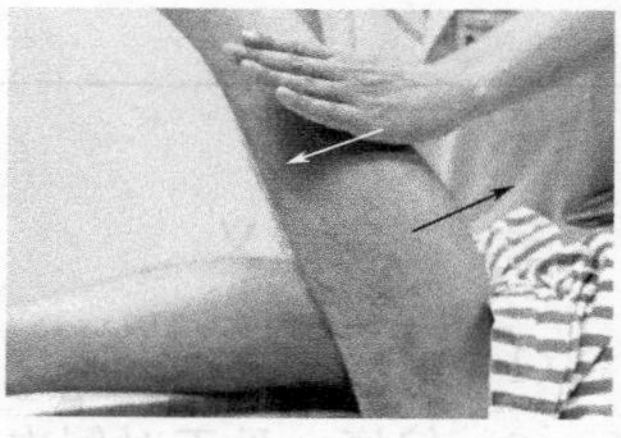

当患者肌力减退程度较轻，表现为轻瘫，用上述检查方法检查困难，可用轻瘫试验（表4-5）进行检查。轻瘫试验也是肌力检查的一部分，是上述肌力检查的有效补充。

表 4-5 轻瘫试验

检查名称	操作要点	图示
上肢轻瘫试验	双上肢平举，掌心向上，持续数十秒，轻瘫侧上肢逐渐下垂和旋前，掌心向内	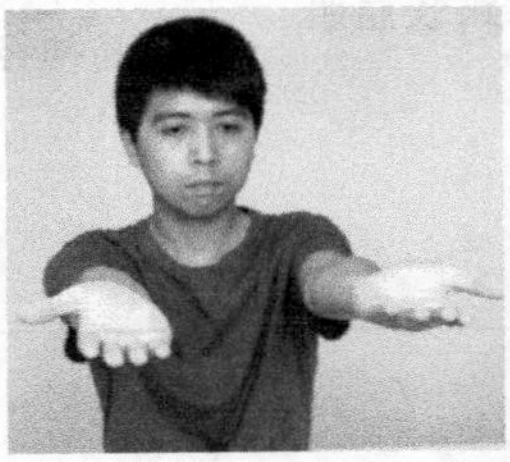
下肢轻瘫试验即俯卧屈膝对比试验(Barre's Ⅰ试验)	患者俯卧，两下肢与膝成直角屈曲，患侧下肢数秒钟后逐渐下落	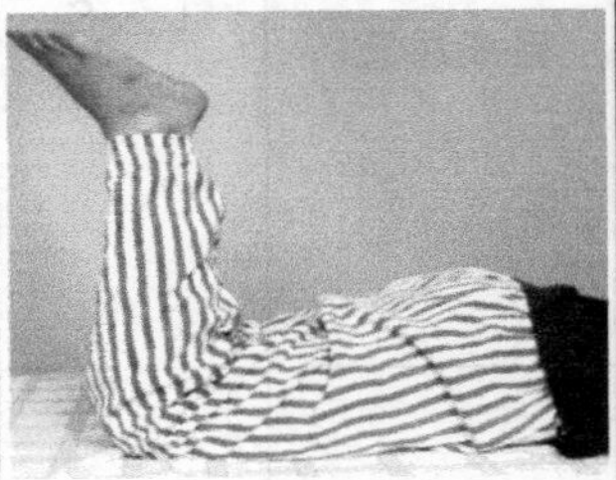
俯卧跟臀接近试验(Barre's Ⅱ试验)	患者俯卧，两下肢膝关节屈曲，尽量使足跟接近臀部，患侧下肢的踝、趾关节不能用力跖屈	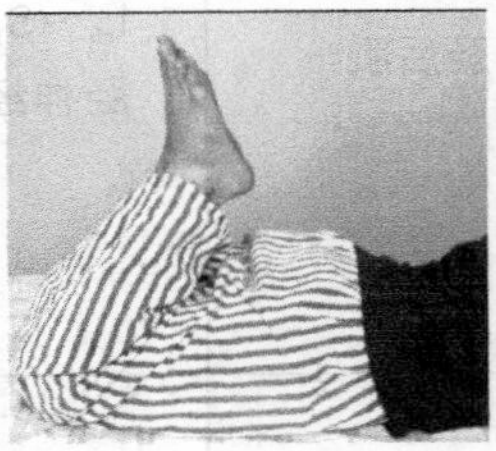
仰卧抬腿对比试验(Mingazzini 试验)	患者仰卧，两下肢膝关节、髋关节成直角屈曲，观察一段时间后，患侧下肢先逐渐下垂	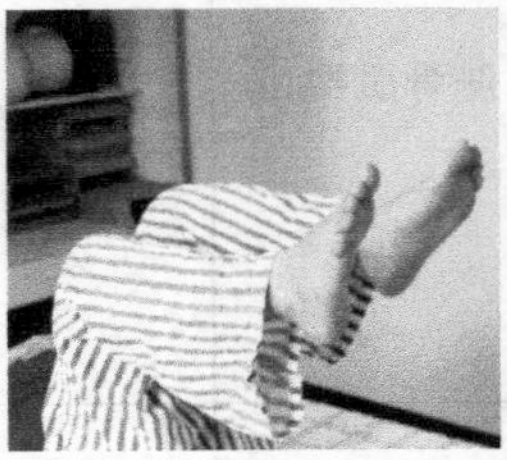

三、临床意义

（1）单瘫　见于大脑皮层运动区（顶叶）、周围神经、脊髓前角病变。

（2）偏瘫　见于对侧内囊病变、脑干病变。

第四节　共济运动

一、定义

机体任一动作的完成依赖于某组肌群协调一致的运动。这种协调主要依靠小脑功能，但前庭神经、视神经、深感觉及锥体外系均参与作用的过程。

二、检查要点

共济运动的检查要点及图示见表4-6。

表4-6　共济运动的检查要点及图示

检查要点	图　　示
指鼻试验：被检者手臂外展伸直，再以示指尖触自己的鼻尖，不同方向、不同速度由慢到快，先睁眼后闭眼，反复进行	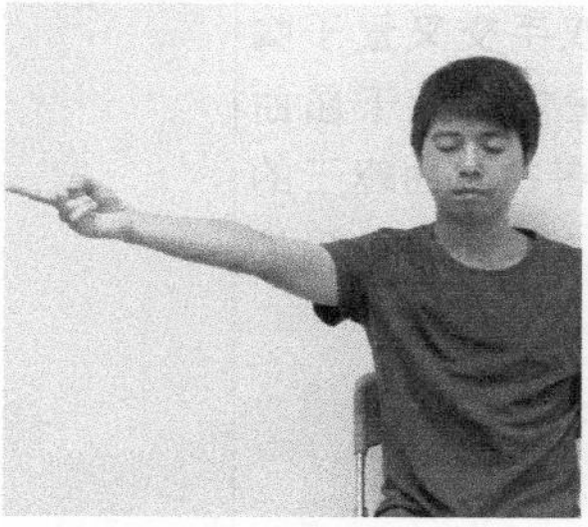 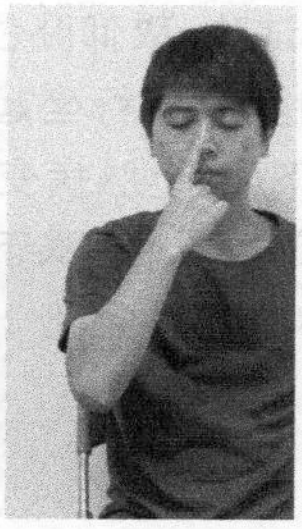
跟-膝-胫试验：被检者仰卧，上抬一侧下肢，用足跟碰对侧膝盖，再沿胫骨前缘向下移动	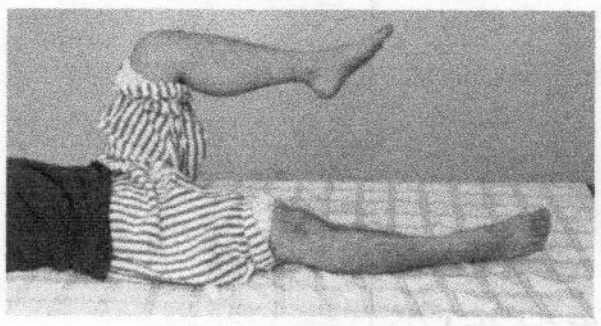 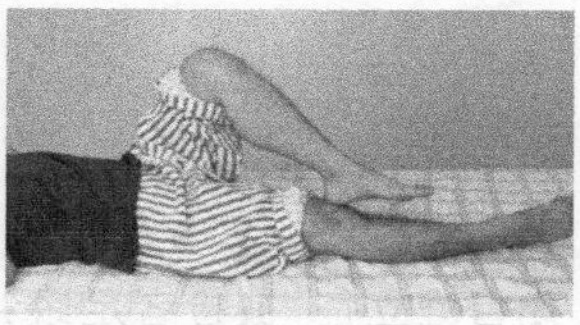 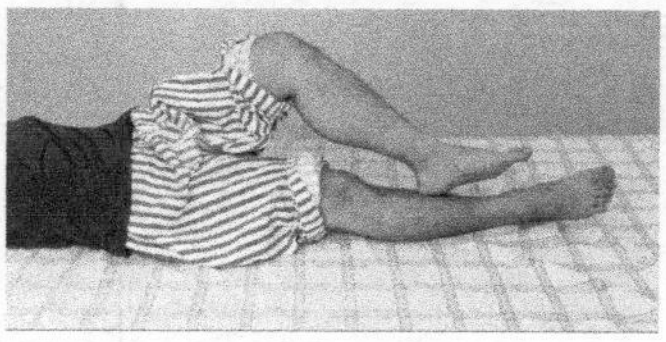
快复轮替试验 ①被检者以前臂做快速旋前旋后动作 ②一手用手掌、手背连续交替拍打对侧手背 ③用足趾反复快速叩击地面	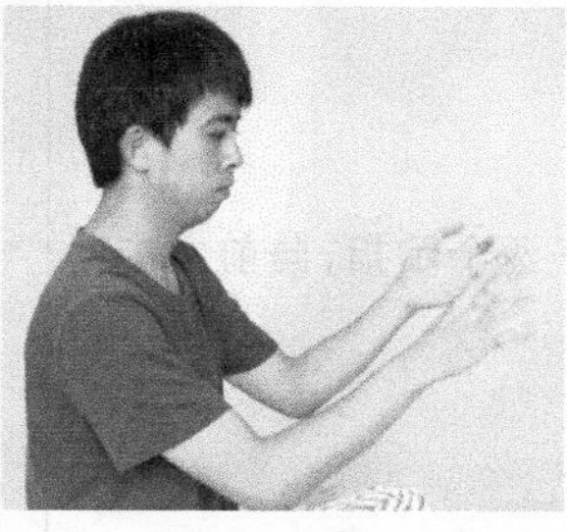

续表

检查要点	图　　示
反跳试验：嘱被检者用力屈肘，检查者握其腕部向相反方向用力，随即突然松手，正常人由于对抗肌的拮抗作用，可立即制止前臂屈曲；小脑病变者，屈曲的前臂可反击到自己的身体	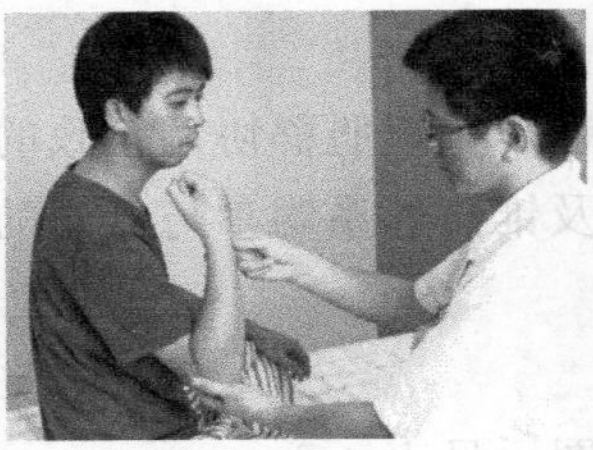 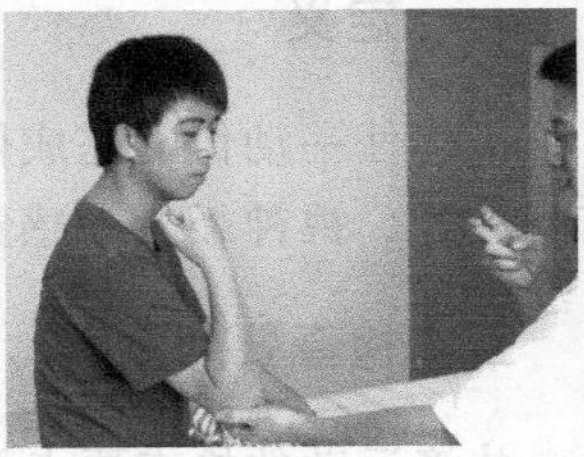
卧-起试验：取仰卧位，双手交叉置于胸前，不用支撑自行坐起，正常人躯干屈曲并双腿下压，小脑病变患者在屈曲躯干的同时髋部也屈曲，双下肢抬离床面，起坐困难，称联合屈曲征	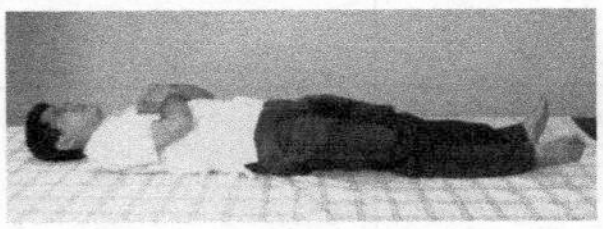 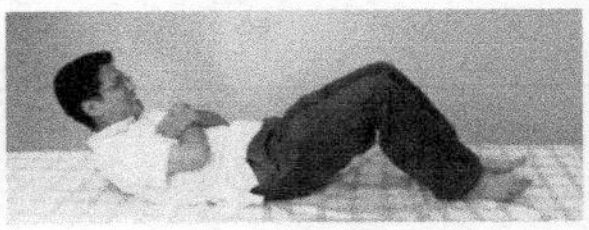 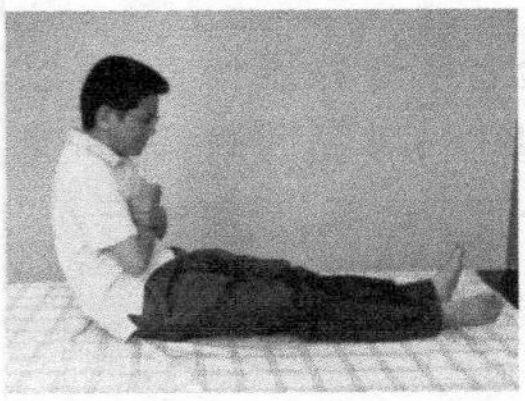
闭目难立征：被检者足跟并拢站立，双手向前平伸，闭目；共济失调者出现摇摆不稳或倾跌	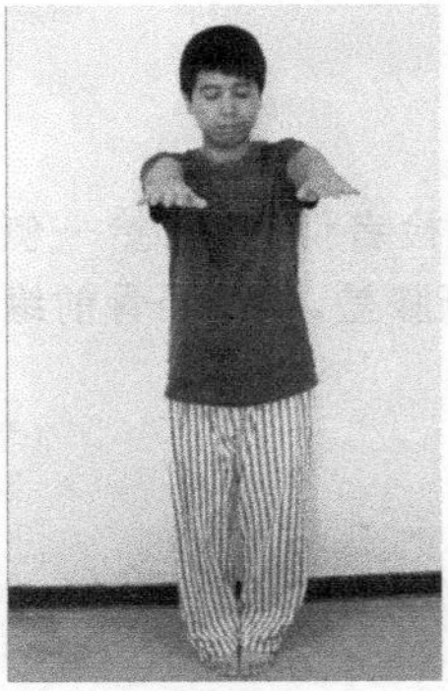
误指试验：伸开两个示指，向前方中心移动使之相碰	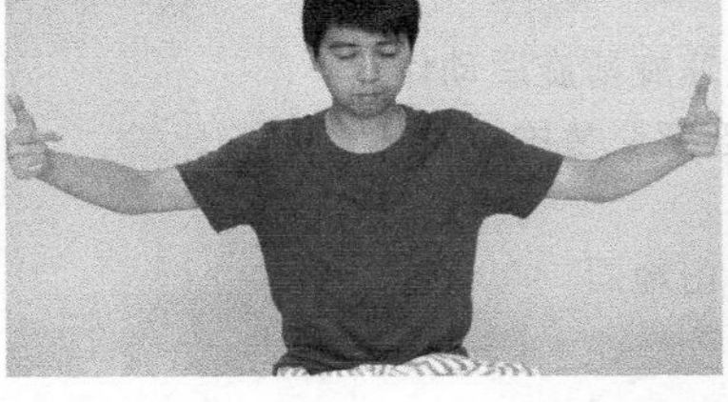 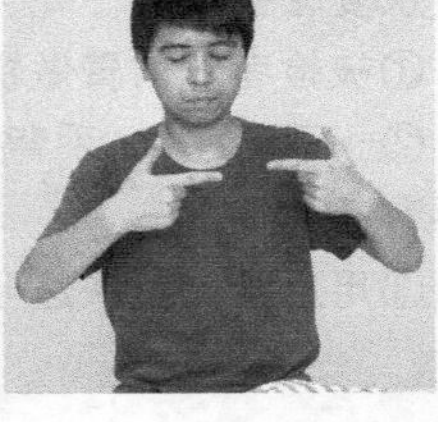

三、临床意义

（1）闭目难立征阳性，直线行走不能，指鼻试验阳性，反跳试验阳性伴有眼球震颤、肌张力减低和吟诗样/暴发样语言，为小脑性共济失调，多见于小脑病变、小脑占位、遗传性病变。

（2）闭目难立征阳性，有踩棉花样，睁眼时减轻，暗处加重，为感觉性共济失调，多见于脊髓型遗传性共济失调、亚急性联合变性、脊髓结核。

（3）站立不稳，直线行走不能，行走时向患侧倾斜，伴有眩晕、呕吐，为前庭性共济失调，多见于前庭神经炎。

（4）步态不稳、体位性平衡障碍伴有额叶症状，为额叶性共济失调，多见于额叶或额桥小脑束损害。

第五节 不自主运动

一、定义

不自主运动指患者在意识清醒状态下出现的不能自行控制的和无目的的骨骼肌异常运动。

二、检查

不自主运动的临床表现及临床意义见表 4-7。

表 4-7 不自主运动的临床表现及临床意义

临床表现	临床意义
舞蹈样动作：是一种无目的、无规律、运动幅度大小不等的急促动作	见于尾状核和壳核病变，如小舞蹈病
手足徐动症(指划动作)：一种手足规律的、重复的、缓慢的扭曲和伸展动作	见于胆红素脑病(核黄疸)、肝豆状核变性等
扭转性痉挛：是指以身体躯干为纵轴，向一个方向过度扭曲	病变在基底节，见于遗传性疾病、吩噻嗪类药物反应等
肌阵挛：是指部分肌肉或肌群突然出现短时间的阵发性不自主的肌肉收缩，收缩强度不一	可见于局限性癫痫和癫痫大发作
抽搐发作：是一种刻板的、反复发生的一定肌群急促的抽动，如眨眼、耸肩、口角抽动、转头等。可伴有不自主发声和秽语，称为抽动秽语综合征	常见于儿童，病因及机制尚未清楚，可能与基底节病变或精神因素有关
静止性震颤：表现为手的搓丸样或扑翼样动作，每秒 4～6 次，安静时明显，做随意动作减弱，睡眠时消失	见于苍白球和黑质病变，如帕金森病
意向性震颤(运动性震颤)：在随意运动时发生的中等强度颤动，安静时消失	多见于小脑病变
肌纤维震颤：是由于脊髓前角细胞受到刺激引起的若干肌纤维快速震颤	多见于急性脊髓灰质炎
肌束震颤：是由脊髓前根受到刺激而引起的整束肌肉颤动，其震动范围较肌纤维震颤大，常伴有肌无力和萎缩	多见于神经根炎、脊髓压迫症、肌萎缩侧索硬化

第六节 姿势及步态

一、定义

由于疾病的原因被动的呈现出的姿势或步态。

二、步态特征和临床意义

步态特征及临床意义见表 4-8。

表 4-8 步态特征及临床意义

步态特征	临床意义
痉挛偏瘫步态：瘫痪侧上肢屈曲、内旋，行走时下肢伸直向外、向前呈划圈动作，足内翻，足尖下垂	见于一侧锥体束病变（急性脑血管病后遗症）
痉挛性剪刀式步态：双下肢强直内收，行走时一前一后交叉呈剪刀样，足尖拖地	常见于脊髓横贯性损害或两侧大脑半球病变
跨阈步态(拖脚步态)：垂足，行走时为避免摩擦地面，患肢需过度抬高，呈跨门槛样	常见于腓总神经病变
慌张步态：行走时躯干前倾，双上肢缺乏联带动作，步幅小，起步和停步困难，又称为“前冲步态”	见于帕金森病、帕金森综合征
肌病步态（摇摆步态）：由于骨盆带肌群和腰肌无力，行走缓慢，腰部前挺，臀部左右摆动	见于肌营养不良症
蹒跚步态（酒醉步态）：步态蹒跚、摇晃和前后倾斜似欲失去平衡而跌倒	见于酒精中毒、巴比妥类药物中毒
小脑性步态：行走时双腿分开较宽，左右摇晃，向侧方倾斜，不能走直线，不能通过视觉纠正	见于小脑、前庭或深感觉传导通路病变
感觉性共济失调步态：不能掌握平衡，高抬足，足跟着地，闭目尤甚	见于脊髓结核患者

三、疾病分类与步态特征

疾病分类及步态特征见表 4-9。

表 4-9 疾病分类及步态特征

疾病分类	步态特征
局灶性脑损伤(轻偏瘫)	①下肢痉挛性伸直 ②上肢痉挛性屈曲 ③偏瘫足 ④划环步态
正常颅压的脑积水	①下肢沉重，步态蹒跚 ②转身 180°困难

续表

疾病分类	步态特征
先天性或围生期损害(脑瘫)	①下肢痉挛性伸直 ②上肢痉挛性屈曲 ③剪刀样步态 ④不自主运动(单肢或多肢的异常姿势或运动)
运动障碍疾病	①舞蹈症、手足徐动症或肌张力障碍:休息时出现不自主运动、蹒跚步态 ②帕金森病:前倾姿势、后退性步态、行走时启动和终止困难、慌张步态
脊髓损伤	①膝部和臀部僵硬,行走费力 ②双侧对称性划环步态 ③足趾着地行走或剪刀样步态
小脑疾病	①坐位或站位时摇晃(不稳或晃动) ②阔基底姿势或步态 ③共济失调:向一侧或两侧倾斜或晃动
下运动神经元疾病	①远端无力(如足下垂) ②高抬腿姿态
肌病	①下肢远端无力 ②从坐位站起时困难 ③上楼困难

第五章 ● 感觉系统检查

感觉系统的体检顺序一般为：脑神经系统感觉→浅感觉→深感觉。本部分首先介绍感觉系统的基本概念，仍以图示附注检查要点的方式展示感觉系统各个方面的检查方法。

一、基本内容

感觉系统检查的基本项目及内容描述见表 5-1。

表 5-1 感觉系统检查的基本项目及内容描述

项目		内容描述
感觉定义		作用于各感受器的各种形式刺激在人脑中的反映
感觉分类	特殊感觉	脑神经检查:视觉、听觉、嗅觉、味觉
	一般感觉	①浅感觉(来自皮肤和黏膜):痛觉、温度觉、触觉 ②深感觉(来自肌肉、肌腱、骨膜和关节):运动觉、位置觉、振动觉 ③复合感觉:实体觉、图形觉、两点辨别觉、定位觉
检查原则		①环境条件:安静明亮的环境条件 ②患者条件:告知目的、判断标准、表述方式;患者在清醒状态下,闭目进行 ③浅感觉和深感觉先查正常侧,复合感觉先查异常侧 ④对比原则:反复多次进行两侧对比检查,避免患者疲劳和暗示 ⑤结合神经解剖、生理知识:按神经节段分布规律检查
检查工具		大头针、棉签

二、检查方法

感觉系统检查的要点及图示见表 5-2。

表 5-2 感觉系统检查的要点及图示

检查要点	图示
痛觉:用大头针轻刺皮肤,每次轻重程度尽量一致	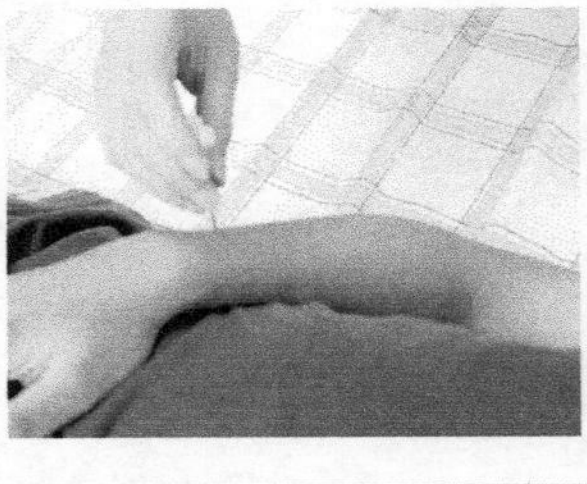 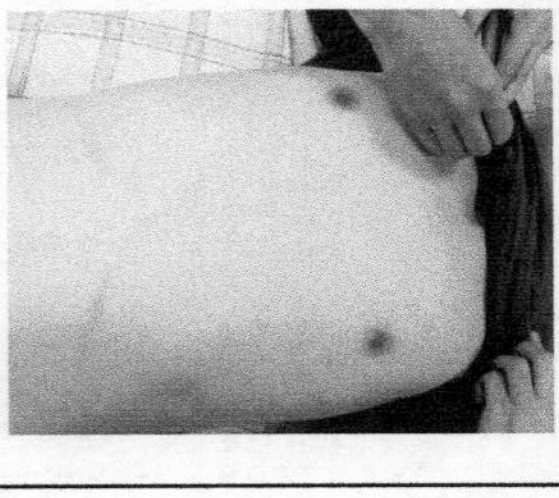

续表

检查要点	图　示
触觉：用棉絮在皮肤上轻轻掠过	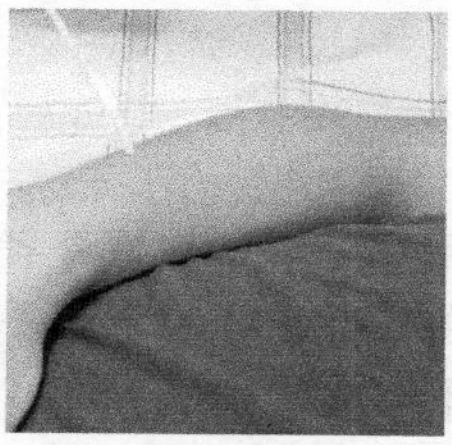
温度觉：冷水 0～10℃、温水 40～50℃交叉地接触患者皮肤	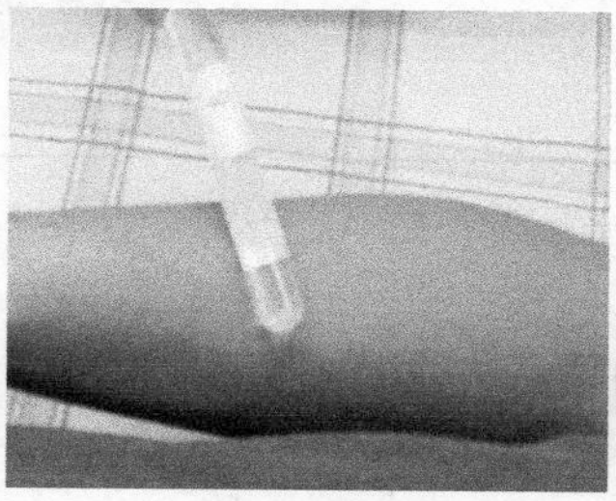 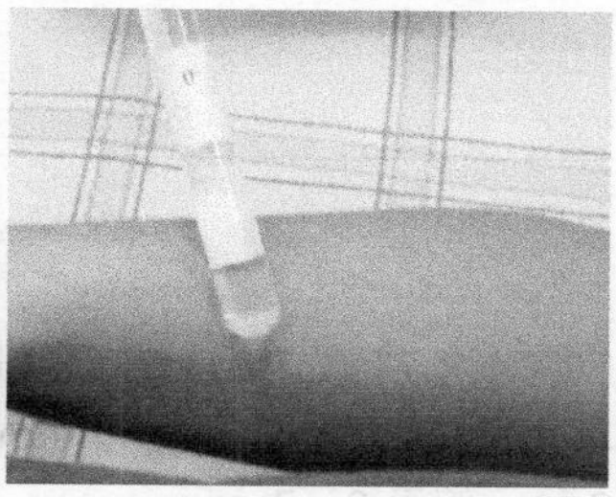
运动觉：检查者轻捏患者的手指或足趾两侧，上下移动 5°左右，让患者说出肢体被动运动的方向(向上或向下)。幅度由小到大，以了解其减退的程度	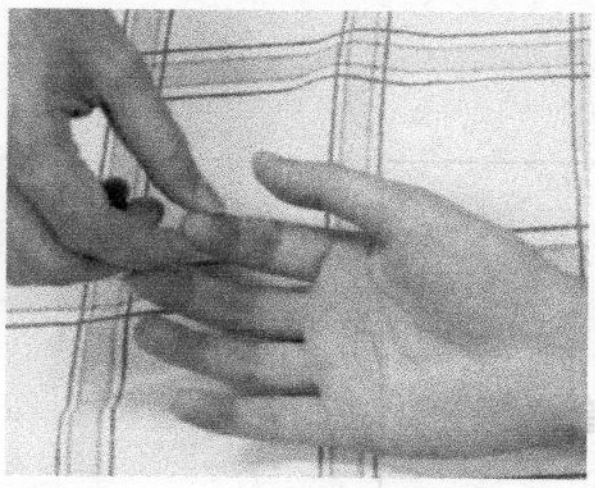 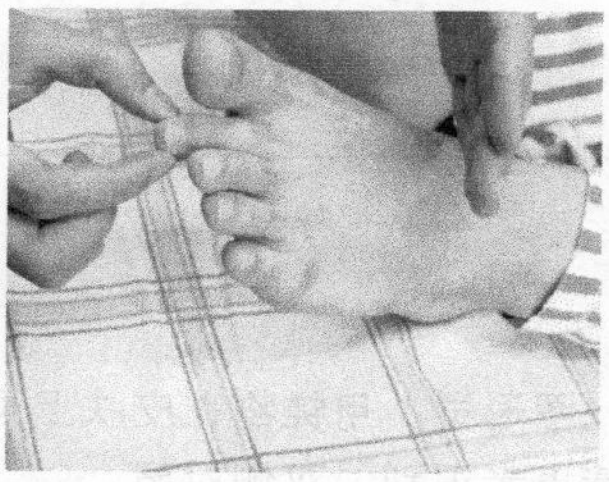
位置觉：闭目，检查者将其肢体摆放成某种姿势，让患者说出所放的位置或用对侧相应肢体模仿	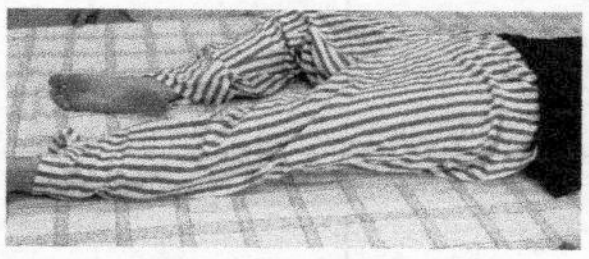 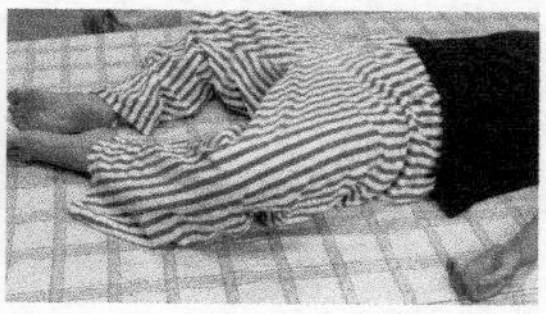
振动觉：将 128Hz 的音叉振动后置于骨隆起处(如手指、桡尺骨茎突、鹰嘴、锁骨、足趾、内外踝、膝、胫骨、髂前上棘、肋骨等)，让患者说出振动的感觉和持续时间	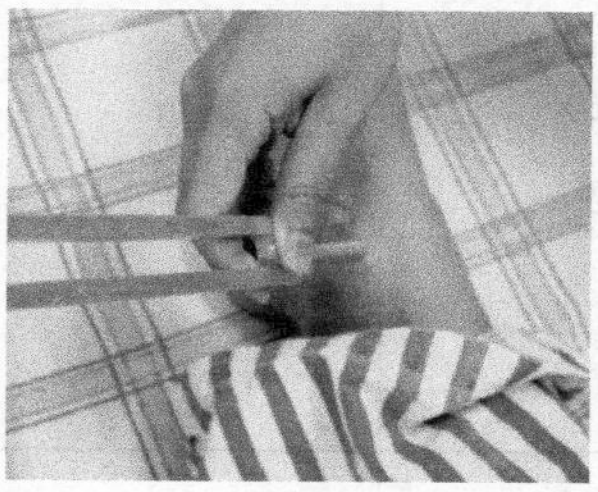 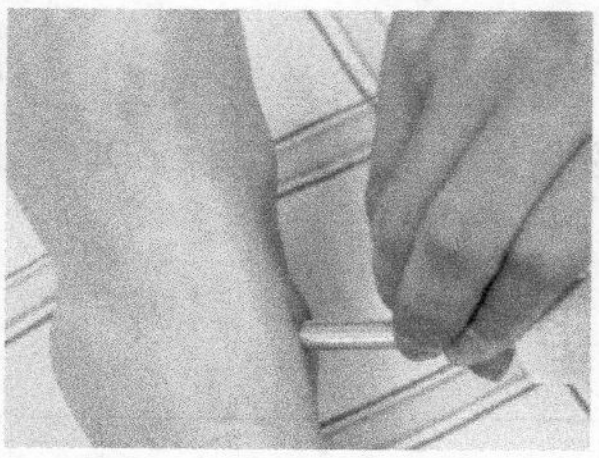 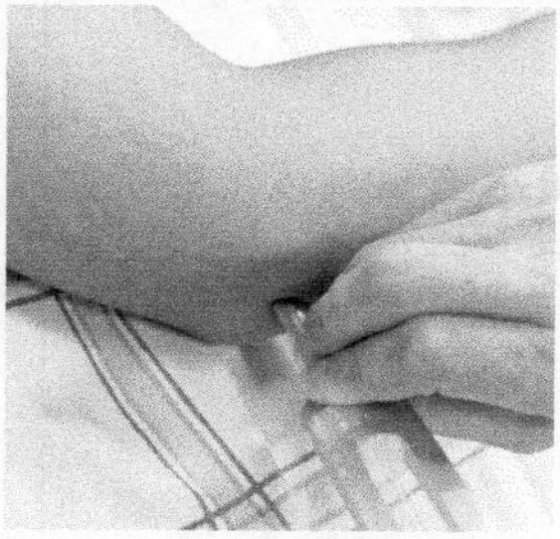

续表

检查要点	图　　示
定位觉：闭目，用棉签轻触被检查者皮肤，让其指出被触部位；正常误差手部＜3.5cm，躯干部＜1cm	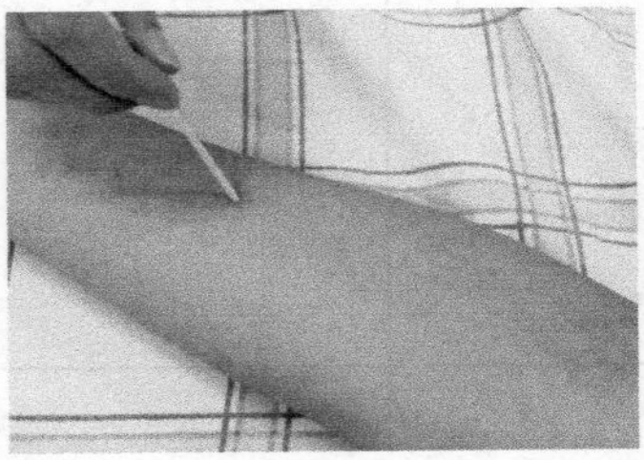 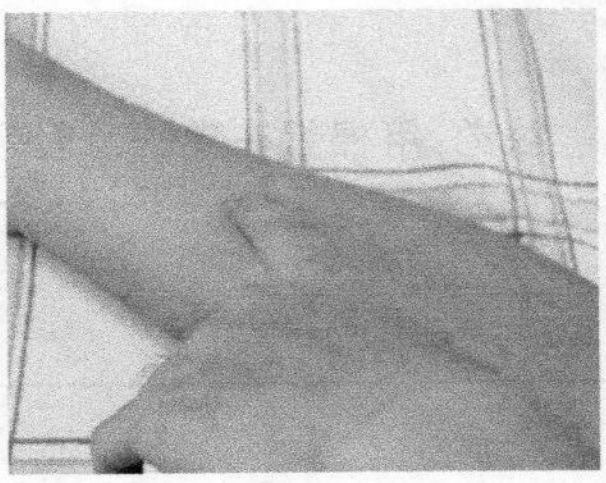
两点辨别觉：测出能区别出两点的最小距离；正常值指尖 2～4mm，手背 2～3cm，躯干 6～7cm	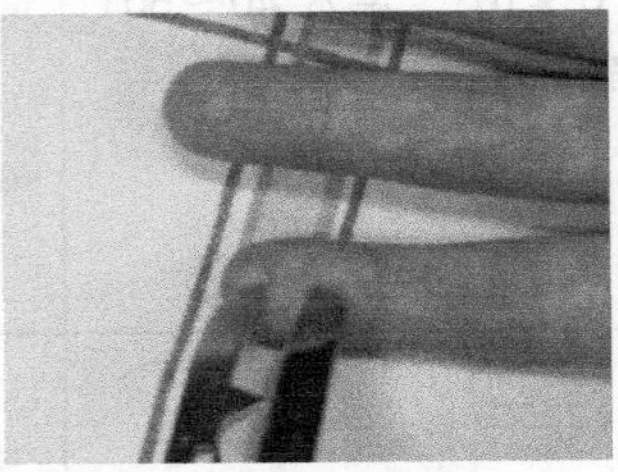
图形觉：用钝物在皮肤上画简单图形，请患者识别，双侧对照	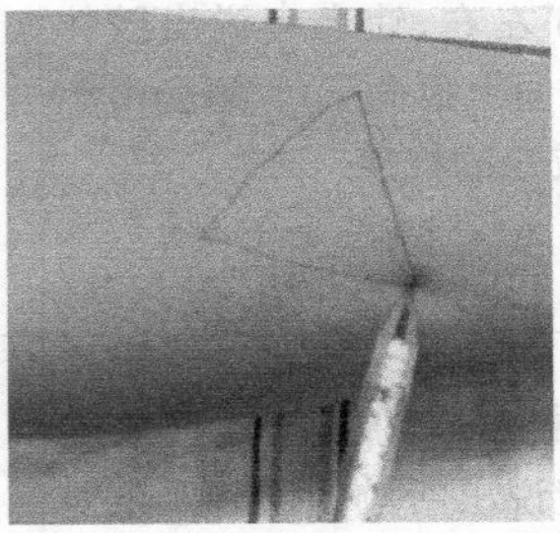
实体觉：用单手触摸一种物体，讲出该物体的形状和名称，两手比较	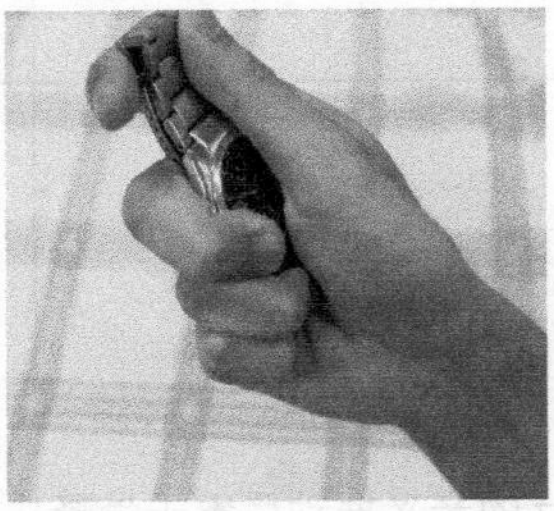
重量觉：取重量相差 50%以上的两种物品，先后放在患者一侧手中，指出孰轻孰重	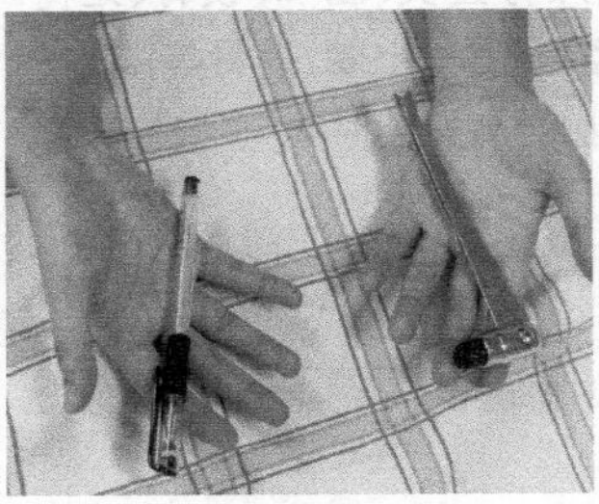

三、临床意义

感觉系统检查的临床意义如下。

(1) 单神经型感觉障碍 见于外周单神经(如桡神经、尺神经等)病变。

(2) 末梢型感觉障碍 见于多发性神经病变。

(3) 后根型感觉障碍(节段性) 见于腰椎间盘突出、髓外肿瘤。

(4) 脊髓型感觉障碍

① 横惯性:见于脊髓炎和脊髓占位。

② 后索型:见于糖尿病、脊髓结核、亚急性联合变性。

③ 侧索型:见于对侧分离性感觉障碍。

④ 脊髓半切征:见于髓外占位、脊髓外伤。

⑤ 前连合:见于双侧分离性感觉障碍。

⑥ 后角型:为同侧分离性感觉障碍,见于脊髓空洞症、脊髓肿瘤。

⑦ 马尾圆锥型:见于炎症、肿瘤。

(5) 脑干型感觉障碍

① 交叉性感觉障碍:见于延髓外侧和脑桥下部一侧病变。

② 对侧面部及半身感觉障碍:见于脑桥上部及中脑一侧。

③ ①、②并存:见于炎症、肿瘤、血管病。

(6) 丘脑型感觉障碍 表现为对侧偏身完全性感觉缺失或减退,特点:深感觉和触觉障碍>痛温觉,远端>近端,伴发有自发性丘脑痛,多见于血管病、炎症、手术损伤、放射性损害。

(7) 内囊型感觉障碍 表现为对侧偏身感觉缺失或减退,伴有偏瘫及偏盲(即"三偏征"),见于脑血管病变。

(8) 皮质型感觉障碍

① 对侧复合觉障碍,痛温觉障碍轻,见于顶叶皮质损害。

② 发作性感觉异常,为感觉性癫痫,见于顶叶皮质刺激性损害。

第六章 反射系统检查

一、反射的分类及临床意义

反射的分类及其定义、检查的临床意义见表 6-1。

表 6-1 反射的分类、定义及检查的临床意义

分类	定义	临床意义
浅反射	刺激皮肤、黏膜、角膜等引起肌肉的快速收缩反应	浅反射减弱或消失：上运动神经元或下运动神经元病变；昏迷、麻醉、肥胖症、老年人
深反射	肌腱和关节的反射	①深反射下降：相应节段的下运动神经元病变；上运动神经元休克期；肌肉或神经肌肉接头处病变 ②深反射增强：上运动神经元损害 ③髌阵挛、踝阵挛阳性：腰膨大以上病变
病理反射	锥体束病损时，大脑失去了对脑干和脊髓的抑制作用而出现的异常反射	阳性，为锥体束损害的确切证据

二、反射系统的检查顺序

反射系统的检查顺序一般为：浅反射→深反射→阵挛→病理反射→脑膜刺激征。

三、浅反射检查

浅反射的检查项目、检查要点及图示见表 6-2。

表 6-2 浅反射的检查项目、检查要点及图示

项目	检查要点	图　　示
腹壁反射	用竹签轻划肋弓下缘（上腹壁 $T_{7\sim8}$）、脐水平（中腹壁 $T_{9\sim10}$）、腹股沟上（下腹壁 $T_{11\sim12}$）	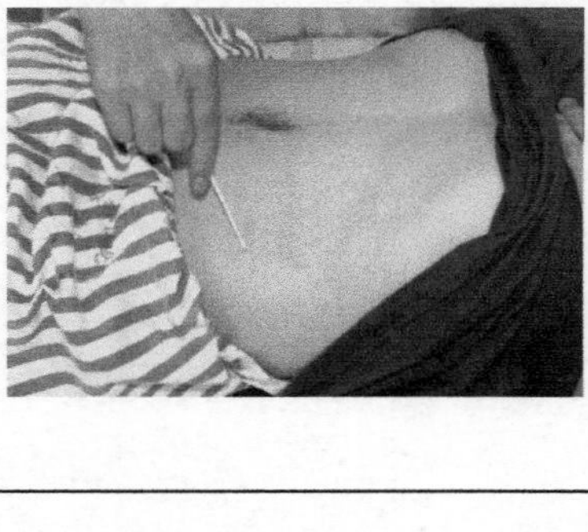

续表

项目	检查要点	图　示
提睾反射($L_{1\sim2}$)	用竹签自上而下轻划大腿上部内侧皮肤	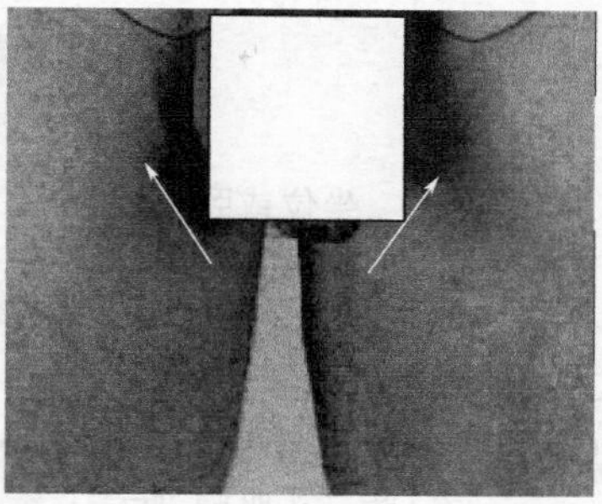
肛门反射($S_{4\sim5}$)	用竹签轻划肛门周围皮肤	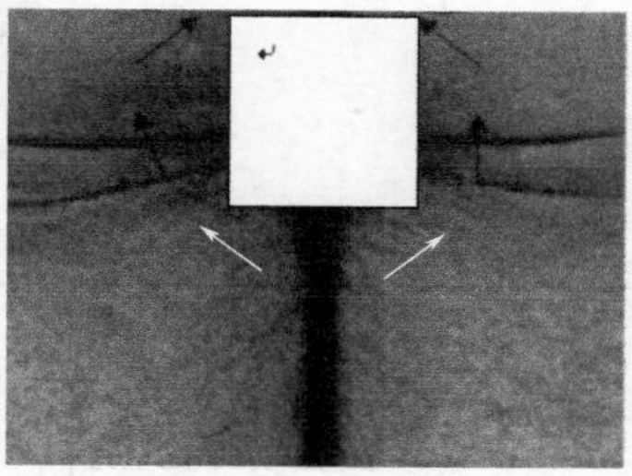

四、深反射检查

深反射的检查项目、检查要点及图示见表 6-3。

表 6-3　深反射的检查项目、检查要点及图示

项目	检查要点	图　示
肱二头肌腱反射($C_{5\sim6}$)	被检查者坐位或卧位，肘部半屈，检查者将左手拇指或中指置于患者肱二头肌腱上，右手持叩诊槌叩击手指：肱二头肌收缩，前臂屈曲	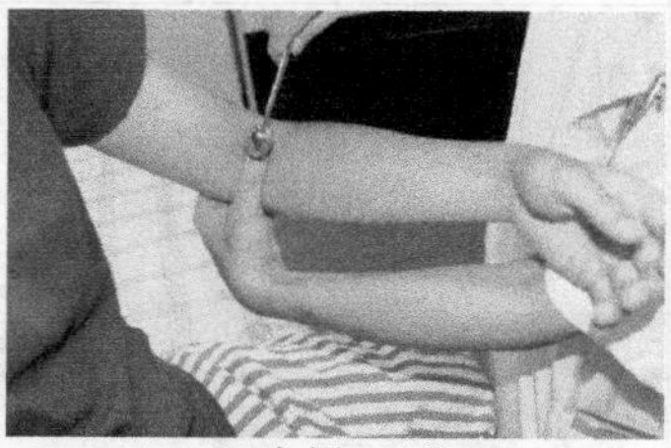 (a) 左侧，坐位 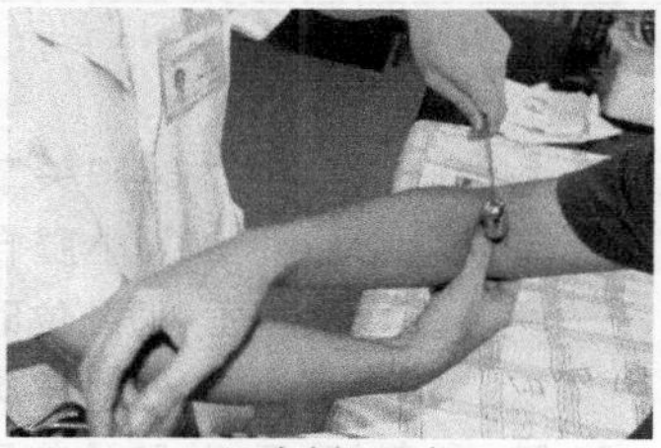 (b) 右侧，坐位 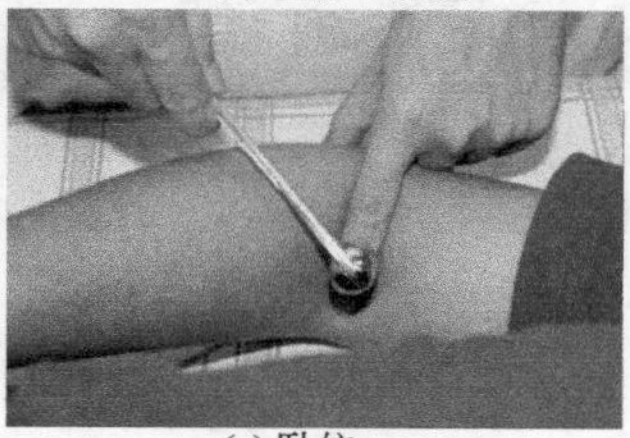 (c) 卧位

续表

项目	检查要点	图示
肱三头肌腱反射($C_{6\sim7}$)	坐位或卧位，肘部半屈，检查者以左手托住其肘关节，右手持叩诊槌叩击鹰嘴上方的肱三头肌腱：肱三头肌收缩，前臂伸展	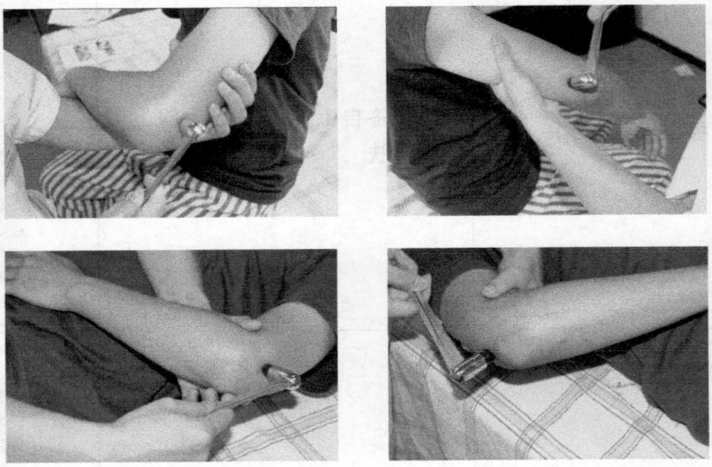
桡骨膜反射($C_{5\sim8}$)	坐位或卧位，肘部半屈半旋前位，检查者用叩诊槌叩击其桡骨下端：肱桡肌收缩，肘关节屈曲，前臂旋前，有时伴有手指屈曲动作	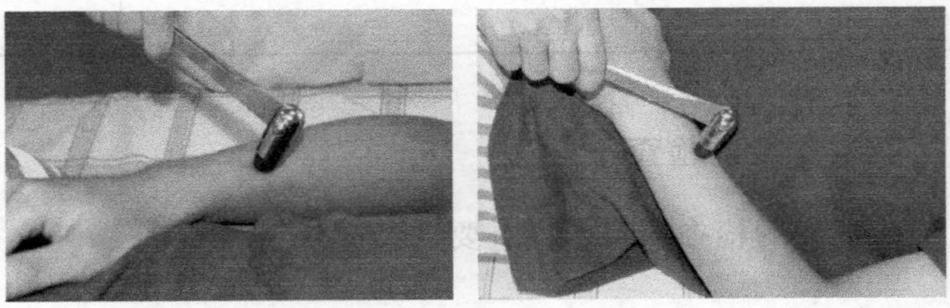
膝腱反射($L_{2\sim4}$)	坐位时膝关节屈曲 90°，小腿自然下垂；仰卧位时检查者左手托其膝后，使膝关节呈 120°屈曲。叩诊槌叩击髌骨下股四头肌肌腱：股四头肌收缩，小腿伸展	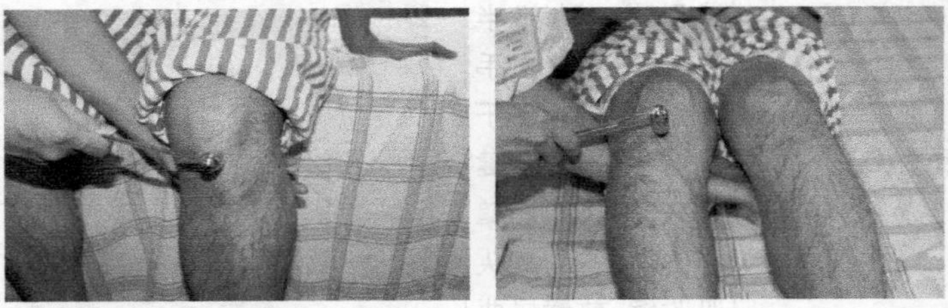

续表

项目	检查要点	图示
跟腱反射 ($S_{1\sim2}$)	仰卧位或俯卧位，屈膝 90°；或跪于椅面上。检查者左手使其足背屈，右手持叩诊槌叩击跟腱：腓肠肌和比目鱼肌收缩，足跖屈	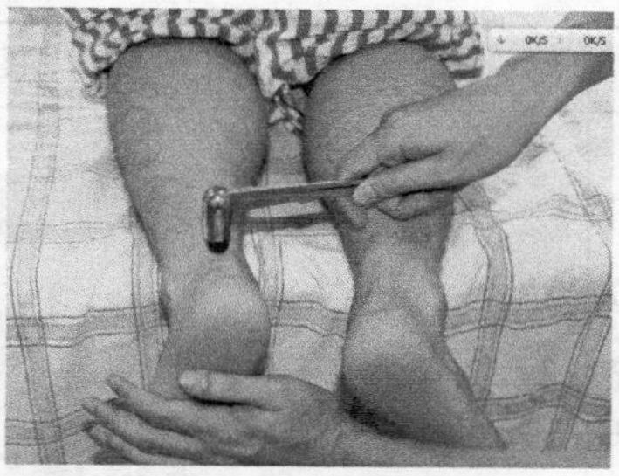 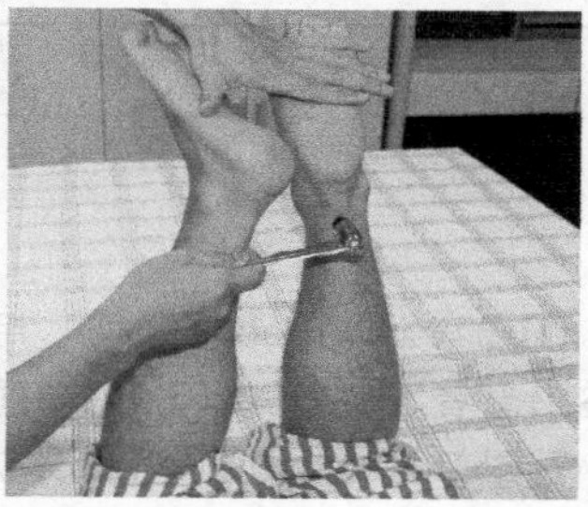 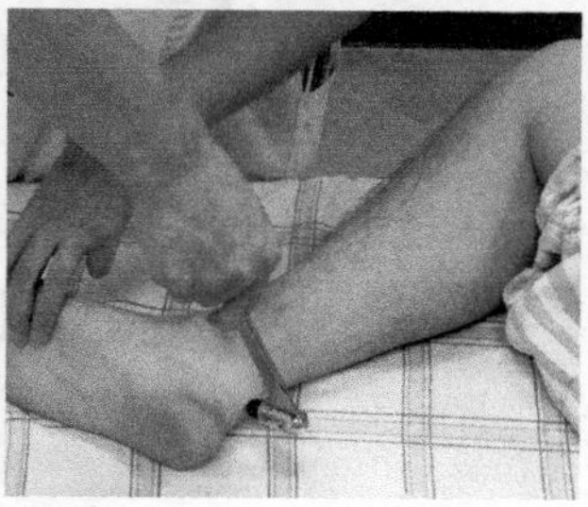
	阵挛检查	
髌阵挛	仰卧，下肢伸直，检查者用拇指和示指按住其髌骨上缘，突然并持续地将髌骨向下推移；阳性反应：股四头肌出现有节律的收缩，使髌骨发生连续的节律性上下颤动	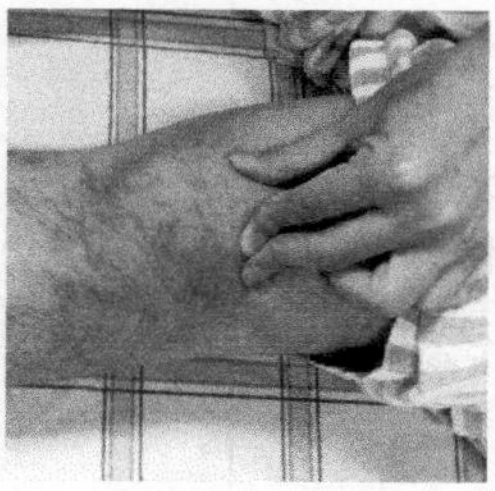
踝阵挛	仰卧，检查者以左手托被检查者腘窝，右手握足前部突然推向背屈，并继续保持适当的推力。阳性反应：踝关节节律性地往复屈伸动作	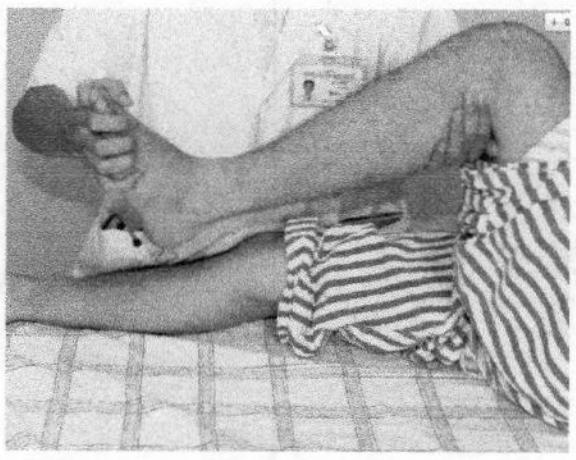

五、病理反射检查

病理反射检查的要点及图示见表 6-4。

表 6-4 病理反射检查的要点及图示

检查要点	图　示
(1)巴宾斯基(Babinski)征　用竹签沿患者足底外侧缘,由后向前至小趾跟部并转向内侧,阳性反应为踇趾背屈,其余各趾呈扇形展开	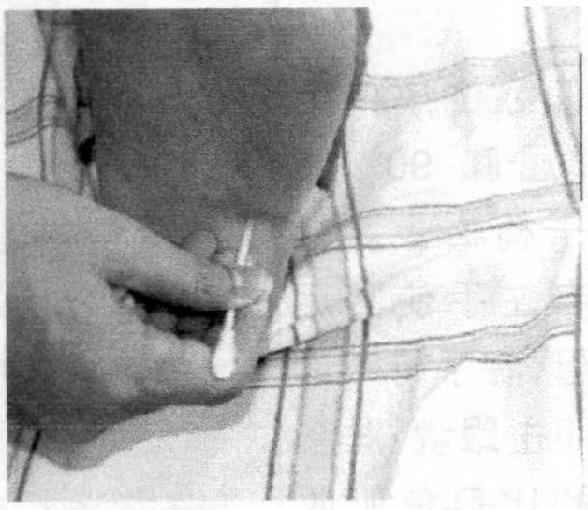
(2)查多克(Chaddock)征　用竹签在外踝下方足背外缘,由后向前划至趾跖关节处,阳性表现同巴宾斯基征	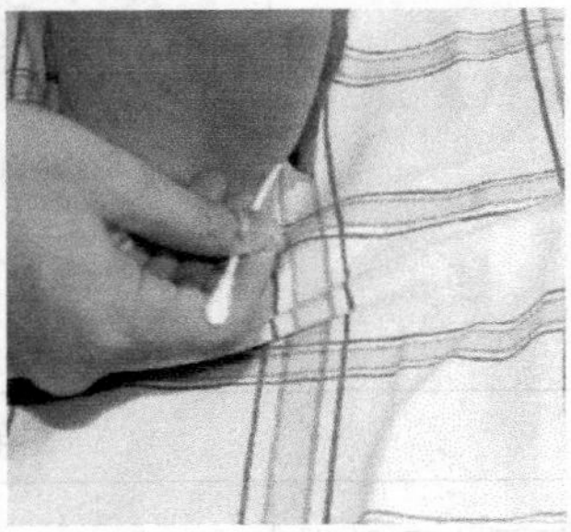
(3)奥本海姆征(Oppenheim 征)　用拇指和示指沿胫骨前缘自上向下用力下滑,阳性表现同巴宾斯基征	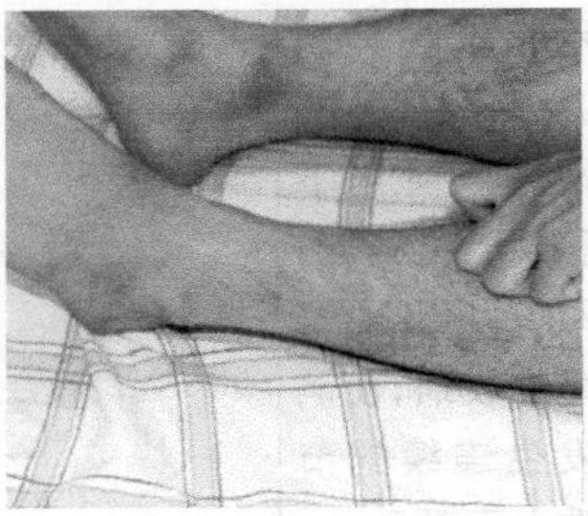
(4)Schaeffer 征　用力挤压跟腱,阳性表现同巴宾斯基征	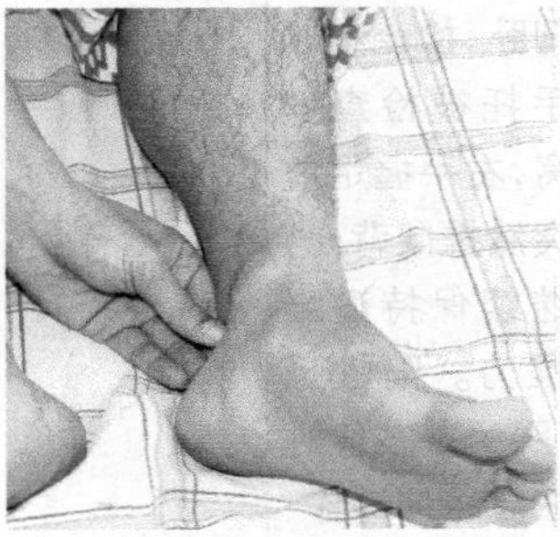

续表

检查要点	图　　示
(5)戈登征(Gordon 征)　检查时用手以一定力量捏压腓肠肌，阳性表现同巴宾斯基征	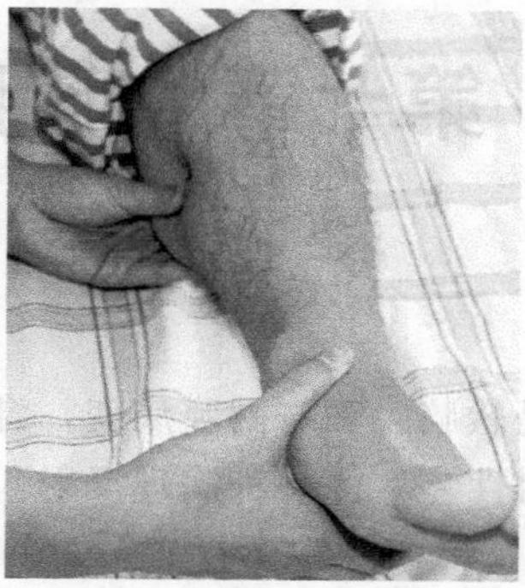
(6)Pussep 征　轻划足背外侧缘，阳性反应为踇趾背屈	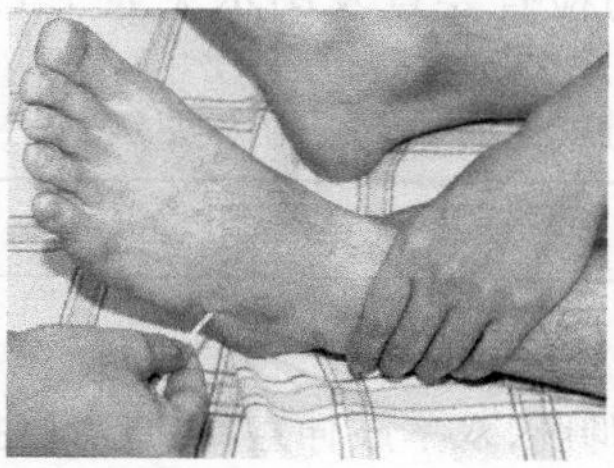
(7)霍夫曼(Hoffmann)征(C_7～T_1，正中神经)　为上肢锥体束征。检查者左手持被检者腕部，以右手中指与示指夹住被检者中指并稍向上提，使腕部处于轻度过伸位。以拇指迅速弹刮被检者的中指指甲，引起其余四指轻度屈曲反应则为阳性；该体征以往当做病理征，现在认为是牵张反射	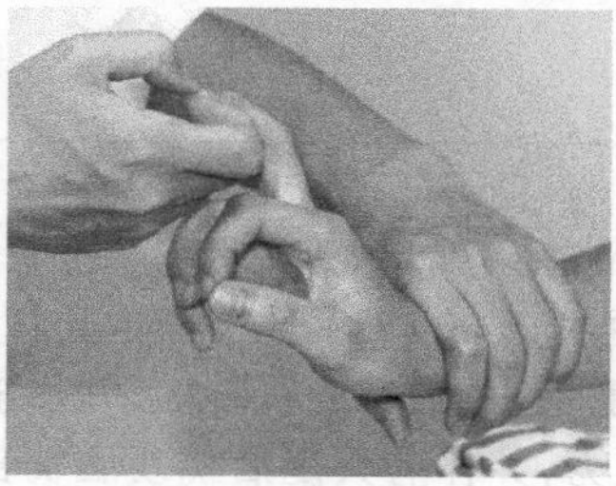
(8)罗索利莫(Rossolimo)征(C_6～T_1，正中神经、尺神经；L_5～S_1，胫神经) ①手部征：以左手握住患者的第2～5指的第一节处，以右手急促地叩打患者中间三指指末节掌面，引起手指弯曲 ②足部征：患者仰卧，双下肢伸直，检查者用手指掌面弹击患者各趾跖面，阳性反应为足趾向跖面屈曲	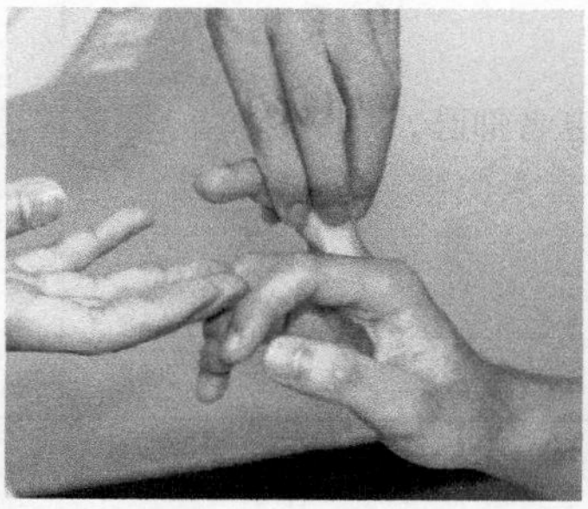 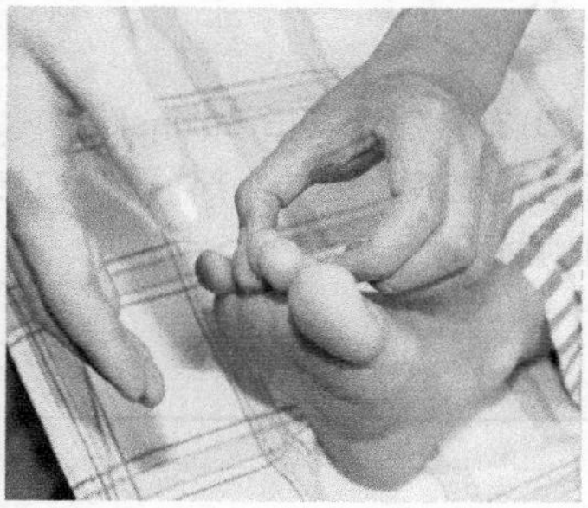

第七章 ● 脑膜刺激征的检查

一、概念

脑膜刺激征是软脑膜和蛛网膜病变，脊髓膜受到刺激并影响到脊神经根，当牵拉刺激时引起相应肌群反射性痉挛的一种病理反射。

二、检查

脑膜刺激征的检查要点及图示见表 7-1。

表 7-1 脑膜刺激征的检查要点及图示

检查要点	图　示
(1)颈强直　患者仰卧，双下肢伸直，检查者轻托患者枕部并使其头部前屈。如颈有抵抗，下颌不能触及胸骨柄，则表明存在颈强直。颈强直程度可用下颌与胸骨柄间的距离(几横指)表示	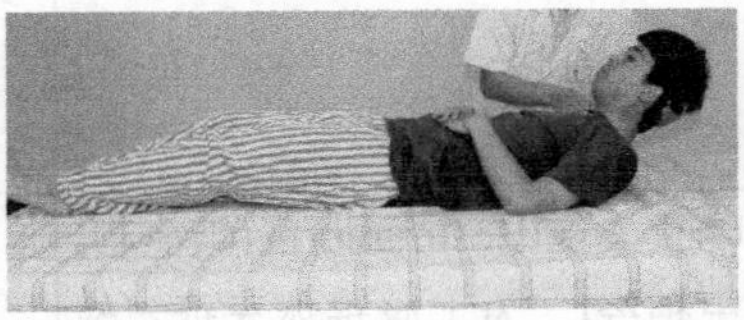
(2)凯尔尼格(Kernig)征　仰卧，检查者托起患者一侧大腿，使髋关节、膝关节各屈曲成 90°，然后一手固定其膝关节，另一手握住足跟，将小腿慢慢上抬。如果患者大腿与小腿间夹角不到 135°就产生明显阻力，并伴有大腿后侧及腘窝部疼痛，则为阳性	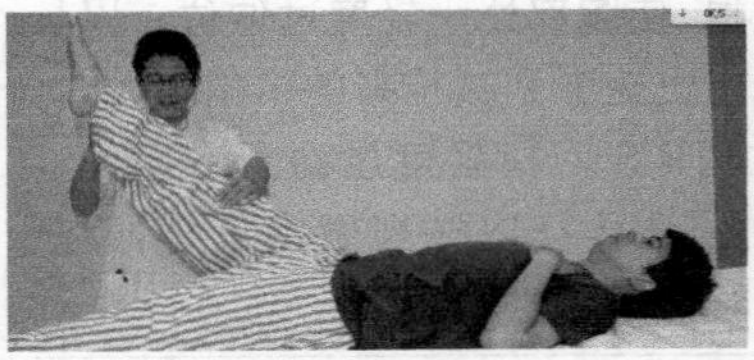
(3)布鲁津斯基(Brudzinski)征　患者仰卧，双下肢伸直，检查者托其枕部并使其头部前屈，如患者双侧髋、膝关节不自主屈曲则为阳性	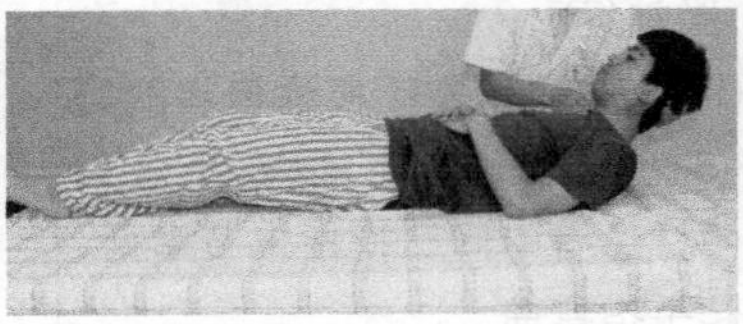

三、临床意义

见于脑膜炎、蛛网膜下腔出血（SAH）和颅内压增高。

第八章 ● 自主神经系统检查

自主神经系统检查分为一般检查和自主神经反射检查，其检查的项目及观察要点见表8-1、表8-2。

表 8-1 一般检查的项目及观察要点

项目	检 查 要 点
皮肤	色泽、温度、质地、汗液分泌和营养情况
毛发和指甲	有无多毛、脱发、毛发分布异常；有无指甲变形、变脆、失去正常光泽等
括约肌功能	有无尿潴留、尿失禁；有无大便秘结、大便失禁
性功能	有无阳萎或月经失调；有无性功能减退或性功能亢进

表 8-2 自主神经反射检查的项目、检查要点及临床意义

项目	检查要点	临床意义
竖毛试验	搔划或用冰块刺激患者颈部(或腋下)皮肤，可引起竖毛肌收缩，毛囊隆起如鸡皮状，逐渐向周围扩散，刺激后 7～10s 最明显，15～20s 消失	扩散停止平面，为脊髓横贯性损害位置
皮肤划痕试验	用竹签适度加压在患者皮肤上划一条线，数秒钟后先白后红，为正常反应	①白线，持续时间＞5min，为交感神经亢进 ②红线，持续时间大于数小时，为副交感兴奋或交感麻痹
卧立试验	①由平卧位突然直立，变换体位后，数 1min 脉搏 ②由直立位转为卧位，数 1min 脉搏	①增加＞12 次/分，为交感神经功能亢进 ②减慢＞12 次/分，为副交感神经功能亢进
眼心反射	患者安静卧床 10min 后，数 1min 脉搏；患者闭眼后双眼下视，检查者用手指压迫患者双侧眼球(压力不致产生疼痛)，20～30s 后再数 1min 脉搏	①减慢＞12 次/分，为迷走神经功能亢进 ②无变化，为迷走神经麻痹 ③不减慢甚至加快，为交感神经功能亢进

第九章 特殊状态体检：意识障碍患者的检查和评判

一、意识状态的评估

没有哪一种意识评估方法适用于所有神经系统疾病的诊断。例如，因交通事故而出现的意识障碍多因外伤所致；而对在家中被发现的老年患者，如果患者衣冠不整并有意识障碍，应更详细地询问病史并进行代谢方面的检查。表 9-1 列出了意识障碍患者可供选择的神经系统检查项目，我们应根据患者的具体情况加以选用。

表 9-1 意识障碍患者的检查项目及内容

检查项目	内 容
患者的病史	①症状产生及持续的时间 ②可能引起意识障碍的原因(近期所患疾病、外伤史) ③既往史(内科疾病及精神病史) ④近期用药或服用非法药物史
生命体征检查	①血压及心率 ②呼吸异常(图 9-1)
一般体格检查	①皮肤：寻找外伤、针孔、皮疹、樱桃红(提示一氧化碳中毒)或者黄疸的体征 ②耳鼻喉 • 脑脊液耳漏或鼻漏：由于颅骨骨折或硬脑膜破裂所致。 • 鼓室有血液：提示颅底骨折。 • 舌咬伤：提示未被注意到的癫痫发作。 ③颈部：颈强直，提示脑膜炎或蛛网膜下腔出血
神经系统检查	①意识水平 a. 语言反应：回答正确、回答错误、不适当的词语、不能理解、无反应。 b. 睁眼反应：自发睁眼、呼唤睁眼、刺痛睁眼、无反应。 c. 运动反应：遵命动作、刺痛定位、刺痛肢体回缩、异常屈曲(去皮质强直)、肢体过伸(去大脑强直)、肌肉松弛、局灶性运动反应、对有害刺激的反应，同侧、对侧还是双侧。 d. 瞳孔对光反射：有反应，还是固定。 ②脑干功能 a. 角膜反射：反射消失提示脑桥平面受损。 b. 眼球运动异常：眼球震颤(节律的、痉挛性运动)、眼球联合运动障碍(眼球独立运动)、眼外肌麻痹(意义不大)。 c. 头眼反射 • 头向左右移动时双眼球呈反方向水平移动。此反射消失提示脑桥下部平面受累。 • 俯头或仰斜时双眼与头的动作呈反方向上下垂直运动。此反射消失为间脑-中脑平面受累。 眼球运动方向与头部转动方向相反，为头眼反射存在。眼球与头部同向运动或不协调，为头眼反射异常。否则为消失 d. 眼前庭反射：用注射器吸取冰水 1ml，注入一侧外耳道，正常反应为快速向对侧的两眼震颤(图 9-2)。眼球向刺激侧运动，为眼前庭反射存在。眼球联合运动障碍或不协调，为眼前庭反射异常。否则为消失 e. 睫状肌-脊髓反射：疼痛刺激锁骨上区引起同侧瞳孔扩大。此反射消失提示损害扩展至间脑平面

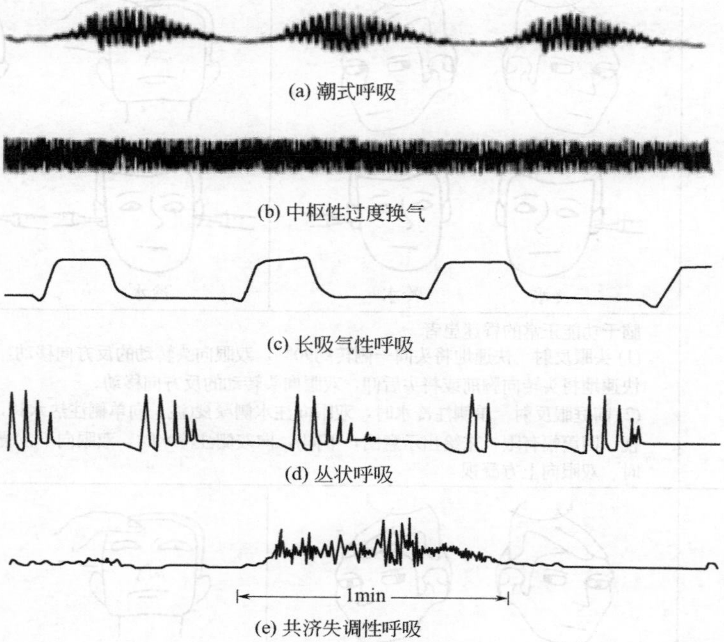

图 9-1　异常呼吸节律的不同表现

二、不同类型意识障碍的特点和病因分析

不同类型意识障碍的特点

1. 昏迷

患者意识丧失，不能言语，对声、光及语言刺激无反应，刺痛不能睁眼。丧失与外界环境互相交流的能力是定义昏迷的关键。昏迷很少持续超过 4 周，4 周以后，患者要么有一定程度的功能恢复，要么转入植物状态。

2. 植物状态和持续性植物状态

(1) 植物状态　昏迷 4 周以后患者处于能够“睁眼”但无反应的状态。患者对自身和外界的认知功能丧失，不能与外界交流，睡眠-醒觉节律存在，非条件反射保存，如吸吮、咀嚼、吞咽、抓握等原始反射存在，可以自发地无意义地哭笑，对疼痛有回避。但没有意识清醒的证据。

(2) 颅脑损伤或非外伤性脑损害后植物状态可以持续至少 1 个月以上。其中，非创伤性脑损害后植物状态持续 3 个月以上或创伤性脑损害后植物状态持续 12 个月以上者称为持续性植物状态。

(3) 从昏迷转入植物状态的标志　患者开始出现睁眼，并恢复无意识的自主功能控制。从植物状态恢复的标志：出现视觉追踪。

(4) 植物状态的原因　最常见的为缺血缺氧性脑损害及弥散性轴索损伤。也可见于痴呆性疾病的晚期，而不必经历昏迷期。

(5) 植物状态的患者没有任何有意识的活动，但可以像假延髓性麻痹（假性球麻痹）患

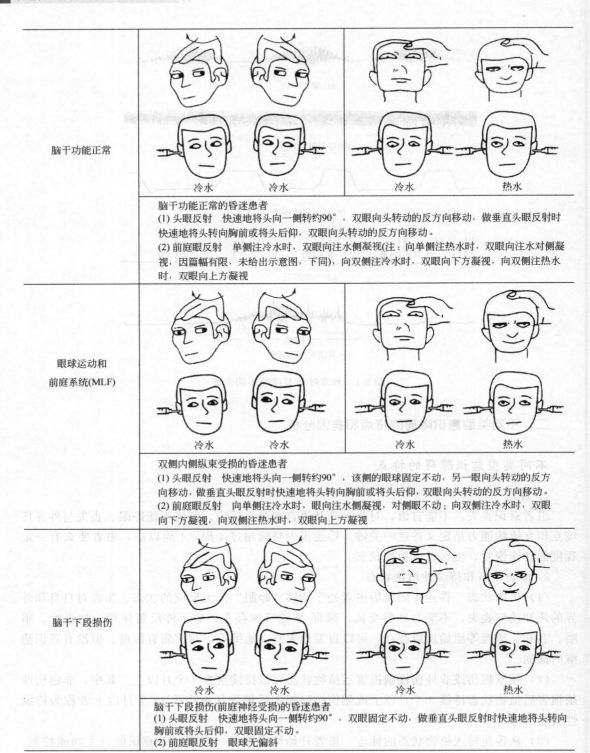

脑干功能正常	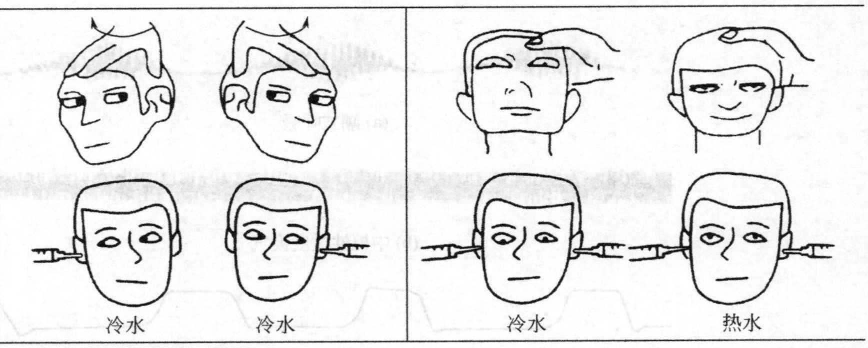
	脑干功能正常的昏迷患者 (1) 头眼反射　快速地将头向一侧转约90°，双眼向头转动的反方向移动，做垂直头眼反射时快速地将头转向胸前或将头后仰，双眼向头转动的反方向移动。 (2) 前庭眼反射　单侧注冷水时，双眼向注水侧凝视(注：向单侧注热水时，双眼向注水对侧凝视，因篇幅有限，未给出示意图，下同)，向双侧注冷水时，双眼向下方凝视，向双侧注热水时，双眼向上方凝视
眼球运动和 前庭系统(MLF)	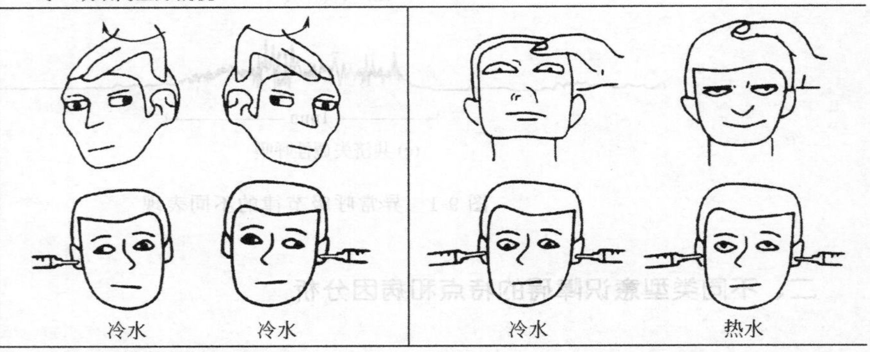
	双侧内侧纵束受损的昏迷患者 (1) 头眼反射　快速地将头向一侧转约90°，该侧的眼球固定不动，另一眼向头转动的反方向移动，做垂直头眼反射时快速地将头转向胸前或将头后仰，双眼向头转动的反方向移动。 (2) 前庭眼反射　向单侧注冷水时，眼向注水侧凝视，对侧眼不动；向双侧注冷水时，双眼向下方凝视，向双侧注热水时，双眼向上方凝视
脑干下段损伤	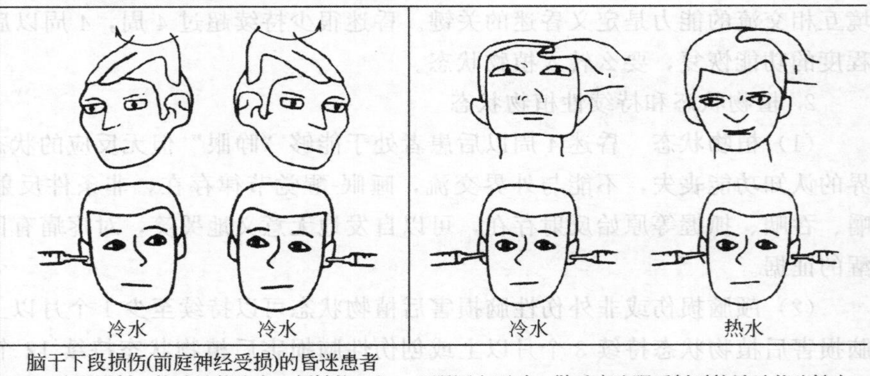
	脑干下段损伤(前庭神经受损)的昏迷患者 (1) 头眼反射　快速地将头向一侧转约90°，双眼固定不动，做垂直头眼反射时快速地将头转向胸前或将头后仰，双眼固定不动。 (2) 前庭眼反射　眼球无偏斜

图 9-2　眼前庭反射的不同表现

注：前庭眼反射检查通过观察外耳道内灌注冷水或热水时眼球的运动情况，参与此反射的结构包括前庭神经核、内侧纵束、动眼神经核、滑车神经核及展神经核。具体方法：将患者的头部抬高约30°，然后将15～20ml水注入一侧的外耳道内。我们可见到当脑干功能正常、双侧内侧纵束受损、脑干下段受损（前庭神经核受损）时的临床表现。注意：只有在确定颞骨岩部没有骨折时才可进行此项检查，以免造成颅内感染。

者那样出现无意识的哭泣或微笑，这很可能表示患者仍保持部分皮质下运动功能。

3. 最低意识状态

患者不能按吩咐动作，也不能进行交流，但他的一些行为表现又明确地表明他对自我及外界环境还有知觉。这种知觉可以通过患者的一些具体表现来确定，如视觉凝视或追踪，偶尔对某些特殊刺激产生运动反应，如患者无法听从指令，但把杯子放在其手中时，他能自己喝杯中的水。患者对吩咐性指令有反应时是其从最低意识状态恢复的标志。

4. 无动性缄默症

(1) 定义 一种无自发动作，缄默不语，但仍保持一定的觉醒水平及完整的运动传出通路的意识状态。

(2) 这种意识状态表示患者的皮质传出系统失去了内在意识的调控，主要是额叶眶回、边缘系统（特别是隔区与扣带回前部）以及邻近中脑的旁正中网状结构受损。而多巴胺递质的缺乏被认为是该神经环路受损的特征性表现。

5. 闭锁综合征

(1) 与以上所介绍的各种意识障碍最主要的区别在于患者的认知能力基本保持正常。

(2) 其主要原因是脑桥或中脑腹侧部的损伤。

(3) 闭锁综合征患者最主要的死因为呼吸衰竭。

(4) 其功能恢复的征兆为症状发生后4周内出现眼球水平运动。

6. 痴呆

痴呆患者的意识水平可没有变化，但由于痴呆本身的发展及智力障碍造成的反应能力的下降，患者常有警觉的减退。

7. 谵妄

谵妄患者可处于一种兴奋状态，但他们的警觉水平往往较低，对其直观的周围环境及整个外周世界产生极度错误的感觉，可表现为妄想、幻觉，或是惊恐。

不同类型意识障碍的特征比较见表9-2，意识障碍的分级及鉴别要点见表9-3。

表9-2 不同类型意识障碍的特征比较

类别	自我感知	睡眠-觉醒周期	运动功能试验	患病的体验	脑电图
持续性植物状态	缺乏	存在	无意识运动	无	多态性的δ或θ波，有时可出现慢α波
昏迷	缺乏	消失	无意识运动	无	多态性的δ或θ波
脑死亡	缺乏	消失	无或仅有脊髓反射运动	无	脑电活动消失
闭锁综合征存在	存在	存在	四肢瘫痪和假延髓性麻痹(假球性麻痹)；眼活动存在	有	正常或轻微异常
无动性缄默	存在	存在	非特异性减慢	有	非特异性减慢

表 9-3 意识水平障碍的分级及鉴别要点

分级	对疼痛反应	可否唤醒	无意识自发动作	腱反射	对光反应	生命体征
嗜睡	+	+	+	+	+	稳定
昏睡	+	+	+	+	+	稳定
昏迷						
浅昏迷	+	−	可有	+	+	无变化
中昏迷	重刺激可有	−	很少	−	迟钝	轻度变化
深昏迷	−	−	−	−	−	显著变化

三、与意识障碍相关的颅内病变恶化的潜在预警体征及临床意义

与意识障碍相关的颅内病变恶化的潜在预警体征及临床意义见表 9-4。

表 9-4 与意识障碍相关的颅内病变恶化的潜在预警体征及临床意义

体征	变　化	临床意义
呼吸	20 次/分	可能有颅内压增高及小脑幕切迹疝
脉搏	心率下降了 10 次/分或心率为 60 次/分	可能有颅内压增高及小脑幕切迹疝
血压	收缩压升高了 15mmHg 和(或)脉压差增大	可能有颅内压增高及小脑幕切迹疝
头痛	是否加重	常提示颅内压增高
瞳孔	扩大、不等大、形状不规则(椭圆形)、光反应迟钝、较复苏前有改变	形成小脑幕切迹疝，除非证明有其他原因
运动反应	格拉斯哥昏迷计分表(GCS)下降 1 分，出现新的局限性功能障碍	占位效应增强、新鲜颅内出血、原出血部位再出血
意识水平	突然下降	颅内压增高、癫痫、低血压
	暂时变化	癫痫、缺氧
	进行性下降	血肿再发、脑干受压、败血症、电解质紊乱、脑血管痉挛、脑积水

四、意识障碍与常见的脑疝综合征

常见的脑疝综合征的类型、相关解剖及临床特点见表 9-5。

表 9-5 常见的脑疝综合征的类型、相关解剖及临床特点

类型	相关解剖	临床特点
脑中心疝(图 9-3)	经小脑幕切迹压迫中脑	较颞叶钩回疝发展慢，早期就有意识改变；大脑后动脉闭塞；脑干直接受压
颞叶钩回疝	海马旁回及钩受压移位	硬膜外血肿的典型表现：早期意识无变化；很少发生去皮质状态；大脑后动脉闭塞；脑干直接受压

续表

类型	相关解剖	临床特点
扣带回疝	扣带回经大脑镰下向对侧移位	任一大脑半球占位病变(如硬膜下血肿);通常无症状,除非大脑前动脉纽结引起额叶脑梗死;预示将要发生小脑幕切迹疝
小脑幕切迹上疝	小脑蚓部向上移位至幕上	常发生于颅后窝占位性病变行脑室引流术时;小脑上动脉闭塞及小脑梗死;可导致中脑水管受压、脑积水
枕骨大孔疝	小脑扁桃体疝入枕骨大孔	常发生于幕下占位性病变行腰椎穿刺时;延髓直接受压;小脑后下动脉闭塞;迅速导致死亡

五、昏迷患者预后判断

昏迷患者预后的判断流程图见图 9-3。

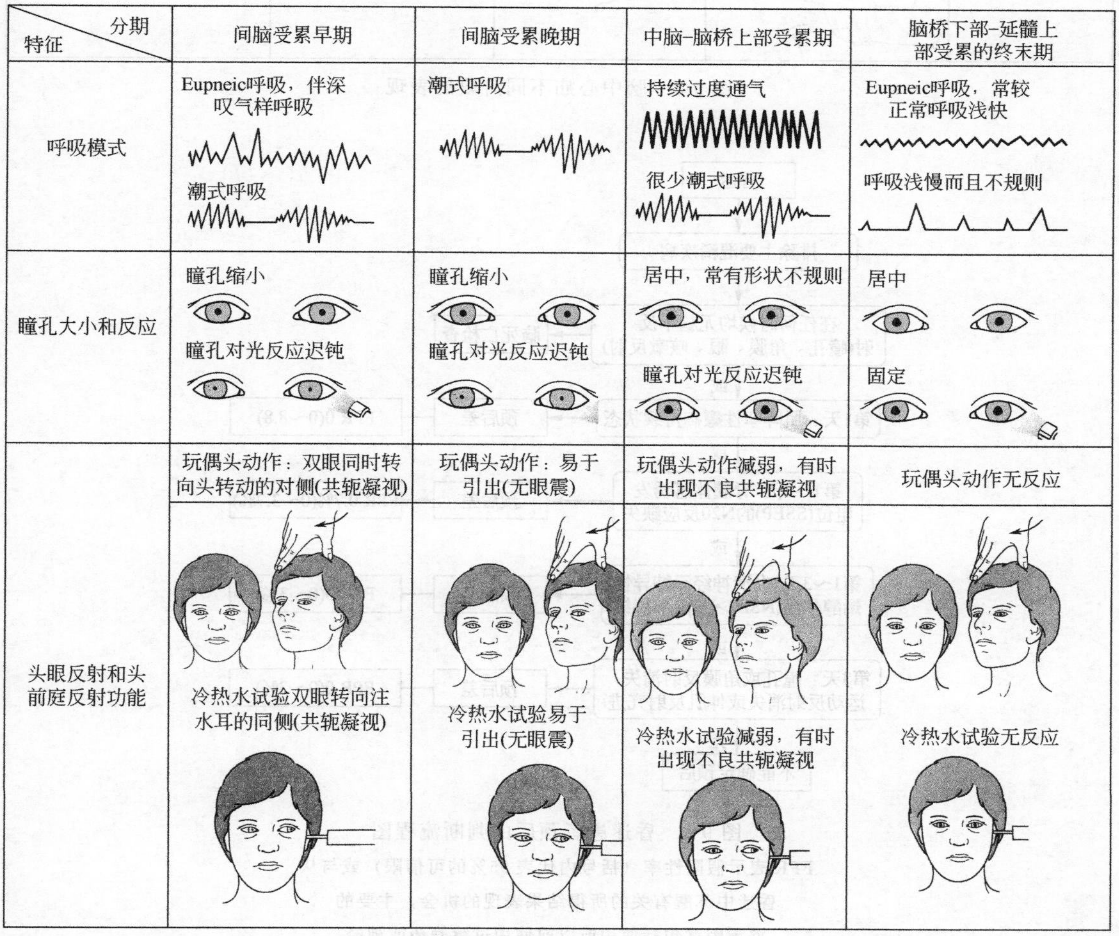

分期
特征
间脑受累早期
间脑受累晚期
中脑-脑桥上部受累期
脑桥下部-延髓上部受累的终末期
呼吸模式
Eupneic呼吸，伴深吸气样呼吸
潮式呼吸
潮式呼吸
持续过度通气
很少潮式呼吸
Eupneic呼吸，常较正常呼吸浅快
呼吸浅慢而且不规则
瞳孔大小和反应
瞳孔缩小
瞳孔对光反应迟钝
瞳孔缩小
瞳孔对光反应迟钝
居中，常有形状不规则
瞳孔对光反应迟钝
居中
固定
头眼反射和头前庭反射功能
玩偶头动作：双眼同时转向头转动的对侧(共轭凝视)
玩偶头动作：易于引出(无眼震)
玩偶头动作减弱，有时出现不良共轭凝视
玩偶头动作无反应
冷热水试验双眼转向注水耳的同侧(共轭凝视)
冷热水试验易于引出(无眼震)
冷热水试验减弱，有时出现不良共轭凝视
冷热水试验无反应

图 9-3

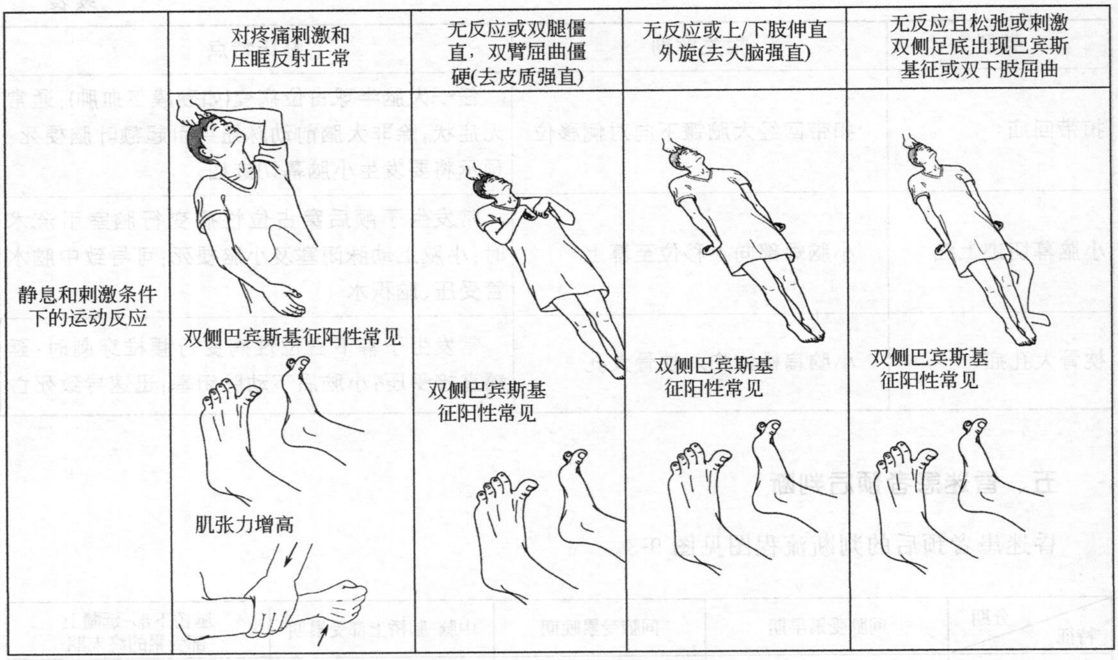
对疼痛刺激和压眶反射正常
无反应或双腿僵直，双臂屈曲僵硬(去皮质强直)
无反应或上/下肢伸直外旋(去大脑强直)
无反应且松弛或刺激双侧足底出现巴宾斯基征或双下肢屈曲
静息和刺激条件下的运动反应
双侧巴宾斯基征阳性常见
肌张力增高
双侧巴宾斯基征阳性常见
双侧巴宾斯基征阳性常见
双侧巴宾斯基征阳性常见

图 9-3 脑中心疝不同阶段的表现

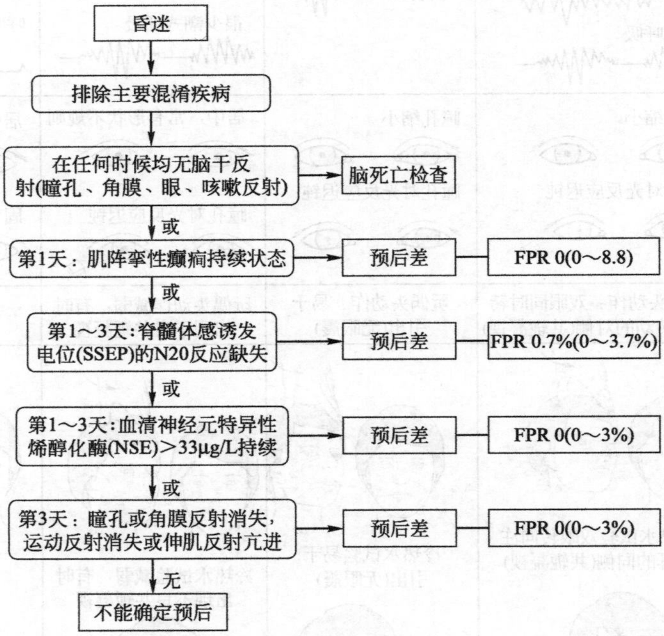

图 9-4 昏迷患者预后的判断流程图

FPR 表示假阳性率（括号内代表 95%的可信限）或与从昏迷中苏醒有关的所得结果表现的机会，主要的混淆因素包括使用或以前使用过镇静药或神经肌肉阻滞药、低温麻醉疗法、器官衰竭的表现或休克

【使用说明】

1. 本流程用作心肺复苏后存活的昏迷患者预测预后的判定程序。

2. 在患者发生缺血缺氧性昏迷 3 天内进行简单的床旁测试，可以估计其预后。

3. 体感诱发电位（SEP）可以确定缺血缺氧昏迷患者有无恢复的希望，发生昏迷后 5 天或以上时，刺激正中神经出现两侧皮质反应缺失，提示患者预后 100%为植物状态。这种信息能帮助患者家属决定是否继续进行生命支持治疗。

附 神经系统特征性的症状和体征解剖学定位简表

明确解剖学定位及其原则是对神经系统疾病作出正确诊断的重要步骤，以下表格总结了从大脑到周围神经损害的定位原则及相应的解剖学症状和体征要点。

一、上运动神经元（锥体）系统的定位原则

上运动神经元（锥体）系统的定位原则：肌张力增高，引起痉挛状态和腱反射亢进。其定位部位、症状及体征见附表 1。

二、下运动神经元系统的定位原则

下运动神经元系统的定位原则：肌张力降低，引起肌肉松弛和腱反射减弱。其定位部位、症状及体征见附表 2。

附表 1 上运动神经元（锥体）系统的定位部位、症状及体征

部位	症 状	体 征
皮质	肢体和面部有不同程度的力弱，有感觉症状、语言、视觉或注意力改变	力弱程度不同(如上肢力弱比面部和下肢力弱严重)，失语、偏盲或偏侧忽视，皮质性或初级感觉缺失，认知功能障碍
放射冠	肢体和面部有不同程度的力弱	不同程度的力弱，初级感觉缺失
内囊	仅有力弱	面部、上肢和下肢同时和同等程度受累
脑干	单侧或双侧力弱，复视、眩晕、构音障碍或力弱	严重偏瘫，眼球运动障碍或吞咽困难，姿势性运动
脊髓	步态异常、行走困难、尿失禁	面部正常，痉挛性四肢瘫(颈部)或下肢轻瘫(胸部)，有感觉平面

附表 2 下运动神经元（锥体）系统的定位部位、症状及体征

部位	症 状	体 征
前角	进行性弛缓性力弱	萎缩、力弱、肌束震颤，没有感觉缺失
神经根 神经丛	单个肢体力弱和感觉缺失，颈、后背或肢体疼痛	根性/丛性分布力弱，肌电图显示受累肌肉有失神经性表现
神经	局灶性力弱(单神经炎)，远端力弱(多神经病)	局灶性或远端力弱，受累分布区出现肌萎缩、肌束震颤、反射减弱，经传导功能检查有传导减慢或低振幅，肌电图有失神经性表现

续表

部位	症　状	体　征
神经肌肉接头	弛缓性力弱，复视	依酚氯铵(腾喜龙)试验阳性，肌电图重复刺激试验递减(重症肌无力)或短暂递增后递减(肌无力综合征)
肌肉	近端部位力弱，上楼梯和梳头困难，肌痛	近端部位力弱，肌电图表现为多相性低振幅运动单位电位

三、脑干的定位原则

脑干的定位原则：特异性脑神经受损定位指南。脑干的定位部位及临床表现见附表 3。

附表 3　脑干的定位部位及临床表现

部位	临床表现
中脑	眼球垂直凝视障碍；Ⅲ对脑神经麻痹[伴对侧外展性眼球震颤提示同侧核间性眼肌麻痹(INO)]；Ⅳ对脑神经麻痹；对侧运动性体征[偏瘫提示韦伯(Weber)综合征；共济失调提示克洛德(Clande)综合征；震颤或舞蹈症提示贝内迪克特(Benedikt)综合征]；意识、知觉或行为改变(大脑脚性幻觉)
脑桥	构音障碍或吞咽困难；对侧轻偏瘫或偏身感觉缺失；同侧面部感觉缺失(Ⅴ对脑神经)；同侧凝视麻痹[脑桥旁正中网状结构(PPRF)]或一个半综合征[PPRF 和 MLF]；闭锁综合征[两侧脑桥基底部；伴有眼球浮动]；水平性眼球震颤(一般为脑桥臂)；共济失调
脑桥和延髓的连接部位	眩晕(Ⅷ对脑神经)；构音障碍；水平或垂直性眼球震颤；对侧偏身性感觉缺失和轻偏瘫
延髓外侧瓦伦贝格(Wallenberg)综合征	同侧霍纳(Horner)综合征；同侧肢体共济失调；同侧面部和对侧躯体麻木；共济失调步态；眩晕、头晕、恶心(Ⅷ对脑神经)；吞咽困难(Ⅺ、Ⅹ和Ⅻ对脑神经麻痹)
延髓内侧	对侧偏瘫；对侧脊髓后索性感觉缺失；同侧舌肌力弱(Ⅻ对脑神经麻痹)

四、脊髓的定位原则

脊髓的定位原则：通过与累及的传导束结合进行辅助定位。脊髓的定位部位、临床表现及常见病因见附表 4。

附表 4　脊髓的定位部位、临床表现及常见病因

部位	临床表现	常见病因
枕骨大孔部位	痉挛性四肢瘫；颈部疼痛和强直；$C_{2\sim4}$和颜面上部麻木感；同侧霍纳综合征；同侧舌肌和斜方肌力弱	肿瘤(脑膜瘤、脊索瘤)、寰枢椎半脱位

续表

部位	临床表现	常见病因
脊髓半侧损害综合征(Brown-Sequard 综合征)	同侧轻偏瘫;对侧脊髓丘脑束性感觉缺失;同侧脊髓后索性感觉缺失;括约肌功能障碍	穿通伤、脊髓外部压迫症
脊髓前索	上运动神经元和下运动神经元性麻痹;脊髓丘脑束性感觉缺失;括约肌功能障碍;脊髓后索功能保存	脊髓前动脉梗死(一般累及 $T_{4\sim8}$)
脊髓中央部	下肢轻瘫;下运动神经元性麻痹;前臂弛缓性萎缩;"披肩"样分布的感觉缺失(如在颈部)	脊髓空洞症、颈部屈-伸性损伤、脊髓内肿瘤
脊髓后索	本体感觉和振动觉缺失;节段性麻刺感和麻木;"束带"样缩紧感	维生素 B_{12}缺乏症、脱髓鞘性改变(多发性硬化)、外源性压迫
脊髓圆锥	下骶部鞍区感觉缺失($S_{2\sim5}$);括约肌功能障碍;无性能力;后背痛或直肠痛 L_5 和 S_1 运动功能障碍(踝和足部力弱)	髓内肿瘤、脊髓外部压迫症
马尾	括约肌功能障碍;下肢轻瘫伴多神经根分布区力弱;两侧多发性节段性感觉缺失	髓外肿瘤、癌性脑膜炎、蛛网膜炎、椎管狭窄

第二篇

临床常用神经系统疾病分级评定量表

第十章 神经重症监护病房（N-ICU）常用评价量表

在神经重症监护病房的临床工作中常常需要判断患者的昏迷程度、预后。神经重症病房难免需要应用镇静、镇痛手段使患者度过应激状态及疾病的高危风险期，这要求床旁的医护人员密切并谨慎地判断患者当前是处于昏迷、镇静还是即将苏醒的状态，以利于对疾病的治疗作出及时调整。本章介绍神经重症监护病房（N-ICU）常用的评价量表。

第一节 意识状态相关评判量表

一、格拉斯哥（Glasgow）昏迷评分（GCS）

格拉斯哥昏迷评分量表由格拉斯哥大学的 Graham Teasdale 和 Bryan. J. Jennett 于 1974 年制订，用来评价患者的意识水平（昏迷程度），评估内容主要包括睁眼、最佳语言、最佳运动这三个方面（表 10-1）。由于年龄过小的幼儿无法说话，因此在格拉斯哥昏迷量表的基础上修订了适用于 4 岁以下儿童的昏迷量表（表 10-2），其在睁眼与最佳运动方面与成人相同，仅在最佳语言方面进行了改动。

表 10-1 Glasgow 昏迷评分（GCS）（年龄≥4 岁）

睁眼(E)	最佳言语(V)	最佳运动(M)	分值/分
—	—	遵嘱运动	6
—	有定向力，准确交谈	刺痛定位	5
自动睁眼	定向力障碍，但能交谈	刺痛逃避	4
呼唤睁眼	用词错误	屈曲(去皮质强直)	3
刺痛睁眼	能发声，但无法理解	过伸(去大脑强直)	2
不能睁眼	不能言语	不能运动	1

【使用说明】

1. 观察刺痛睁眼时，应刺激四肢（对躯干的疼痛刺激引起痛苦表情时可以出现闭眼）。

2. 运动无反应，指非偏瘫侧运动反应，并且应排除脊髓横断性损伤。

3. 因插管无法测试言语的患者，在评分后加“T”作为标记。

4. GCS可用于评价意识水平，即评估昏迷的程度，但不能评价神经功能损害。评定时间约2min。优点：简单、可靠。

5. 计分方法：总分＝E(n_1)＋V(n_2)＋M(n_3)。如：E(3)＋V(3)＋M(5)＝GCS(11)。总分值范围：3（最差）～15（正常），90%GCS评分≤8分的患者符合昏迷的诊断。GCS≤8分常被认为是诊断昏迷的可行指标。12～14分为轻度异常，9～11分为中度异常，3～8分为重度异常。初始评分与脑损伤的严重程度和预后有关，GCS≥9分的患者恢复机会大。3～5分潜在存在死亡危险，尤其伴有无瞳孔固定或无眼前庭反射者。

表10-2　Glasgow昏迷评分（年龄＜4岁）

<table>
<tr><th>睁眼(E)</th><th colspan="2">最佳言语(V)</th><th>最佳运动(M)</th><th>分值/分</th></tr>
<tr><td>—</td><td colspan="2">—</td><td>遵嘱运动</td><td>6</td></tr>
<tr><td>—</td><td colspan="2">发笑,对声音有定位,追踪物体,有互动</td><td>刺痛定位</td><td>5</td></tr>
<tr><td rowspan="2">自动睁眼</td><td>哭闹</td><td>应答</td><td rowspan="2">刺痛逃避</td><td rowspan="2">4</td></tr>
<tr><td>安抚停止</td><td>应答错误</td></tr>
<tr><td>呼唤睁眼</td><td>安抚减轻</td><td>呻吟</td><td>屈曲(去皮质强直)</td><td>3</td></tr>
<tr><td>刺痛睁眼</td><td>安抚无效</td><td>烦躁不安</td><td>过伸(去大脑强直)</td><td>2</td></tr>
<tr><td>不能睁眼</td><td>不能言语</td><td>不能言语</td><td>不能运动</td><td>1</td></tr>
</table>

【使用说明】

1. 专门用于儿童，除言语外其他项目同成年人GCS。计分方法同表10-1。总分值范围：3（最差）～15（正常）。

2. 选评判时的最好反应计分。注意左侧/右侧运动评分可能不同，用较高的分数进行评分。改良的GCS评分应记录最好反应/最差反应和左侧/右侧运动评分

3. GCS≥7分的患者恢复机会大。3～5分潜在高死亡危险，尤其伴有瞳孔对光反应消失或无眼前庭反射者或颅高压者。

二、格拉斯哥-匹兹堡昏迷评分(GCS-P)

挪威的Peter Safar对格拉斯哥昏迷量表进行了修订，提出了格拉斯哥-匹兹堡昏迷量表(Glasgow-Pittsburgh coma scale，GCS-P)，该量表增加了匹兹堡脑干功能评分（Pittsburgh brain stem score）（表10-3）。

表10-3　格拉斯哥-匹兹堡昏迷评分（GCS-P）

睁眼(E)	最佳言语(V)	最佳运动(M)	瞳孔对光反应(P)	脑干反射(B)	抽搐(T)	自主呼吸(R)	分值/分
—	—	遵嘱运动	—	—	—	—	6
—	准确交谈	刺痛定位	正常	全部存在	无	正常	5

续表

睁眼(E)	最佳言语(V)	最佳运动(M)	瞳孔对光反应(P)	脑干反射(B)	抽搐(T)	自主呼吸(R)	分值/分
自动睁眼	定向力障碍，但能交谈	刺痛逃避	迟钝	睫毛反射消失	局限性	周期性	4
呼唤睁眼	用词错误	屈曲（去皮质强直）	两侧反应不同	角膜反射消失	阵发性大发作	中枢过度换气	3
刺痛睁眼	能发声，但无法理解	过伸（去大脑强直）	大小不等	头眼反射及眼前庭反射消失	连续大发作	不规则/低换气	2
不能睁眼	不能言语	不能运动	无反应	上述反射均消失	松弛状态	无呼吸	1

【使用说明】

1. 在 GCS 的基础上，增添 4 项评价内容：瞳孔对光反应、脑干反射、抽搐、自发性呼吸。

2. 计分方法：总分＝E(n_1)＋V(n_2)＋M(n_3)＋P(n_4)＋B(n_5)＋T(n_6)＋R(n_7)。总分值范围：7（最差）～35（正常），最大得分 35 分，预后最好；最小得分，预后最差；用于准确评定患者的昏迷程度。

三、匹兹堡脑干功能评分（PBSS）

匹兹堡脑干功能（Pittsburgh brain stem score，PBSS）评分用于评估昏迷患者的脑干反射见表 10-4。

表 10-4　匹兹堡脑干功能评分

脑干反射	描述		分值/分
睫毛反射	双侧存在		2
	双侧消失		1
角膜反射	双侧存在		2
	双侧消失		1
头眼反射和(或)眼前庭反射	双侧存在		2
	双侧消失		1
瞳孔对光反应	右	存在	2
		消失	1
	左	存在	2
		消失	1
咽反射和(或)咳嗽反射	存在		2
	消失		1

【使用说明】

1. 用于评估昏迷患者的脑干反射，计分方法：总分＝各个反射得分之和。总分值范围：6（最差）～12（正常）。

2. 可以和 GCS 联合应用成为 Glasgow-Pittsburgh 昏迷评分。

四、昏迷患者死亡/严重功能障碍危险分层

昏迷患者死亡/严重功能障碍危险分层包括昏迷患者死亡的独立危险因素、危险因素数目及 2 个月时的病死率（%）。评估在昏迷后第 3 天进行，预测的是 2 个月以后的死亡或严重功能障碍的风险（表 10-5）。

表 10-5 昏迷患者死亡/严重功能障碍分层

独立危险因素	分值/分	危险因素数目/个	2 个月时的病死率/%
异常的脑干反射	1	0	26
缺乏言语反应	1	1	47
疼痛刺激无回缩	1	2	60
血肌酐 ≥133μmol/L (1. 5mg/dl)	1	3	90
年龄≥ 70 岁	1	4	96
总分	5	5	100

【使用说明】

1. 异常脑干反射指≥1 个以上的以下情况：①瞳孔无反应；②无角膜反射；③眼球浮动或存在分离性眼球浮动。

2. 适用于因心脏停搏、脑梗死或脑出血、低血糖等导致的昏迷患者的预后判断。其他原因并未纳入，包括：外伤、药物中毒、甲状腺功能亢进症（甲亢）或黏液性水肿、糖尿病酮症昏迷、肝性脑病、尿毒症、电解质紊乱等引起的昏迷。

3. 预后分值＝出现的危险因素的分数之和。危险因素越多，预后越差。

第二节 镇静和谵妄状态评分

镇痛与镇静是指应用药物手段以消除患者疼痛，减轻患者焦虑和躁动甚至谵妄，催眠并诱导顺行性遗忘的治疗，它可以减少不良刺激及交感神经系统的过度兴奋，帮助患者配合治疗，降低患者的代谢率，减轻各器官的代谢负担。由于镇静治疗强调“适度”的概念，“过度”和“不足”都有可能给患者带来不利的影响，因此，评估镇静疗效十分重要。目前临床上使用最为广泛的是 Rasmay 于 1974 年提出的 Rasmay 镇静评分。其他常用的还有镇静-躁动评分（Sedation-agitation scale，SAS）以及肌肉活动评分法（Motor Activity Assessment Scale，MAAS）。

一、Ramsay 镇静评分

Ramsay 镇静评分的描述及分级见表 10-6。

表 10-6 Ramsay 镇静评分的描述及分级

描　　述	分级/级
清醒：患者焦虑、不安或烦躁	1

续表

描　述	分级/级
清醒：患者合作、定向力良好或安静	2
清醒：患者仅对命令有反应	3
睡眠：患者对轻叩眉间或强声刺激反应敏捷	4
睡眠：患者对轻叩眉间或者强声刺激反应迟钝	5
睡眠：患者对轻叩眉间或者强声刺激无任何反应	6

【使用说明】

1. Ramsay 镇静评分是临床上使用最为广泛的镇静评分标准，分为六级，分别反映三个层次的清醒状态和三个层次的睡眠状态。Ramsay 镇静评分被认为是可靠的镇静评分标准，但缺乏特征性的指标来区分不同的镇静水平。

2. ICU 患者镇痛、镇静指征：①疼痛；②焦虑；③躁动；④谵妄；⑤睡眠障碍。

3. Ramsay 镇静评分及每日唤醒计划适用于神志清醒的患者。

4. ICU 患者理想的镇静水平是既能保证患者安静入睡又易被唤醒。如需充分镇静，仅需使患者处于 Ramsay 镇静评分 2 级、3 级；如需诊断和治疗性操作，仅需使患者处于 Ramsay 镇静评分 5 级、6 级。

5. 应在镇静治疗开始时就要明确所需的镇静水平，定时、系统地评估和记录，并随时调整镇静用药以达到并维持所需镇静水平。使用咪达唑仑 3～6h 评估 1 次，丙泊酚 0.5～3h 评估一次，评估后调整镇静剂量。

6. 镇静过程中实施每日唤醒计划，每日早上 7：00～7：30 停药，记录开始清醒时间，评估后以原剂量半量泵入，逐渐调整剂量至满意镇静状态。躁动或不配合者，静注 3～5mg 咪达唑仑。

二、镇静-躁动评分（SAS）

除了 Rasmay 镇静评分外，比较常用的还有镇静-躁动评分（sedation-agitation scale，SAS）（表 10-7）。

表 10-7 Riker 镇静-躁动评分（SAS）的描述、分类及分值

描　述	分类	分值/分
对恶性刺激无反应或仅有轻微反应，不能交流及服从指令	不能唤醒	1
对躯体刺激有反应，不能交流及服从指令，有自主运动	非常镇静	2
嗜睡，语言刺激或轻摇可唤醒并能服从简单指令，但又迅即入睡	镇静	3
安静，容易唤醒，服从指令	安静合作	4
焦虑或身体躁动，经言语提示劝阻可安静	躁动	5
需要保护性束缚并反复语言提示劝阻，咬气管插管	非常躁动	6
拉拽气管内插管，试图拔除各种导管，翻越床挡，攻击医护人员，在床上辗转挣扎	危险躁动	7

注：恶性刺激指吸痰或用力按压眼眶、胸骨或甲床 5s。

三、肌肉活动评分法

肌肉活动评分法（motor activity assessment scale，MAAS）也是较为常见的一种方法，其描述、分类及分值见表 10-8。

表 10-8 肌肉活动评分法的描述、分类及分值

描　述	分类	分值/分
恶性刺激时无运动	无反应	1
可睁眼，抬眉，向刺激方向转头，恶性刺激时有肢体运动	仅对恶性刺激有反应	2
可睁眼，抬眉，向刺激方向转头，触摸或大声叫名字时有肢体运动	触摸、叫姓名有反应	3
无外界刺激就有活动，有目的地整理床单或衣服，能服从指令	安静、配合	4
无外界刺激就有活动，摆弄床单或插管，不能盖好被子，能服从指令	烦躁但能配合	5
无外界刺激就有活动，试图坐起或将肢体伸出床沿。不能始终服从指令（如能按指令坐下，但很快又坐起或将肢体伸出床沿）	躁动	6
无外界刺激就有活动，不配合，拉扯气管插管及各种导管，在床上翻来覆去，攻击医务人员，试图翻越床挡，不能按要求安静下来	危险躁动	7

【使用说明】

自 SAS 演化而来，通过七项指标来描述患者对刺激的行为反应，对危重病患者有很好的可靠性和安全性。

四、ICU 程序化镇静用药流程

程序化镇静即以镇痛为基础，制订镇静计划和目标，并根据镇静评分调节镇静药用量的规范流程。下面提到的是通过上文的 Ramsay 镇静评分来指导危重患者镇静治疗的规范用药流程（图 10-1）。

【使用说明】

1. 本流程仅供临床应用时参考。
2. 本流程应在有机械通气及心电血压和血氧饱和度监测的情况下使用。
3. 具体的目标镇静评分、评估频度、给药方式和剂量等，应根据患者实际或特定情况作适当调整。常用镇静药物的负荷剂量与维持剂量参考见表 10-9。

表 10-9 常用镇静药物的负荷剂量与维持剂量参考

药物名称	负荷剂量/(mg/kg)	维持剂量/[mg/(kg·h)]
咪达唑仑	0.03～0.30	0.04～0.20
劳拉西泮	0.02～0.06	0.01～0.10
地西泮	0.02～0.10	—
丙泊酚	1.00～3.00	0.50～4.00

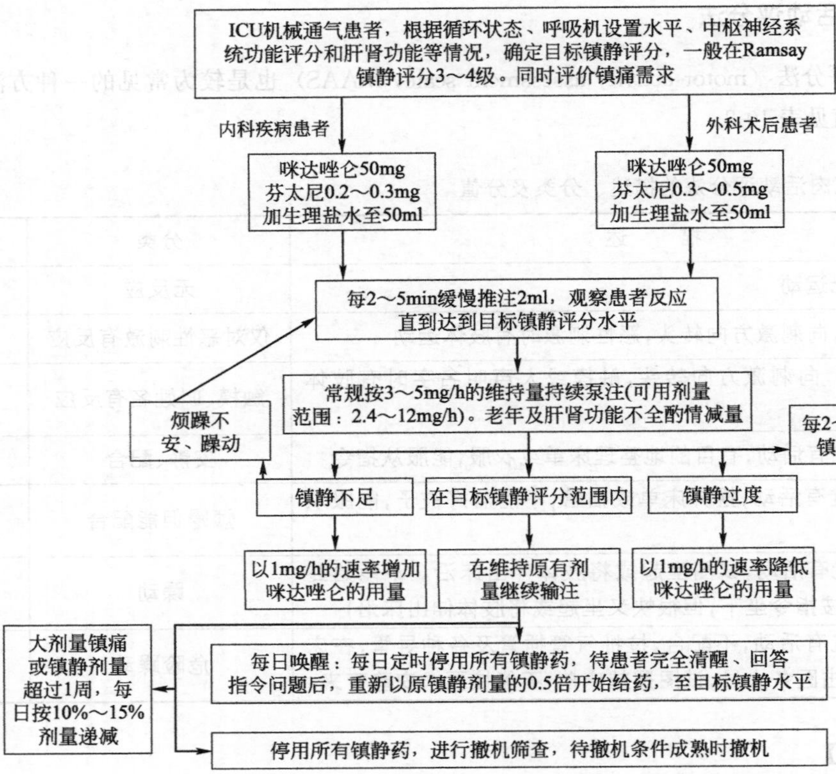

图 10-1　ICU 程序化镇静用药流程

五、谵妄评估

谵妄是由多种原因引起的一过性的意识混乱状态。在 ICU 中谵妄的患病率和波动率较大，为 20%～80%。由于谵妄与延长住院时间、增加机械通气时间和病死率密切相关，因此对危重患者进行谵妄状态的评估十分重要。下面介绍的是目前使用较多的 ICU 谵妄诊断的意识状态评估法（The confusion assessment method for the diagnosis of delirium in the ICU，CAM-ICU）（表 10-10）。

表 10-10　ICU 谵妄诊断的意识状态评估（CAM-ICU）

临床特征	评价指标
1. 精神状态突然改变，或起伏不定	①患者是否出现精神状态的突然改变？ ②过去 24h 有无反常行为。如:时有时无或者时而加重时而减轻？ ③过去 24h 镇静评分(SAS 或 MAAS)或昏迷评分(GCS)有无波动？
2. 注意力散漫	①患者有无注意力集中困难？ ②患者有无保持或转移注意力的能力下降？ ③患者注意力筛查(ASE)得分多少？（例如:ASE 的视觉测试是对 10 个画面的回忆准确度;ASE 的听觉测试患者对一连串随机字母读音中出现“A”时点头或捏手示意)

续表

临床特征	评价指标
3. 思维无序	①若患者已经脱机拔管，需要判断其是否存在思维无序或不连贯。常表现为对话散漫离题、思维逻辑不清或主题变化无常。 ②若患者在带呼吸机状态下，检查其能否正确回答以下问题： • 石头会浮在水面上吗？ • 海里有鱼吗？ • 一磅比两磅重吗？ • 你能用锤子砸烂一颗钉子吗？ 在整个评估过程中，患者能否跟得上回答问题和执行指令？ • 你有无一些不太清楚的想法？ • 举这几个手指头(检查者在患者面前举两个手指头)。 • 现在换只手做同样的动作(检查者不用再重复动作)。
4. 意识程度变化(指清醒以外的任何意识状态，如警醒、嗜睡、木僵或昏迷)	①清醒：正常、自主地感知周围环境，反应适度。 ②警醒：过于兴奋。 ③嗜睡：瞌睡但易于唤醒，对某些事物没有意识，不能自主、适当地交谈，给予轻微刺激就能完全觉醒并应答适当。 ④昏睡：难以唤醒，对外界部分或完全无感知，对交谈无自主、适当地应答。当予强烈刺激时，有不完全清醒和不适当的应答，强刺激一旦停止，又重新进入无反应状态。 ⑤昏迷：不可唤醒，对外界完全无意识，给予强烈刺激也无法进行交流

【使用说明】

1. 应常规评估 ICU 患者是否存在谵妄；CAM-ICU 是对 ICU 患者进行谵妄评估的可靠方法。

2. 谵妄的诊断主要依据临床检查及病史。CAM-ICU 主要包含以下几个方面：患者出现突然的意识状态改变或波动；注意力不集中；思维紊乱和意识清晰度下降。若患者有特征 1 和 2，或者特征 3，或者特征 4，就可诊断为谵妄。

第三节　危重症病情及功能预后评估

一、急性生理学与慢性健康状况评分（APACHE Ⅱ）

危重病的病情评分系统是重症医学的重要内容。这些评分系统通过对疾病的主要症状、体征和生理参数进行加权或赋值，建立一种客观、简便而实用的评分方法，从而量化评价危重疾病的严重程度，对患者的预后做出准确判断。目前临床上已有 30 多种评估危重疾病病情严重程度和预后的方法，其中华盛顿大学医学中心 Knaus 研究小组提出的急性生理学与慢性健康状况（APACHE）评分系统是应用最广泛、最重要的一种。该研究小组于 1981 年提出 APACHE 系统的原型（APACHE Ⅰ），并在此基础上进行修改，陆续推出了 APACHE Ⅱ、APACHE Ⅲ、APACHE Ⅳ。经过长期的临床实践，APACHE Ⅱ（表 10-11）因设计合理、预测准确、可靠度高，成为目前国际上应用最普遍的重症疾病评分系统。

二、简化急性生理学评分（SAPS Ⅱ）

由于 APACHE 系统需手工计算且数据繁杂，法国的 Le Gall 提出了简化版，即简化急性生理评分（SPAS）。1993 年他又提出了更为完善、目前运用普遍的 SPAS Ⅱ（表 10-12）。

表 10-11 急性生理学与慢性健康状况评分（APACHE Ⅱ）

生理学变量	高异常范围					低异常范围			
	+4	+3	+2	+1	0	+1	+2	+3	+4
体温(直肠温度)/℃	≥41	39～40.9	—	38.5～28.9	36～38.4	34～35.9	32～33.9	30～31.9	≤29.9
平均动脉压/mmHg	≥160	130～159	110～129	—	70～109	—	50～69	—	≤49
心率/(次/min)	≥180	140～179	110～139	—	70～109	—	55～69	40～54	≤39
呼吸频率(自主或非自主呼吸)/(次/min)	≥50	35～49	—	25～34	12～24	10～11	6～9	—	≤5
饱和氧 A-aDO_2 或 PaO_2/mmHg a. FiO_2≥0.5，记录 A-aDO_2	≥500	350～499	200～349	—	＜200	—	—	—	—
b. FiO_2＜0.5，记录 PaO_2	—	—	—	—	＞70	61～70	—	55～60	＜55
动脉血 pH 值	≥7.7	7.6～7.69	—	7.5～7.59	7.33～7.49	—	7.25～7.32	7.15～7.24	＜7.15
血清钠/(mmol/L)	≥180	160～179	155～159	150～154	130～142	—	120～129	111～119	≤110
血清钾/(mmol/L)	≥7	6～6.9	—	5.5～5.9	3.5～5.4	3～3.4	2.5～2.9	—	＜2.5
血肌酐/(mg/100ml)(急性肾衰分数加 1 倍)	≥3.5	2～3.4	1.5～1.9	—	0.6～1.4	—	＜0.6	—	—
血细胞比容/%	≥60	—	50～59.9	46～49.9	30～45.9	—	20～29.9	—	＜20
白细胞计数/(个/mm^3)(×1000)	≥40	—	20～39.9	15～19.9	3～14.9	—	1～2.9	—	＜1
Glasgow 昏迷量表 (GCS)分数＝15－实际 GCS									
A APS 分数 12 个生理学变量分数之和									
血 HCO_3^-(静脉)/(mmol/L)(更可取，仅在无血气分析时采用)	≥52	41～51.9	—	32～40.9	22～31.9	—	18～21.9	15～17.9	＜15

B 年龄分数

年龄/岁	＜44	45～54	55～64	65～74	≥75
分数	0	2	3	5	6

C 慢性病分数：如果患者有严重器官疾病史或免疫力降低，按以下评分：a：未手术或急诊手术后——5 分；b：选择性手术患者——2 分。

APACHE Ⅱ评分＝ A ＋ B ＋ C

【使用说明】

1. 主要用于预测危重病患者的结局，预测功能是假设疾病的严重程度可以通过多个生理学指标的异常来评定。
2. 危重患者的主要疾病分类为神经内外科疾病、多器官损伤。
3. 如果采用死亡危险度为 0.5，则该评分系统对死亡预测的敏感度为 84.45%，特异度为 48.39%，阳性预测值为 92.63%，阴性预测值为 28.85%，准确度为 80.3%。

表 10-12 简化急性生理学评分（SAPS Ⅱ）

变量	分值																		
	0	1	2	3	4	5	6	7	8	9	10	11	12	13	15	16	17	18	26
年龄/岁	<40							40～59					60～69		70～74	75～79		≥80	
心率(HR)/(次/min)	70～119		40～69		120～159			≥160				<40							
收缩期血压(SBP)/kPa	13.3～26.5		≥26.7			9.3～13.2								<9.3					
体温(T)/℃	<39			≥39															
PaO_2/FiO_2/kPa							≥26.6			13.3～26.5		<13.3							
尿量/(L/d)	≥1.000				0.500～0.999							<0.5							
血尿素/(mmol/L)	<10.0						10.0～29.9				≥30.0								
(或)血尿素氮(BUN)/(mmol/L)	<10.5						10.5～31.0				≥32.0								
白细胞(WBC)/($\times 10^9$/L)	1.0～19.9			≥20.0									<1.0						
血钾浓度/(mmol/L)	3.0～4.9			<3，≥5															
血钠浓度/(mmol/L)	125～144	≥145				<125													
血 HCO_3^- 浓度/(mmol/L)	≥20			15～9			<15												
血胆红素浓度/(μmol/L)	<68.4				68.4～102.5					≥102.6									
GCS 评分	14～15					11～13		9～10						6～8					<6
慢性疾病										转移癌	血液恶性肿瘤						AIDS		
住 ICU 类型	择期手术						内科患者		急诊手术										

【使用说明】

1. SAPS Ⅱ各变量及定义见表 10-13。

表 10-13 SAPS Ⅱ各变量及定义

变　量	定　义
年龄	为患者最近一次生日时的年龄(岁)
心率(HR)	为 24h 内最差值(低值或高值),如果由心搏骤停(11 分)变至心动过速(7 分),指定为 11 分
收缩期血压(SBP)	与 HR 相同,如果由 8.0kPa 变至 27.3kPa,则为 13 分
T	为最高体温(℃)
PaO_2/FiO_2	如行机械通气或持续肺动脉压监测,则使用最低的比值
尿量	如患者住 ICU<24h,按下式计算:1L/8h= 3L/24L
血尿素或 BUN	为最高值
WBC	为最差值(低值或高值)
血钾浓度	为最差值(低值或高值)
血钠浓度	为最差值(低值或高值)
血 HCO_3^- 浓度	为最低值
血胆红素浓度	为最高值
GCS 评分	为最低值,如患者使用了镇静药,则记录镇静前估计的 GCS
住院类型	拟在 24h 内进行手术者为急诊手术,至少在 24h 以后进行手术者为择期手术,住 ICU 1 周内不进行手术者为内科患者
AIDS	指 HIV 阳性伴有下列临床并发症者:卡氏肺囊虫肺炎、卡波西肉瘤、淋巴瘤、结核或血液中毒性感染
血液恶性肿瘤	指淋巴瘤、急性白血病或多发性骨髓瘤
转移癌	指手术、CT 或任何其他方法证实的转移癌

2. SAPS Ⅱ评分由 17 项变量构成，每项变量分值不等，最低 0 分，最高 26 分，总分 0～163 分，针对患者入住 ICU 后第一个 24h 内的情况进行评分。

三、Glasgow 预后评分（GOS）

为了统一颅脑损伤治疗结果的评定标准，1975 年 Jennett 和 Bonel 又提出颅脑损伤后半年至 1 年患者恢复情况的分级，即 Glasgow 预后评分（GOS）（表 10-14），该评分提供了五种不同的预后。

表 10-14 Glasgow 预后评分（GOS）

分级	描 述
1 级(死亡)	—

续表

分级	描述
2级(植物状态)	无意识，有心跳和呼吸，偶有睁眼、吸吮、打哈欠等局部运动反应
3级(严重残疾)	有意识，但认知、言语和躯体运动有严重残疾，24h均需他人照料
4级(中度残疾)	有认知、行为、性格障碍；有轻度偏瘫、共济失调、言语困难等残疾，在日常生活、家庭与社会活动中尚能勉强独立
5级(恢复良好)	能重新进入正常社交生活，并能恢复工作，但可有各种轻后遗症

【使用说明】

1. 主要用于评定严重脑外伤患者的结局而设计，也可以用于脑血管疾病的评定。评分者间信度好，被许多脑损伤结局研究中心使用。

2. 能明确严重及中等残疾患者的功能障碍主要是由于精神因素还是身体因素引起。

3. 可以记录主要功能恢复情况及其进行康复疗效研究。

第四节　神经重症患者营养状况评估

营养状况评估能使医师或营养师快速了解患者的营养状况，早期进行针对性的干预，避免发生营养不良。神经重症患者，特别是急性型，机体处于应激状态，基础代谢显著增加，机体常处于负氮平衡、低蛋白血症，体重下降，从而导致免疫力下降。这些患者营养缺乏的风险较普通患者高，对其进行营养评估必不可少。

下面介绍两种临床上使用较广的评估方法：自身组成营养评价（Body Composition Assessment of Nutrition，BCA）和全面营养评价（Subjective Global Assessment of Nutrition，SGA）。

一、BCA综合营养评定表

BCA综合营养评定表是Blcakburn于1977年提出，是一种简便易行的评估方法（表10-15）。

表10-15　BCA综合营养评定表

项目＼营养状况	轻度营养不良	中度营养不良	重度营养不良
体重	下降10%～20%	下降20%～40%	下降＞40%
上臂肌围	＞80%	60%～80%	＜60%
肱三头肌皮褶厚度	＞80%	60%～80%	＜60%
血清白蛋白/(g/L)	30～35	21～30	＜21
血清转铁蛋白/(g/L)	1.50～1.75	1.00～1.50	＜1.00
肌酐-身高指数	＞80%	60%～80%	＜60%
淋巴细胞总数	(1.2～1.7)×10^9/L	(0.8～1.2)×10^9/L	＜0.8×10^9/L
迟发性过敏反应	硬结＜5mm	无反应	无反应
氮平衡/(g/24h)	－5～－10	－10～－15	＜－15

【使用说明】

1. 体重变化（%）$=\frac{\text{患者平时体重}-\text{患者现体重}}{\text{患者平时体重}}\times 100\%$

2. 上臂肌围的测量：假设上臂为圆筒，测上臂中点处的围长（arm circumference，AC）和三头肌部皮褶厚度（triceps skin-fold thickness，TSF），则上臂肌围 AMC（mm）＝AC（mm）－3.14×TSF（mm）。国际标准 25.3cm（男）、23.2cm（女）。

3. 肱三头肌皮褶厚度：受试者自然站立，被测部位充分裸露；找到肩峰、尺骨鹰嘴（肘部骨性突起）部位，用油笔标记出右臂后面从肩峰到尺骨鹰嘴连线中点处；用左手拇指和示指、中指将被测部位皮肤和皮下组织夹提起来；在该皮褶提起点的下方用皮褶计测量其厚度，右拇指松开皮褶计卡钳钳柄，使钳尖部充分夹住皮褶；在皮褶计指针快速刚落后立即读数；连续测 3 次，记录以毫米（mm）为单位，精确到 0.1mm。

4. 血浆蛋白是反映蛋白质-能量营养不良（protin energy malnutrition，PEM）的敏感指标。半衰期较长的血浆蛋白（如白蛋白和运铁蛋白）可反映人体内蛋白质的亏损，而半衰期短、代谢量少的前白蛋白和视黄醇结合蛋白则更敏锐地反映膳食中蛋白质的摄取情况。由于疾病应激、肝脏合成减少、氨基酸供应不足，以及体内蛋白亏损等都可影响血浆蛋白的浓度。因而在评价时，必须考虑患者的肝脏功能是否正常，通过其胃肠道或肾脏有无大量丢失情况，对测定数值要作具体分析。如持续降低在 1 周以上，即表示有急性蛋白质营养缺乏。

5. 在肾功能正常时，肌酐-身高指数是测定肌蛋白消耗量的一项生化指标，比氮平衡、血浆白蛋白等指标更灵敏。正常情况下健康成人 24h 肌酐排出量约为 23 mg/kg 体重（男）和 18 mg/kg 体重（女）。方法：准确地收集患者 24h 尿液，分析肌酐排出量，与相同身高的健康人尿肌酐排出量对比，以肌酐-身高指数衡量骨骼肌亏损程度。肾衰时肌酐排出量降低。

6. 总淋巴细胞计数只是营养状况的间接指标，而非绝对指标，在感染和白血病时可以增多；癌症、代谢性应激、类固醇治疗和外科手术后可减少。

7. 营养亏损时，免疫试验常呈无反应性。细胞免疫功能正常的患者，当在其前臂内侧皮下注射 0.1ml 本人接触过的三种抗原，24～48h 后可出现红色硬结，呈阳性反应。出现两个或三个斑块硬结直径大于 5mm 为免疫功能正常；仅一个结节直径大于 5mm 为免疫力弱；三个结节直径都小于 5mm 则为无免疫力。一般常用的皮试抗原（致敏剂）有流行性腮腺炎病毒、白色念珠菌、链球菌激酶-链球菌 DNA 酶、结核菌素、纯化蛋白质衍生物（PPD）等，可任选其中三种作为致敏剂。本试验结果虽与营养不良有关，但属非特异性。因此，在评定结果时应注意一些非营养性原因对皮肤迟发型过敏反应的影响，如感染、癌症、肝病、肾功能衰竭、外伤、免疫缺陷疾病（如艾滋病）或接受免疫抑制性药物治疗等。

8. 氮平衡＝摄入氮－排出氮。正常情况下，生长发育期的儿童处在正氮平衡状态，老年以后为负氮平衡，成年到老年则处在氮平衡阶段。

公式：氮平衡＝24h 蛋白质摄入量（g）/6.25－[24h 尿尿素氮（g）＋3g]

上式中，24h 蛋白质摄入量（g）/6.25 为氮的摄入量，一般以每 100g 蛋白质含 16g 氮计算，但如患者输入氨基酸液，则应以产品含氮量和输液总量进行计算。[24h 尿尿素氮（g）＋3g] 相当于氮的排出量，公式中 3g 为每日必然丢失氮值，作为常数。

二、SGA 营养评价表

SGA 营养评价表是 Detsky 在 1987 年提出的营养评价方法。其理论基础是：如果身体组成发生改变，一方面会发生进食与消化吸收的变化，同时也消耗肌肉，使身体功能发生改变（表 10-16）。

表 10-16 SGA 营养评价表

等级 指标	A 级	B 级	C 级
近期(2 周)体重改变	无/升高	减少<5%	减少>5%
饮食改变	无	减少	不进食/低能量流质
胃肠道症状	无/食欲不减	轻微恶心、呕吐	严重恶心、呕吐
活动能力改变	无/减退	能下床活动	卧床
应激反应	无/低度	中度	高度
肌肉消耗	无	轻度	重度
肱三头肌皮褶厚度	正常	轻度减少	重度减少
踝部水肿	无	轻度	重度

【使用说明】

1. BCA 临床营养评价表在应用时常遇到生化检查数据受疾病干扰的情况，如肝病、肾病、感染、创伤等都会影响到白蛋白、前白蛋白与淋巴细胞总数的改变；另外，这种对患者现时营养状况的评价有时不一定能对患者的转归作出正确的预测，比如患者饮食增加且体重停止降低，虽然这时患者仍属消瘦，很多指标仍属营养不良，但从总的情况看患者的营养是向好的方向发展。SGA 营养评价法正好能弥补这些不足，它能对患者的营养状况做全面评估，从而可预计并发症的可能性与预后。

2. 由于这种方法不需要任何生化检查数据，便于临床医护人员掌握，故常被临床医师用于在生化检查前判断患者有无营养不良，但要得到完善的临床判断，最好能结合生化检查结果进行。

第十一章 ● 脑血管病

第一节　脑卒中风险评分

卒中风险评估包括ABCD评分、短暂性脑缺血发作（transient ischemic attack，TIA）短期（90天）卒中风险评分、Essen卒中风险评分量表、CHADS2评分及CHA2DS2-VASc评分、SPAF评分［卒中预防与心房颤动试验（the stroke prevention and atrial fibrillation，SPAF)］。

一、ABCD评分系统

ABCD评分，建立在英国牛津郡卒中项目研究的基础上，是最早用于预测TIA后7天内或30天内发生脑卒中风险的评分系统。该表可用于筛选那些存在高危脑卒中风险的患者，并进行急诊观察和治疗。2007年Johnston等对ABCD评分进行改良，衍生出ABCD2评分。Merwick等在ABCD2评分的基础上增加了新的项目——双重TIA，即本次发作前7天内有一次早期发作，形成ABCD3评分。由于影像技术对脑血管病的重要辅助诊断作用，Merwick同时也增加了颈动脉和头颅影像学异常的两项指标，形成了ABCD3-Ⅰ评分，能更有效地预测TIA患者早期发生脑梗死的风险。ABCD评分系统（表11-1、表11-2）项目越多，评价TIA患者发生脑梗死风险的效能也越大，但是耗时和费用也同步地增加。权衡其中，ABCD2评分应用最为广泛。

表11-1　ABCD及改良评分系统

危险因素	特征描述	ABCD 得分/分	ABCD2 得分/分	ABCD3 得分/分	ABCD3-Ⅰ 得分/分
年龄(A)	≥60岁 <60岁	1 0	1 0	1 0	1 0
评估时的血压(B)	收缩压>140 或舒张压≥90mmHg 正常	1 0	1 0	1 0	1 0
临床表现(C)	单侧力弱 不伴力弱的言语障碍 其他	2 1 0	2 1 0	2 1 0	2 1 0
症状持续时间(D)	≥60min 10～59min <10min	2 1 0	2 1 0	2 1 0	2 1 0
糖尿病(D)	有 无	—	1 0	1 0	1 0

续表

危险因素	特征描述		ABCD 得分/分	ABCD2 得分/分	ABCD3 得分/分	ABCD3-Ⅰ 得分/分
双重 TIA（7 天内）(D)	有		—	—	2	2
	无				0	0
影像学检查(Ⅰ)	同侧颈动脉狭窄≥50%	有	—	—	—	2
		无				0
	核磁共振的弥散加权像检出高信号	有				2
		无				0
总分			0～6 分	0～7 分	0～9 分	0～13 分

注："—"表示无分值

表 11-2　不同 ABCD 分级方法所采用的不同风险分层界值/分

ABCD 评分系统	低危	中危	高危
ABCD 分值	0～2	3～4	5～6
ABCD2 分值	0～3	4～5	6～7
ABCD3 分值	0～3	4～5	6～9
ABCD3-Ⅰ分值	0～3	4～7	8～13

【使用说明】

1. ABCD 评分系统是最常用的 TIA 危险分层工具，主要用于预测短期内脑卒中风险。

2. ABCD2 常用来评估 TIA 患者 48h 内脑卒中的风险，其评分越高脑卒中风险越高：低风险（0～3 分）、中等风险（4～5 分）、高风险（6～7 分）的 TIA 患者发生脑卒中的概率分别为 1.0%、4.1%、

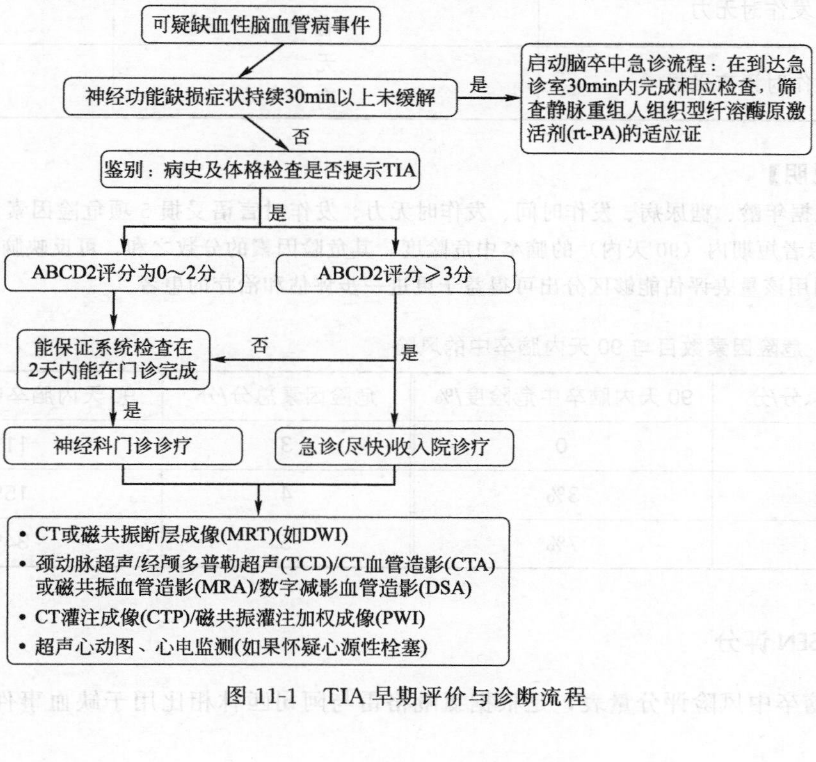

图 11-1　TIA 早期评价与诊断流程

8.1%。而 ABCD3 和 ABCD3-Ⅰ在 ABCD2 的评分基础上增加了 TIA 发作频率与影像学检查项目，能更有效地评估 TIA 患者的早期脑卒中风险（表 11-2）。

3. TIA 发病后 1 周内为发生脑梗死的高风险期，对患者进行紧急评估与干预可以减少脑梗死的发生。有研究表明，以 ABCD2 分层为基础，尽早启动 TIA 评估与二级预防，可将 TIA 患者的脑梗死风险率降低 80%。因此，建议新发 TIA 按急症处理，若症状发作 72h 内并存在以下情况之一者，建议入院治疗（流程如图 11-1）：①ABCD2 评分≥3 分的患者；②ABCD2 评分为 0～2 分，但不能保证 2 天之内能在门诊完成系统检查的患者；③ABCD2 评分为 0～2 分，并有其他证据提示症状由局部缺血造成者。

二、TIA 短期（90 天）脑卒中风险评分

TIA 患者有较大的短期内发生脑卒中、住院、心血管病事件和死亡风险。Johnston 等来自旧金山的 3 个医院（UCSF、VAMC，KPNC）的作者根据回归分析结果得出 5 项相关危险因素，根据这些危险因素可以有效评估到急诊就诊的 TIA 患者短期内（90 天内）发生脑卒中的危险。各个危险因素得分及相应的脑卒中风险见表 11-3 和表 11-4。

表 11-3 TIA 短期（90 天）脑卒中风险评分

危险因素	表现	分数/分
年龄	≤60 岁	0
	＞60 岁	1
糖尿病	无	0
	有	1
发作时间	≤10min	0
	＞10min	1
发作时无力	无	0
	有	1
发作时语言受损	无	0
	有	1

【使用说明】

本量表根据年龄、糖尿病、发作时间、发作时无力、发作时言语受损 5 项危险因素计算了到急诊就诊的 TIA 患者短期内（90 天内）的脑卒中危险度，其危险因素的分数之和，可反映脑卒中风险大小（表 11-4）。利用该量表评估能够区分出可得益于更进一步评估和治疗的患者。

表 11-4 危险因素数目与 90 天内脑卒中的风险

危险因素总分/分	90 天内脑卒中危险度/%	危险因素总分/分	90 天内脑卒中危险度/%
0	0	3	11%
1	3%	4	15%
2	7%	5	34%

三、ESSEN 评分

Essen 脑卒中风险评分量表，是根据氯吡格雷与阿司匹林相比用于缺血事件高危患者试

验（Clopidogrel versus Aspirin in Patients at Risk of Ischemic Events，CAPRIE）的脑卒中患者的数据开发。迄今，已经在欧美脑卒中人群中进行过效度研究，显示 Essen 评分可以很好地合理预测脑卒中和复合心血管事件的发生（表 11-5）。

表 11-5　Essen 脑卒中风险评分量表（Essen stroke risk score，ESRS）

危险因素		分值/分
年龄	＜65 岁	0
	65～75 岁	1
	＞75 岁	2
高血压		1
糖尿病		1
既往心肌梗死		1
其他心血管疾病(除外心房颤动和心肌梗死)		1
外周动脉疾病		1
吸烟		1
既往缺血性脑卒中/TIA 史		1

【使用说明】

1. 该量表是目前少数基于缺血性卒中人群判断脑卒中复发风险的预测工具之一，可以很好地合理预测脑卒中和复合心血管事件的发生，是评估患者危险分层并指导用药的理想工具，简便且易于临床操作。该量表适用于相对稳定的门诊就诊的缺血性卒中患者以及住院治疗的急性缺血性卒中患者的脑卒中复发风险预测评估，也可用于研究人群和个体患者的风险分层。

2. 评估结果及应用：ESRS 3～6 分者为高度风险，年脑卒中复发风险为 7%～9%；6 分以上者为极高度风险，年脑卒中复发风险达 11%。ESRS 评分≥3 分的患者再发脑卒中或心血管死亡的风险显著高于 ESRS＜3 分的患者，应该实施氯吡格雷强化二级预防抗血小板治疗策略。

四、CHADS2 评分及 CHA2DS2-VASc 评分

CHADS2（congestive heart failure，hypertension，age ≥ 75y，diabetes mellitus，stroke）评分是 2006 年美国脑卒中学会制订的脑梗死一级预防指南中用于估计心房颤动患者的脑卒中风险的量表（表 11-6）。欧洲心脏病协会（ESC）心房颤动处理指南（2010 年版）提出了 CHA_2DS_2-VASc［congestive heart failure，hypertension，age≥75y（doubled），diabetes mellitus，stroke（doubled）- vascular disease，age 65～74 and sex category（female）］评分系统（表 11-8）。CHA2DS2-VASc 进一步拓展了 CHADS2 的功能，其作为非瓣膜性房颤患者发生脑卒中风险的评估方法，可确定危险因素，指导抗栓治疗（表 11-9）。

表 11-6 CHADS2 评分标准

危险因素	表现	评分/分
充血性心衰 (Congestive heart failure,C)	有	1
	无	0
高血压 (Hgpertension,H)	有	1
	无	0
年龄＞75 岁 (Age,A)	有	1
	无	0
糖尿病 (Disabetes melltus,D)	有	1
	无	0
既往脑卒中(Prior Stroke,S)或 TIA	有	1
	无	0

【使用说明】

1. CHADS2 越高，无抗血栓治疗时脑卒中风险越大。

2. 结合 CHADS2 评分美国心脏病协会（ACC）/美国心脏学会（AHA）的心房颤动治疗指南的用药建议可参考表 11-7。

表 11-7 根据 CHADS2 评分及其风险程度选择治疗药物

评分	风险	治疗药物	参考
0	低	阿司匹林	阿司匹林 325 mg/d 似乎更有益处，但小一些的剂量也可能有相似的益处
1	中	阿司匹林或华法林	每日口服阿司匹林或者调整国际标准化比值（INR）至 2.0～3.0，是否选择后者主要取决于患者的意愿
2 或以上	中或高	华法林	将 INR 调至 2.0～3.0，如无禁忌（如跌倒病史、临床表现明显的胃肠道出血、不能定期检测 INR 值）

表 11-8 CHA2DS2-VASc 评分标准

危险因素	表现	评分/分
心力衰竭/LVEF＜40%（C）	有	1
	无	0
高血压（H）	有	1
	无	0

续表

危险因素	表现	评分/分
年龄>75岁(A)	有	2
	无	0
糖尿病(D)	有	1
	无	0
脑卒中/血栓形成(S)	有	2
	无	0
血管性疾病(V)	有	1
	无	0
年龄65～74岁(A)	有	1
	无	0
女性(Sc)	有	1
	无	0

【使用说明】

1. 该评分系统将危险因素分为主要危险因素和非主要危险因素两类。年龄>75岁及脑卒中史作为房颤的主要危险因素，只要患者存在一个主要危险因素即作为脑卒中的高危患者。

2. 结合CHA2DS2-VASc评分，欧洲心脏病协会（ESC）的心房颤动处理指南的用药建议可参考表11-9。

表11-9　根据CHA2DS2-VASc评分及其风险程度选择治疗药物

评分/分	风险	推荐治疗药物
0	低	可选择阿司匹林75～325mg/d或不处理，优先考虑不处理(Ⅰ类适应证，证据水平A)
1	中	可选择华法林或阿司匹林75～325mg/d，优先考虑华法林(Ⅰ类适应证，证据水平A)
≥2	中或高	推荐口服抗凝血药治疗，如华法林(Ⅰ类适应证，证据水平A)

3. CHA2DS2-VASc评分与CHADS2评分的评价及临床应用

（1）CHA2DS2-VASc评分内容更加全面，将性别因素纳入考虑范围，年龄>75岁、血栓病史作为主要危险因素，计为2分。

（2）针对年龄区别对待：年龄65～74岁计1分，75岁以上计2分，评价个体化。

（3）抗凝治疗适应证更广泛，要求更严格。与CHADS2评分相比，评分内容增加，但是应用与CHADS2评分无太大区别。

（4）两种评分均有道理，CHADS2评分是着重选择高危患者抗凝。欧洲评分强调90%的患者需要接受抗凝血治疗，可理解为使医师树立这一意识。

(5) 对于非专科医师而言，CHADS2 评分更值得推荐。而对于专科医师，则需要进一步了解 CHA2DS2-VASc 评分。

(6) 出血是抗栓治疗的主要并发症，也是临床医师采取抗栓治疗和抗栓治疗过程中的最大顾忌。心房颤动患者抗栓治疗的出血风险（HAS-BLED）评估系统（表 11-10）是一个很实用的评估工具。

(7) CHA2DS2-VASc 和 HAS-BLED 结合使用对新发房颤患者的治疗方案的选择流程介绍（图 11-2）。

表 11-10 心房颤动患者抗栓治疗的出血风险（HAS-BLED）评估系统

危险因素	评分/分	危险因素	评分/分
高血压(H)	1	异常 INR 值(L)	1
肝、肾功能不全(A)	1 或 2	年龄(E)	1
脑卒中(S)	1	药物或饮酒(D)	1 或 2
出血(B)	1	最高积分	9

注：H——“高血压”：收缩压＞160mmHg。A1——“肾功能异常”：长期透析或肾移植或血清肌酐≥200μmmol/L。A2——“肝功能异常”：慢性肝病（如肝硬化）或显著肝功能紊乱的生化检查证据(胆红素高于正常上限 2 倍，联合 AST 或 ALT 或 ALP 高于正常上限 3 倍)。S——脑卒中。B——“出血”：既往出血史和（或）出血易感性，如出血体质、贫血。E——老年＞65 岁。L——“INRs 易变”：INRs 不稳定或高或者达到治疗范围内的时间有限（＜60%）。D1——药物应用：指同时应用的药物，如抗血小板药物、非甾体类抗炎药等。D2——酒精应用：指酗酒。

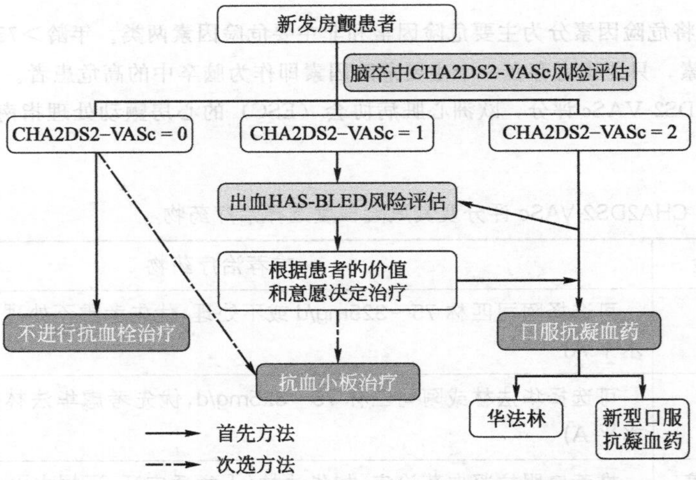

图 11-2 CHA2DS2-VASc 和 HAS-BLED 结合使用对新发房颤患者的治疗方案的选择流程

五、SPAF 评分

脑卒中预防与心房颤动试验（the stroke prevention and atrial fibrillation，SPAF）中总结了一个预测口服阿司匹林的心房颤动患者发生缺血性卒中风险的分层方法。SPAF 将 AF 患者分为高危、中危和低危。高危患者具有以下任意一项危险因素：既往脑卒中或 TIA 史，年龄＞75 岁女性，年龄＞ 75 岁患者有高血压史，收缩压＞160mmHg；中危患者为年龄＜75 岁有高血压或糖尿病史；低危患者无任何危险因素（表 11-11）。

表 11-11　口服阿司匹林的心房颤动患者发生脑卒中的风险分层（SPAF 方法）

危险分层	分层方法	脑卒中风险
高危	既往脑卒中或 TIA 史，＞75 岁女性，年龄＞75 岁患者有高血压史，收缩压＞160mmHg	5.7%(4.4%～7.0%)
中危	年龄＜75 岁有高血压或糖尿病史	3.3%(1.7%～5.2%)
低危	无高危因素	1.5%(0.5%～2.8%)

【使用说明】

根据 SPAF 方法，其高危人群脑卒中发生率每年 5.7%（95%置信区间：4.4%～7.0%）；中危人群脑卒中发生率为每年 3.3%（95%置信区间：1.7%～5.2%）；低危人群每年脑卒中发生率为 1%～5%（95%置信区间：0.5%～2.8%）。

第二节　缺血性脑卒中

缺血性脑卒中分型常用量表包括：牛津郡卒中项目分类（Oxfordshire community stroke project，OCSP）、中国缺血性卒中亚型（Chinese Ischemic Stroke Subclassification，CISS）、ASCO 分型、SSS-TOAST 分型、Alberta 急性卒中分级早期 CT 评分（the Alberta Stroke Program Early CT Score，ASPECTS）和洛桑评分。

一、牛津郡脑卒中项目分类

1991 年，Bamford 等学者以原发脑血管疾病所引起的最大功能缺损时的临床表现为依据，提出了 OCSP 分型。该量表完全根据患者的临床症状和体征进行分型，以便在影像学检查尚不能清楚地显示梗死灶时，判断病灶部位和病情轻重，具有快捷、简便、重复性好的优点（表 11-12）。

表 11-12　牛津郡脑卒中项目分类（OCSP）

分型	表现
腔隙性梗死 (lacunar infarct，LACI)	纯运动卒中、纯感觉卒中、感觉运动性卒中及共济失调轻偏瘫
后循环梗死 (posterior circulation infarct，POCI)	存在脑干或小脑体征和（或）单纯同向偏盲
完全前循环梗死 (total anterior circulation infarct，TACI)	偏瘫（或偏身感觉障碍）、失语（或其他高级皮层功能障碍）、偏盲三联征
部分前循环梗死 (partialantenor circulation infarct，PACI)	仅有上述三联征中的 2 个体征，或单纯的失语或顶叶体征

【使用说明】

1. 该分类方法是针对首次脑卒中的患者进行的一种简单的脑卒中亚型分类。OCSP 方法完全根据患者的临床症状、体征进行分类。颅脑 CT 通常在急性脑梗死发病 24h 以后才能发现梗死病灶，在影像学检查前，无法进行影像学检查或缺乏检查设备的情况下，该分型有助于判断病灶部位和病情轻重。

2. 该分类方法易于交流，有良好的评定者间信度，对于预测结局、残疾及脑卒中复发的类型有效，并利于病因分类。有关研究验证 OCSP 与影像学诊断的一致性，大部分 TACI、PACI、POCI 均与神经影像学的最终诊断相符，但 LACI 分型只有 68%与影像学诊断相符，而在脑卒中早期，CT 扫描未显示病灶的情况下，OCSP 分型是准确而有效的。该分类方法评定者间信度良好，Kappa 值为 0.54（95%置信区间：0.39%～0.68%）。

二、中国缺血性脑卒中亚型（CISS）

中国缺血性脑卒中亚型（CISS）：目前，在临床试验和临床实践中，最早的脑卒中分型系统是 TOAST 分型，随后各国学者对该分型进行了不同程度改良。2011 年，王拥军等国内学者，结合影像学的进展和亚洲缺血性脑卒中人群血管病变的特点，将大动脉粥样硬化所致缺血性脑卒中的病理生理机制和穿支动脉硬化疾病引入脑卒中分型，形成了一个符合中国脑卒中人群特点的新的脑卒中分型诊断标准——中国缺血性脑卒中亚型（CISS）（表 11-13）。

表 11-13 缺血性脑卒中病因和发病机制分型（CISS 分型）

<table>
<tr><th>病因分型</th><th>发病机制</th><th colspan="2">诊断标准</th></tr>
<tr><td rowspan="2">大动脉粥样硬化</td><td rowspan="2">①载体动脉斑块堵塞穿支动脉
②动脉到动脉栓塞
③低灌注/栓子清除下降
④混合型</td><td>主动脉弓粥样硬化</td><td>①急性多发梗死病灶，特别是累及双侧前循环和(或)前后循环同时受累
②没有与之相对应的颅内或颅外大动脉粥样硬化性病变(易损斑块或狭窄≥50%)的证据
③没有心源性脑卒中(CS)潜在病因的证据
④没有可以引起急性多发梗死灶的其他病因，如血管炎、凝血异常以及肿瘤性栓塞的证据
⑤存在潜在病因的主动脉弓动脉粥样硬化证据[经高分辨 MRI/MRA 和(或)经食管超声证实的主动脉弓斑块≥4mm 和(或)表面有血栓]</td></tr>
<tr><td>颅内外大动脉粥样硬化</td><td>①无论何种类型梗死灶(除外了穿支动脉区孤立梗死灶)，有相应颅内或颅外大动脉粥样硬化证据(易损斑块或狭窄≥50%)
②对于穿支动脉区孤立梗死灶类型，以下情形也归到此类：其载体动脉有粥样硬化斑块(HR-MRI)或任何程度的粥样硬化性狭窄(TCD、MRA、CTA 或 DSA)
③需排除心源性脑卒中
④排除其他可能的病因</td></tr>
</table>

续表

病因分型	发病机制	诊断标准
心源性	潜在病因：二尖瓣狭窄，心瓣膜置换，既往4周内心肌梗死，左心室附壁血栓，左心室室壁瘤，任何有记录的永久性或阵发性心房颤动(房颤)或心房扑动(房扑)、伴有或不伴有超声自发显影或左房栓子、病态窦房结综合征、扩张型心肌病、射血分数＜35%、心内膜炎、心内肿物、伴有原位血栓的卵圆孔未闭(PFO)、在脑梗死发生之前伴有肺栓塞或深静脉血栓形成的卵圆孔未闭(PFO)	①急性多发梗死灶，特别是累及双侧前循环或前后循环共存的在时间上很接近的(包括皮质在内的)梗死灶 ②无相应颅内外大动脉粥样硬化证据 ③不存在能引起急性多发梗死灶的其他原因，如血管炎、凝血系统疾病、肿瘤性栓塞等 ④有心源性脑卒中证据 ⑤如果排除了主动脉弓粥样硬化，为肯定的心源性疾病，如果不能排除，则考虑为可能的心源性疾病
穿支动脉疾病	穿支动脉口粥样硬化或小动脉纤维玻璃样变	①与临床症状相吻合的发生在穿支动脉区的急性孤立梗死灶，不考虑梗死灶大小 ②载体动脉无粥样硬化斑块(HR-MRI)或任何程度狭窄(TCD、MRA、CTA或DSA) ③同侧近端颅内或颅外动脉有易损斑块或＞50%的狭窄，孤立穿支动脉急性梗死灶归类到不明原因(多病因) ④有心源性栓塞证据的孤立穿支动脉区梗死灶归类到不明原因(多病因) ⑤排除了其他病因
其他病因	血管相关性疾病、感染性疾病、遗传性疾病、血液系统疾病、血管炎等	存在其他特殊疾病(如血管相关性疾病、感染性疾病、遗传性疾病、血液系统疾病、血管炎等)的证据，这些疾病与本次脑卒中相关，且可通过血液学检查、脑脊液(CSF)检查以及血管影像学检查证实，同时排除了大动脉粥样硬化或心源性脑卒中的可能性
不明原因	①多病因 ②无确定病因 ③检查欠缺	①未发现能解释本次缺血性脑卒中的病因 ②多病因：发现两种以上病因，但难以确定哪一种与该次脑卒中有关 ③无确定病因：未发现确定的病因，或有可疑病因但证据不够强，除非再做更深入的检查 ④检查欠缺：常规血管影像或心脏检查都未能完成，难以确定病因

【使用说明】

1. CISS将缺血性脑卒中病因学分成以下五型：大动脉粥样硬化（LAA）、心源性（CS）、穿支动脉疾病（PAD）、其他病因（OE）和病因不确定（UE）。

2. 与以前的分类比较，CISS有以下不同。

（1）在大动脉粥样硬化性类型中，包括了主动脉弓粥样硬化。而TOAST没有提到主动脉弓粥样硬化，SSS-TOAST则将其归类到心源性脑卒中。尽管主动脉弓粥样硬化病变所导致的梗死灶类型更接近心源性脑卒中，从操作层面考虑归类到心源性脑卒中更容易，但其病变则是粥样硬化，归类到粥样硬化应该更合理。

（2）在大动脉粥样硬化性类型中，如果属于穿支动脉孤立梗死灶类型，则其载体动脉只要有粥样硬化斑块或任何程度的狭窄都归类到大动脉粥样硬化，而不要求有大于50%的狭窄或易损斑块证据。这样可以避免将部分因狭窄少于50%的斑块堵塞穿支动脉而造成的梗死被归类到穿支动脉疾病。

（3）在病因诊断中，强调并细化了“穿支动脉疾病”，其诊断标准没有梗死灶直径的要求，也没有“腔隙梗死综合征”临床表现的要求，排除了其他疾病，考虑由穿支动脉本身病变所导致的穿支动脉区孤立梗死灶，有别于既往病因分类中多将穿支动脉病变等同于小血管病的做法，并将穿支动脉口粥样病变明确引入到病因诊断的这一型中，不仅避免了与小血管病的混淆，也避免了与“腔隙梗死”的混淆。

三、ASCO分型

2009年，来自法国、美国等专家发表了一个全新的分型方式，被称为ASCO分型，即动脉粥样硬化血栓形成（Atherothrombosis）、小血管病（Small vessel disease）、心源性（Cardiac causes）和其他原因（Other uncommon causes）；把每一个病因诊断级别又分为5级（grades）：“0”代表无异常，“1”代表与脑卒中相关的确定疾病，“2”代表可能与脑卒中相关的疾病，“3”代表疾病存在但是与脑卒中可能无关，“4”代表未进行相关检查而无法分级。这种分型更适合于二级预防、临床试验以及基因相关研究（表11-14）。

表11-14 ASCO分型

分型(即:致病病因的种类)
A:大动脉粥样硬化血栓形成(atherothrombosis)
S:小血管病变(small vessel disease)
C:心源性(cardiac causes)
O:其他原因(other uncommon causes)
分级(即:病因病理致病的大小级别)
1级:本次脑卒中可定的病因
2级:因果关系不确定
3级:不可能是本次脑卒中的直接原因(但疾病存在)
0级:不存在某种疾病(病因)
9:未进行检查而不能分级
证据的级别
A级证据:由金标准诊断方法获得的直接证据
B级证据:间接证据,或者诊断的特异性和敏感性稍差的诊断方法
C级证据:缺乏特异性的微弱证据

【使用说明】

1. ASCO表型＝分型＋分级

举例：一个患者病灶同侧颈内动脉狭窄70%，有弥漫白质损害，有房颤，其血小板计数为700×

10^{12}/L。

粥样硬化血栓形成	小血管病	心源性	其他病因
A1	S3	C1	O3

该患者 ASCO 分型为 A1-S3-C1-O3。

2. 使用 ASCO 进行脑卒中亚型分类时，必须强调的是 ASCO 分型只对脑卒中的病因分类诊断，而不是脑卒中的临床诊断。其优点是遵循临床实践习惯，进而对最可能的病因做出判断，并且考虑了 4 种主要病因之间的交叉存在，提示了诊断的证据级别。

四、SSS-TOAST 分型

2005 年，美国哈佛医学院的 Ay 等提出以 TOAST 为基础新的缺血性脑卒中分型，简称 SSS-TOAST 分型。其中，SSS 的简称是基于停止脑卒中研究（Stop stroke study）。SSS-TOAST 仍维持 5 个分型，主旨是希望能改进原始 TOAST 的缺点，并且提高学者间对缺血性脑卒中分类判断的一致性。该分型将弥散加权成像及灌注成像、CTA/MRA、经胸及经食管超声心动图等现代医疗检查项目纳入 TOAST 分类中，也希望能减少原因未明脑卒中的比例（表 11-15）。

表 11-15　SSS-TOAST 分型

分型		诊断标准
大动脉粥样硬化	肯定	责任动脉有粥样硬化导致阻塞或≥50%管径狭窄和责任血管外的区域无急性梗死
	极可能	过去 1 个月内有发作一次(含)以上相同血管的暂时性单眼黑矇、TIA 或脑卒中或责任动脉(脊椎动脉除外)有粥样硬化导致几近完全阻塞或非慢性完全阻塞或在受影响的血管支配区域内有分水岭梗死、多发性或不同时间的梗死
	可能	责任动脉有粥样硬化狭窄小于 50%，但有发现同时过去有发作二次(含)以上相同血管的黑矇、TIA 或脑卒中，其中至少一次发生在过去 1 个月内或临床有大动脉粥样硬化的证据，但是其他病因的评估未完善
主动脉及心源性	肯定	有高危险性心源性脑栓塞的证据存在
	极可能	有系统性栓塞的证据存在或有急性多发性脑梗死及时发生在左右前循环或前后循环，而其责任血管没有发现完全阻塞或几近完全阻塞；其他可能造成多发性脑梗死的原因，如血管炎、血管病、血液病或血流动力学不稳定需排除
	可能	有低危险性或不确定危险性脑栓塞的证据存在或临床有主动脉弓及心源性脑栓塞的证据，但是其他病因的评估未完善
小动脉闭塞	肯定	影像上显示有一个与临床相符的病灶，直径小于 20mm，位于颅底或脑干的穿支动脉。穿支动脉源头的载体动脉没有发现其他病理变化，如局部粥样硬化、动脉夹层、血管炎或血管痉挛等
	极可能	过去 1 周有发生相同症状的 TIA，症状符合腔隙梗死综合征
	可能	临床符合典型腔隙梗死综合征，但是影像上未发现相符合的腔隙性梗死或临床有小动脉阻塞的证据，但是其他病因的评估未完善

续表

分型	诊断标准	
其他病因	肯定	确认存在一个病因影响脑部血管造成相符合的临床症状
	极可能	确认存在一个疾病与脑梗死发生的关系明确且密切,如动脉夹层、心脏血管手术或心血管介入
	可能	临床有其他病因的证据,但是前述所列病因的评估未完善
病因不明	无确定病因(即:不符合前述所列的"肯定"或"可能"诊断标准)	①隐源性脑栓塞:血管摄影发现在一条看起来正常的脑血管内有血栓造成突然完全阻塞或有影像证据显示一条先前完全阻死的血管又再通或有急性多发性脑梗死发生,而其责任血管没有发现异常 ②其他隐源性:即不符合隐源性脑栓塞之诊断标准 ③未完善评估:由检查者判断未完善施行必要之检查项目
	难分类病因	存在超过一种的病因证据,符合两个(含)以上或没有"极可能"的诊断标准

【使用说明】

1. SSS-TOAST 是以经典 TOAST 为基础进行的改良方法，相对于经典 TOAST，SSS-TOAST 每一分型又根据证据的强度不同分肯定、可能、极可能三级，增加了分型的合理性；大动脉粥样硬化诊断中，增加了狭窄小于 50%但有易损斑块的标准；心源性分为高危及低危；小动脉闭塞由 1.5cm 增加到了 2.0cm，诊断中明确提出其穿支动脉的载体动脉不能有狭窄；病因不明又分无确定病因及难分类病因。SSS-TOAST 的诊断流程中也体现了三级病因的应用。

2. SSS-TOAST 分型的优点是有效地减少了对大动脉粥样硬化性梗死的漏诊，并且增加了分型的合理性；但另一方面，SSS-TOAST 也存在部分问题，如其对每一型区分为肯定、极可能和可能，增加了合理性，但临床操作烦琐，需要借助电脑软件帮助分类，对大动脉粥样硬化性脑梗死未进行发病机制分型，以及在所有诊断中未提到小血管影像学，从而忽视了临床上小血管病的重要性等。

五、Alberta 急性脑卒中分级早期 CT 评分（ASPECTS）

Alberta 脑卒中项目早期 CT 评分（Alberta Stroke Program Early CT Score，ASPECIS）是评价大脑中动脉供血区早期缺血改变的一个简单、可靠和系统的方法，可对缺血性病变快速进行半定量评价，有助于判定溶栓效果和远期预后（图 11-3）。随后，该方法拓展至后循环，Puetz 等学者于 2008 年提出了后循环急性脑卒中预后早期 CT 评分（Posterior Circulation Acute Stroke Prognosis Early Ct Score，PC-ASPECTS）（图 11-4）。在此基础上，CT 灌注成像、CTA 源图像、MRI 弥散加权成像和 MRI 灌注加权成像等影像技术的发展为该评分系统提供了更强大的技术支持，也丰富了应用范围。

【使用说明】

1. 如果在 CT 的上述部位出现下述的一个或两个表现则表明有早期缺血性改变的表现：①脑组织低密度，一个区域的脑结构表现出与对侧半球相同结构处密度减低异常；②病理性脑组织肿胀，任何由于邻近脑组织压迫导致脑脊液间隙病理性狭窄，如脑沟消失或脑室受压。

2. Alberta 急性脑卒中分级早期 CT 评分（ASPECT）是急性前循环脑卒中的标准 CT 分级系统，其对功能结果评价的敏感度为 0.78，特异度为 0.96。

3. 评分说明：前 10 项（①～⑩）评分总分为 10 分，早期缺血改变每累及一个区域减 1 分，ASPECTS 评分＝10－所有 10 个区域总分，0 分提示弥漫性缺血累及整个大脑中动脉，得分越高，预后越

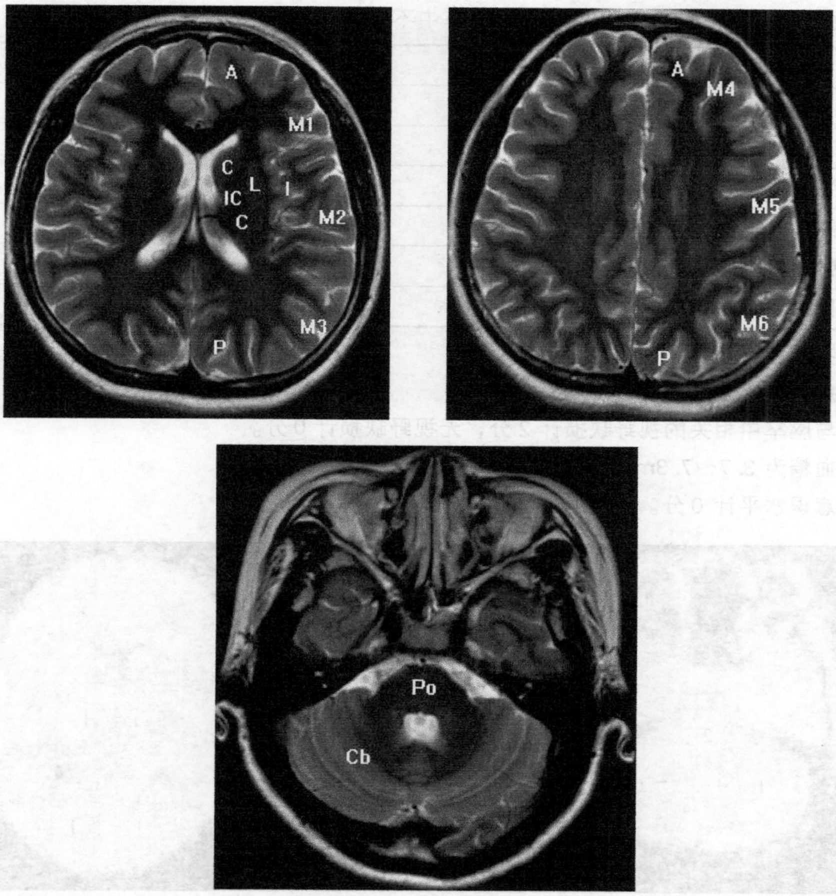

图 11-3　ASPECTS

该图用 MRI 影像替代 CT 影像是为了更加清晰地展示颅内结构。具体操作过程中应根据 CT 结果判定。

(1) 皮质下结构区域　①尾状核 (C)；②豆状核 (L)；③内囊 (IC)

(2) 大脑中动脉皮质　④大脑中动脉前皮质区 (M1)；⑤岛叶皮质 (I)；⑥大脑中动脉岛叶外侧皮质区 (M2)；⑦大脑中动脉后皮质区 (M3)；⑧M1 上方的大脑中动脉皮质 (M4)；⑨M2 上方的大脑中动脉皮质 (M5)；⑩M3 上方的大脑中动脉皮质 (M6)

(3) 其他　⑪大脑前动脉区 (A)；⑫大脑后动脉区 (P)；⑬脑干区，包括延髓、脑桥和中脑 (Po)；⑭小脑区，包括小脑半球、小脑蚓 (Cb)

好。得分＞7 分提示患者 3 个月后很有希望独立生活，而得分≤7 分提示患者不能独立生活或死亡的可能性大。如果溶栓治疗后 ASPECTS 评分≤7 分，其脑出血的危险性是评分＞7 分的患者的 14 倍。

4. PC-ASPECTS 总分为 10 分，左侧或右侧丘脑、小脑或大脑后动脉供血区的每处早期缺血改变减去 1 分，中脑或桥脑的每处早期缺血改变减去 2 分（图 11-4）。

5. PC-ASPECTS 的缺点是缺乏对延髓区域的评价。

六、洛桑评分 (ASTRAL)

2012 年，Ntaios 教授等提出了一个简单的适用于急诊情况下对缺血性脑卒中预后做出评价的床旁评分量表。该量表有较好的外部效度对临床实践和探索来说是一个有用的工具，见表 11-16。

表 11-16 洛桑（ASTRAL）急性缺血性脑卒中不良预后评分

影响因素	得分
A—年龄：每增加 5 岁①	1
S—严重性：NIHSS 评分每 1 分	1
T—起病到入院的时间超过 3h②	2
R—视野范围缺损③	2
A—即刻血糖>7.3mmol/L 或<3.7mmol/L④	1
L—意识水平降低⑤	1

① 从 0 岁算起。
② 从起病到接受治疗时间小于 3h，计 0 分。
③ 任何与脑卒中相关的视野缺损计 2 分，无视野缺损计 0 分。
④ 即刻血糖为 3.7～7.3mmol/L，计 0 分。
⑤ 正常意识水平计 0 分。

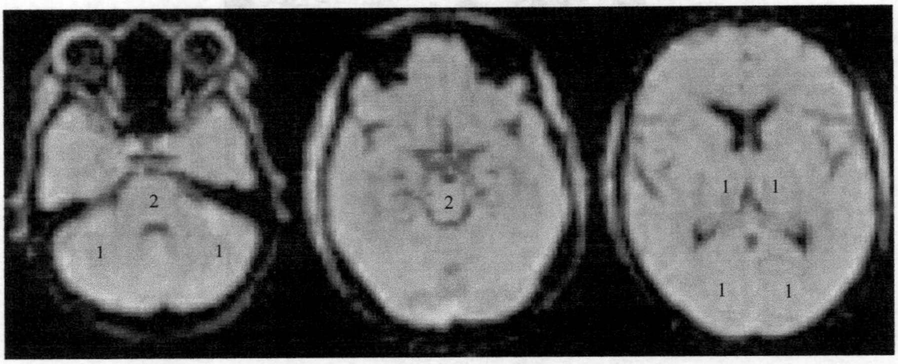

图 11-4 PC-ASPECTS 评分采用的影像

后循环区域包括左侧丘脑、右侧丘脑、左侧小脑、右侧小脑、左大脑后动脉供血区、右大脑后动脉供血区、中脑、桥脑。

1 分区域—左侧丘脑、右侧丘脑、左侧小脑、右侧小脑、左大脑后动脉供血区、右大脑后动脉供血区

2 分区域—中脑、桥脑

【使用说明】

1. 洛桑评分是一个简单的适用于急诊对缺血性脑卒中预后做出评价的床旁量表。优点：一是可以在床旁快速统计评分而无需复杂的数学公式；二是洛桑评分现有的形式无需脑部影像学信息，使用便捷。该量表有较好的外部效度，对临床实践和研究均是一个有用的工具。

2. 由于缺血性脑卒中超急性期治疗的临床前评估是即刻需要的，而多模式神经影像及溶栓治疗技术不一定能广泛应用。因此，溶栓、血管内治疗及多模式神经影像学资料没有包括在本量表中。

3. 彩图（见后勒口）可通过对应量表中的各项影响因素（A-S-T-R-A-L 五个参数）预测不良预后的概率（%）。

第三节 脑 出 血

一、脑出血 ICH-S 及 ICH-GS 评分

ICH 评分量表由加利福尼亚大学的 Hamphill 等学者于 2001 年提出（表 11-17）。

表 11-17　ICH-GS 及 ICH-S 评分

内容	ICH-GS			ICH-S	
年龄	＜45 岁		1 分	＜80 岁	0 分
	45～64 岁		2 分	≥80 岁	1 分
	＞65 岁		3 分	—	—
入院时 GCS 评分	13～15		1 分	13～15	0 分
	9～12		2 分	5～12	1 分
	3～8		3 分	3～4	2 分
出血部位	幕上		1 分	幕上	0 分
	幕下		2 分	幕下	1 分
出血体积①	幕上	＜40ml	1 分	＜30ml	0 分
		40～70ml	2 分		
		＞70ml	3 分		
	幕下	＜10ml	1 分	≥30ml	1 分
		10～20ml	2 分		
		＞20ml	3 分		
是否破入脑室	否		1 分	否	0 分
	是		2 分	是	1 分
总计	13 分			6 分	

① 脑出血量的估算（多田公式）：出血量（ml）= 0.5×最大面积长轴（cm）×最大面积短轴（cm）×层面数（按 1cm/层计算）。

【使用说明】

1. ICH 评分量表主要根据入院时 GCS 评分、血肿量、患者的年龄、血肿是否破入脑室和血肿是否来自幕下这 5 项指标对患者 30 天病死率进行评估（表 11-18），其具有简单、易行以及判断 30 天的病死率准确度较高等优点，但对功能预后判断效果较差。

表 11-18　ICH 评分量表评分与 30 天病死率

ICH 评分量表评分/分	30 天病死率/%	ICH 评分量表评分/分	30 天病死率/%
0	0	3	72%
1	13%	4	97%
2	26%	5	100%

2. 改良 ICH 量表（ICH-GS）在原有量表的基础上引入 NIHSS 评分，不仅对病死率的预测较为准确，而且也可准确预测功能结局。但改良的量表也增加了评分的难度，且没有完全克服 ICH 量表的缺陷。

二、蛛网膜下腔出血 Hunt-Hess 评分

该分级系统是 Hunt 和 Hess 于 1967 年在 Botterell 分类的基础上进行修改后形成的，对

于蛛网膜下腔出血外科手术干预时机的选择具有指导意义（表 11-19）。

表 11-19 蛛网膜下腔出血 Hunt-Hess 评分

分级/级	标　准
0	未破裂动脉瘤
Ⅰ	无症状或轻微头痛、轻度颈强
Ⅱ	中-重度头痛、脑膜刺激征、脑神经麻痹
Ⅲ	嗜睡、意识模糊、轻度局灶神经症
Ⅳ	昏迷，中-重度偏瘫，有早期去大脑强直或自主神经功能紊乱
Ⅴ	深昏迷，去大脑强直，濒死状态

注：如果患者存在严重的系统性疾病如高血压、糖尿病、严重的动脉硬化、慢性肺病、严重的血管痉挛，有可能导致患者级别增加。

【使用说明】

该量表目前广泛应用于临床，主要适用于非外伤性蛛网膜下腔出血患者，可根据临床表现进行分级，从而对手术风险和患者的预后进行评估。

三、蛛网膜下腔出血世界神经外科医师联盟（WFNS）分级

该临床评分系统是由世界神经外科联合会制订的，结合格拉斯哥昏迷评分及运动缺陷两项用于对蛛网膜下腔出血进行分级，共分为 5 级（表 11-20）。

表 11-20 蛛网膜下腔出血 WFNS 分级

WFNS 分级	GCS 评分	运动缺陷
Ⅰ	15	无
Ⅱ	14～13	无
Ⅲ	14～13	有
Ⅳ	12～7	有或无
Ⅴ	6～3	有或无

注：运动缺陷是一个主要的病灶功能缺损，对于评估蛛网膜下腔出血的结局，联合会建议使用格拉斯哥结局量表。

【使用说明】

该临床评分系统结合格拉斯哥昏迷评分及运动缺陷两项用于对蛛网膜下腔出血进行分级，具有简单、可靠的特点，但该量表的截点由专家共识确定，并没有经过正规分析而得出，且该量表并没有经过较为完全的效度检验。

四、蛛网膜下腔出血影像学 Fisher 分级及改良 Fisher 分级

1980 年，为反映蛛网膜下腔积血程度与脑血管痉挛关系，Fisher 等人首先提 Fisher 分级（表 11-21）。他们将蛛网膜下腔积血程度分为 4 级，发现该分级与脑血管痉挛明显相关，分级的级别越高，并发脑血管痉挛的概率越大。进入 21 世纪，CT 性能取得了明显进步，靠原来 CT 参数背景制订的 Fisher 分级已经越来越跟不上临床诊断的需要。2001

年，Claassen 等学者提了 Claassen 分级。有人称为改良 Fisher 分级（表 11-21）。

表 11-21　Fisher 分级及改良 Fisher 分级

分级	Fisher 分级	改良 Fisher 分级
0	—	没有 SAH 或 IVH
1	没有蛛网膜下腔出血(SAH)或脑室内出血(IVH)	最小量或薄的 SAH，两侧脑室未见出血
2	弥散的、薄的 SAH，没有血块，厚度＜1mm	最小量或薄的 SAH，两侧脑室均见出血
3	较厚积血，垂直厚度＞1mm（大脑纵裂池、岛池、环池）或水平面上（侧裂池、脚间池）长×宽大于 5mm×3mm	广泛蛛网膜下腔出血，两侧侧脑室未见出血
4	颅内血肿或脑室内积血，但基底池内无或少量弥散性出血	广泛蛛网膜下腔出血，两侧侧脑室均见出血

注：应观察蛛网膜下腔出血后 5 天内的 CT 扫描，CT 图片应具有充分的横径和纵径，垂直层面是指在垂直的蛛网膜下隙内，包括岛池、环池以及半球之间的空间。

【使用说明】

该分级用于反映蛛网膜下隙积血程度与脑血管痉挛之间的关系，级别越高，并发脑血管痉挛的概率越大。

五、Spetzler-Martin AVM 级别评估

1986 年，Barrow 神经外科研究所的 Spetzler 和 Martin 提出一种脑动脉畸形（AVM）的分级方法。其目的是预测手术切除 AVM 后发生致残和致死的危险性，以决定哪些 AVM 能够从手术切除治疗中获益。Spetzler-Martin AVM 级别评估是根据脑动静脉畸形的关键特点进行分级，该分级与外科切除病灶后的并发症有关（表 11-22）。

表 11-22　Spetzler-Martin AVM 级别评估

项　目	临床表现	评分/分
AVM① 的大小	小（＜3cm）	1
	中（3～6cm）	2
	大（＞6cm）	3
邻近脑组织是否为功能区①	非功能区	0
	功能区	1
引流②	仅在浅表位置	0
	深在	1

① 邻近脑组织为功能区是指脑功能区是与已经明确的神经功能有关的区域，损伤后将产生神经功能缺损，如感觉运动皮质、语言皮质、视觉皮质、下丘脑、丘脑、内囊、脑下、小脑脚、小脑核。非功能区是指其神经功能精细，损伤后无明显的神经功能缺损，如额叶前部、颞叶前部和小脑皮质。

② 血管造影术中的静脉引流模式：如果所有 AVM 的引流静脉是通过皮质静脉系统，则为表浅型；如果任何或所有引流静脉是通过深部静脉（如脑内静脉）、基底静脉或小脑中央前静脉，则为深在型。

【使用说明】

1. AVM级＝（AVM大小的得分）＋（功能区得分）＋（静脉引流模式得分）。另外有独立的第6级，指无法手术的病变（切除不可避免地造成残疾性损害或死亡）。

2. Spetzler-Martin AVM分级为6级不能手术；分级1～5级可以手术，其外科手术发生并发症的可能性如下。

1级：手术后轻度或重度功能缺损可能性很低。

2级：手术后轻度损伤伤的可能性低，重度损伤的可能性很低。

3级：轻度损伤的可能性中等，重度损伤的可能性低。

4级：轻度损伤的可能性显著，重度的可能性则为中等。

5级：轻度和重度损伤的可能性显著。

六、烟雾病脑血管造影铃木分期

1969年，日本学者Suzuki和Takak根据脑动脉造影建立了烟雾病脑动脉造影的分期。第1～2期的主要特点是颅内动脉狭窄，颅底渐出现烟雾血管；第3～4期颅内动脉开始出现闭塞，烟雾血管旺盛；第5～6期颅内动脉闭塞加重，颅底烟雾渐消失，大量颅内外异常血管吻合形成（表11-23）。

表11-23 烟雾病脑血管造影铃木分期

分期	脑血管造影表现
1期	双侧颈内动脉虹吸段狭窄，无烟雾状血管
2期	烟雾状血管开始出现
3期	烟雾状血管增加
4期	烟雾状血管开始减少
5期	烟雾状血管明显减少
6期	烟雾状血管消失

【使用说明】

1. 该表是目前最常采用的，也是国际通用的对烟雾病颅内血管狭窄/闭塞程度进行分期的标准。

2. 使用该分期标准时需注意脑血管造影表现与患者的病情轻重并不平行，分期靠后并不意味着临床表现就一定严重。

第四节　脑卒中神经功能缺损评分

NIHSS量表

1989年，Thmos等为了急性脑卒中的治疗研究，设计了一个15个项目的神经功能检查量表。它从三个量表（Toronto Stroke Scale，Oxbury Initial Severity Scale和Cincinnati Stroke Scale）中选取有意义的项目组成的一个量表，它包含每个主要脑动脉病变可能出现的神经系统检查项目（如视野评测大脑后动脉梗死），并且从Edin-burg-2昏迷量表中选取的两个项目来补充精神状态检查。经过与NINDS（The National Institute of Neurological and Stroke）的研究人员讨论，增加了感觉功能、瞳孔反应和足底反射项目。美国国立卫生院脑卒中量表是目前世界上较为通用的、简明易行的脑卒中评价指标，它较为全面地评价了脑卒中后的功能障碍，评价标准客观，可操作性强（表 11-24）。

表 11-24　NIHSS 量表

项　目	评分标准
1A. 意识水平 注：即使不能全面评价（如气管插管、语言障碍、气管创伤及绷带包扎等），检查者也必须选择 1 个反应。只在患者对有害刺激无反应时（不是反射）才能记录 3 分	0 分＝清醒，反应灵敏 1 分＝嗜睡（轻微刺激能唤醒患者有反应，可回答问题，执行指令） 2 分＝昏睡或反应迟钝（需反复刺激、强烈或疼痛刺激才有非刻板的反应） 3 分＝昏迷，仅有反射性活动或自发反应或完全无反应、软瘫或无反射
1B. 意识水平提问 注：月份，年龄。回答必须正确，不能大致正常。失语和昏迷者不能理解问题记 2 分，因气管插管、气管创伤、严重构音障碍、语言障碍或其他任何原因不能说话者（非失语所致）记 1 分。可书面回答。仅对初次回答评分，检查者不要提示	0 分＝两项均正确 1 分＝一项正确 2 分＝两项均不正确
IC. 意识水平指令 注：要求睁眼、闭眼；非瘫痪手握拳、张手。仅对最初反应评分，有明确努力但未完成的也给分。若对指令无反应，用动作示意，然后评分。对有创伤，截肢或其他生理缺陷者，应给予适宜的指令	0 分＝两项均正确 1 分＝一项正确 2 分＝两项均不正确
2. 凝视 注：只测试水平眼球运动。对随意或反射性眼球运动记分。若眼球侧视能被自主或反射性活动纠正，记 1 分。若为周围性眼肌麻痹记 1 分。对失语者，凝视是可以测试的。对眼球创伤、绷带包扎、盲人或有视觉、视野疾病者，由检查者选择一种反射性运动来测试，建立与眼球的联系，然后从一侧向另一侧运动，偶尔能发现凝视麻痹	0 分＝正常 1 分＝部分凝视麻痹（单眼或双眼凝视异常，但无被动凝视或完全凝视麻痹） 2 分＝强迫凝视或完全性凝视麻痹（不能被眼头动作克服）
3. 视野 注：如果患者能看到侧面的手指，记录正常。如果单眼盲或眼球摘除，检查另一只眼。明确的非对称盲（包括象限盲），记 1 分。任何原因的全盲记 3 分。濒临死亡的记 1 分，结果用于回答问题 11	0 分＝无视野缺损 1 分＝部分偏盲（包括象限盲） 2 分＝完全偏盲 3 分＝双侧偏盲（全盲，包括皮质盲）

续表

项　　目	评分标准
4. 面瘫 注:语言指令或动作示意,要求患者示齿、扬眉和闭眼。对反应差或不能理解的患者,根据有害刺激时表情的对称情况评分	0分=正常 1分=轻度面瘫(鼻唇沟变平、微笑时不对称) 2分=部分面瘫(下面部完全或几乎完全瘫痪) 3分=完全面瘫(单或双侧瘫痪,上下面部缺乏运动)
5. & 6. 上下肢运动 注:置肢体于合适的位置,上肢伸展:坐位90°,卧位45°;下肢卧位抬高30°。若上肢在10s内下落、下肢在5s内下落,记1～4分。对失语者用语言或动作鼓励,不用有害刺激。依次检查每个肢体,自非瘫痪上肢开始。对意识水平下降患者,可通过对痛刺激的反应来估计。若表现为反射性动作,记4分	上肢 0分=无下落,于要求位置坚持10s 1分=能抬起但不能坚持10s,下落时不撞击床或其他支持物 2分=可适当抵抗重力,但不能维持坐位90°或仰位45° 3分=不能抵抗重力,肢体快速下落 4分=无运动 9分=截肢或关节融合,解释: 5a 左上肢　5b 右上肢 下肢 0分=无下落,抬高30°坚持5s 1分=5s内下落,不撞击床 2分=5s内较快下落到床上,可部分抵抗重力 3分=立即下落到床上,不能抵抗重力 4分=无运动 9分=截肢或关节融合,解释:________ 6a 左下肢　6b 右下肢
7. 肢体共济失调 注:目的是发现一侧小脑病变。检查时睁眼,若有视力障碍,应确保检查在无视野缺损中进行。双侧指鼻试验、跟-膝-胫试验,共济失调与无力明显不呈比例时记分。若患者不能理解或肢体瘫痪不记分。盲人用伸展的上肢摸鼻。若为截肢或关节融合记9分,并解释。昏迷者记9分	0分= 无 1分= 一个肢体有 2分= 两个肢体有,共济失调在: 右上肢　1分= 有,2分= 无, 9分= 截肢或关节融合,解释________ 左上肢　1分= 有,2分= 无 9分= 截肢或关节融合,解释________ 右上肢　1分= 有,2分= 无, 9分= 截肢或关节融合,解释________ 左下肢　1分= 有,2分= 无, 9分= 截肢或关节融合,解释________ 右下肢　1分= 有,2分= 无

续表

项　　目	评分标准
8. 感觉 注:用针尖刺激和撤除刺激观察昏迷或失语者的感觉和表情。只对与脑卒中有关的感觉缺失评分。偏身感觉丧失者需要精确检查,应测试身体多处:上肢(不包括手)、下肢、躯干、面部。严重或完全的感觉缺失记2分。昏睡或失语者记1或0分。脑干卒中双侧感觉缺失记2分。无反应或四肢瘫痪者记2分。昏迷患者(1A= 3)记2分	0分＝正常 1分＝轻-中度(患者感觉针刺不锐利或迟钝,或针刺觉缺失,或仅有触觉) 2分＝完全感觉缺失(面,上肢,下肢无触觉)
9. 语言 注:命名,阅读测试。要求患者描述图片上发生了什么、说出物品名称、读所列的句子。若视觉缺损干扰测试,可让患者识别放在手上的物品,重复和发音。气管插管者手写回答。昏迷的记3分。给恍惚或不合作者选择一个记分,但3分仅给哑的或一点都不执行指令的人	0分＝无失语 1分＝轻-中度失语(流利程度和理解能力有些缺损,但表达无明显受限) 2分＝严重失语(患者语言表达破碎,检查者须推理、询问、猜测,交流困难) 3分＝哑或完全失语;不能讲或不能理解
10. 构音障碍 注:读或重复表上的单词。若有严重的失语,评估自发语言时发音的清晰度。有些发音不清,但能被理解,记1分;言语不清,不能被理解,或是哑人/口吃,记2分。若因气管插管或其他物理障碍不能讲话,记9分。同时注明原因。不要告诉患者为什么作测试。昏迷者记9分	0分＝正常 1分＝轻-中度,至少有些发音不清,虽有困难但能被理解 2分＝严重,言语不清,不能被理解 9分＝气管插管或其他物理障碍
11. 忽略 注:若患者严重视觉缺失影响视觉忽略的检查,皮肤刺激正常,则记为正常。若失语者确实表现为关注两侧,记正常。视觉空间忽略或疾病感缺失可作为忽略的证据	0分＝正常 1分＝视、触、听、空间或个人的忽略;或对任何一种感觉的双侧同时刺激忽略 2分＝严重的偏身忽略;超过一种形式的偏身忽略;不认识自己的手;只对一侧空间定位

注: 按表评分，记录结果。不要更改记分，记分所反映的是患者实际情况，而不是医师认为患者应该是什么情况。快速检查同时记录结果。除非必要的指点，不要训练患者（如反复要求患者做某种努力）。如部分项目未评定，应在表格中详细说明。

【使用说明】

1. NIHSS量表主要用于评估最近有脑卒中病史的患者，其总分等于15项参数的得分总和，评分越低，表示患者的状态越好。该量表简洁、可靠，但敏感度较低。

2. 输注 tPA 24h 后 NIHSS 全部评分下降 4 分或以上，认为有效。

3. NIHSS评分基本原则：记录该患者的第一个反应，即使后面的反应可能更好；注意只记录患者做到的，而不是您认为他能够做到的；边检查边记录，尽量避免诱导患者；对于无法评价的项目，请记录评分为“9”，计算机统计学处理时将之自动按缺省值 NIHSS分值 0～42 分，但最严重者最多 40 分，因四肢瘫痪时共济失调评为 0 分，病情分级：轻型为 1～4 分，中型为 5～15 分，中重型为 16～20 分，重型 20 分以上。

4. 该表具体操作说明如下。

1a. 意识水平　询问患者 2～3 个关于住院环境的一般性问题。在开始量表评定之前，假定检查者已正式问过病史。根据回答，用 4 分表打分。不要训练。3 分只给予严重损害的患者。最好的反应是对伤害性刺激发生反射性姿势运动。如果在 1 分和 2 分间难以决定，继续问病史，直到你认为足以评定意识水平。

1b. 意识水平提问　问患者“你多大年纪了”并等待回答。再问“现在是几月”。记录错误回答的数目。如果“接近”，不算对。不能说话的可以书写。不要说出一些可能的答案让患者选。这会“训练”患者。只根据初次回答评分。这一项不能记为“无法查”（注意，在录像中，一个气管插管患者被给予一系列答案做选择，但此人得分仍是 1 分）。深昏迷（1a＝3）的患者得 2 分。

1c. 意识水平指令　告诉患者“睁开眼”、“闭上眼”，再让他用非瘫痪侧肢体“握拳”、“伸开手掌”。如果截肢或其他生理残疾使其无法完成，用另一种适合的一步指令。不能使用提示性的语句，这些只能用于把眼睛和手置于适合检查的位置。即检查时如果患者一开始是闭着眼的，就让他睁眼。打分是根据第二个语句“闭上眼”。计数错误反应的个数。如果患者明显尝试去完成操作任务，因无力、疼痛或其他障碍而不能完成，算对。只能给首次尝试打分，并且问题只问一次。

2. 最佳凝视　这一项的目的是观察水平性眼球运动并打分。为此，用主动性或反射性刺激。如果一眼或两眼有异常，记 1 分。只有当强迫性眼球偏斜不能被头眼动作克服时，记 2 分。不要做冷热水试验。在失语或意识模糊的患者，建立目光接触，绕床走，是有帮助的。这一项是观察首次反应及不能训练原则的例外。如果患者不能主动凝视，头眼动作、眼球注视和追踪检查者的方法可用来提供更强的检查刺激。

3. 视野　视野的检查，正如录像所示，用指数或手指活动对诊以分别评价上下象限。3 分只用于任何原因导致的盲，包括皮质盲。2 分只用于完全性偏盲。任何部分性视野缺损，包括象限盲，记 1 分。

4. 面瘫　让患者“呲牙”、“扬眉”、“紧闭双眼”，失语或模糊的患者用伤害性刺激的反应评价。打分办法：任何明确的上运动神经元面瘫记 2 分。记 0 分时，必须功能完全正常。两者之间的状况，包括鼻唇沟变浅，打 1 分。严重昏睡或昏迷的患者，双侧瘫痪的患者，单侧下运动神经元面部无力的患者，记 3 分。

5. 上肢运动及 6. 下肢运动　当测上臂时，手心须向下。大声数，让患者听到，直到肢体确实碰到床或其他支持物。只有无任何力量的患者记 3 分，除外肢体放在床上可以在命令下稍微活动者。如果你先测非偏瘫侧肢体，失语患者可能会理解你想测什么。不要同时测双侧肢体。当释放肢体时，注意开始时有无上下摇晃。只有在摇晃后有漂移者，记为异常。不要用语言训练患者。看着患者大声喊着计数，并用手指示意计数。释放肢体的瞬间开始计数（注意在一些录像中，检查者错误地在计数前延迟数秒）。当检查运动下肢时，患者必须仰卧位以使重力效应完全标准化。注意检查者不再被要求识别偏瘫的上肢或下肢。每个肢体给 4 分。

7. 肢体共济失调　共济失调必须明确地与任何无力不成比例。用指鼻试验和跟-膝-胫试验，计数共济失调的肢体数目。最大为 2 个。如果肢体最初被检查者被动移动，失语者经常正确完成检查。否则，无共济失调，这一项记 0 分。如果无力患者有轻微共济失调，你又不能确定其是否与无力不成比例，记 0 分。只有当共济失调表现出来时，才算阳性。

8. 感觉　不要测肢体末端，也就是手和足。因为可能会有无关的周围神经病。不要隔着衣服查。

9. 最佳语言　估计大多数检查者将根据问病史和前面各项中的信息打分。所附图片和命名卡片（图 11-5）用于证实你的印象。

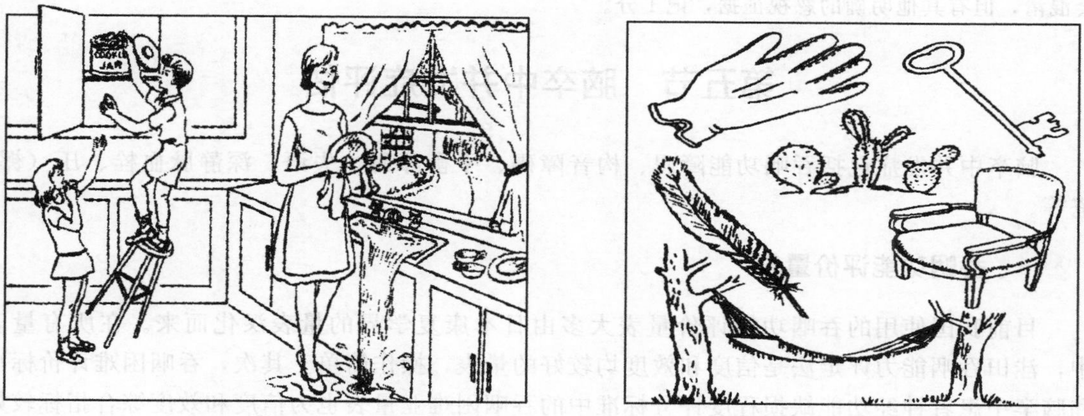

(a)　(b)

请你读出下列句子

知道

下楼梯

回家做饭

在学校复习

发表精彩演讲

(c)

请你读出下列单词

妈妈

大地

飞机飞机

丝绸

按时开工

吃葡萄不吐葡萄皮

(d)

图 11-5　识读检查图

做完正规测试后常会发现意外的困难。所以，每个患者必须用图片、命名卡片和句子来测试。只有完全哑或者昏迷患者记 3 分。轻微失语记 1 分。用所有提供的材料决定选 1 分还是 2 分。估计患者漏掉了超过 2/3 命名物体和句子或执行了非常少和简单的一步指令者，记 2 分。这一项是第一反应原则的例外。因为很多困难工具被用来测定语言。脑卒中量表每个打分都有大量缺损的例子。因为回答问题的变数很大。

10. 构音障碍　用附录词表（图 11-5）测试所有患者。不要告诉患者你是在测试语言清晰度。经常能发现一个或多个单词的含糊。否则这些患者会被记为正常。0 分只给予阅读所有单词都不含糊的患者。失语患者和不能读的患者的打分是根据其自发言语和让他们重复你大声读出的单词。2 分只给予任何有意义的方式都不能听懂的人或哑人。这个问题，正常语言记为 0 分，无反应患者记

2分。

11. 忽视和不注意　神经科医师测试忽视的方法稍有不同。所以，尽可能只检查视觉双侧同时刺激和皮肤刺激。如果一侧不能辨别两种形式，记2分。如果不能辨别一种，记1分。如果患者不会混淆，但有其他明确的忽视证据，记1分。

第五节　脑卒中并发症评估

脑卒中并发症包括吞咽功能障碍、构音障碍、平衡障碍、失语、深静脉血栓、压（褥）疮等。

一、吞咽功能评价量表

目前我国使用的吞咽功能评价量表大多由日本康复学界的量表汉化而来。在所有量表中，洼田吞咽能力评定法是信度和效度均较好的量表，操作简单。其次，吞咽困难评价标准和脑卒中患者神经功能缺损程度评分标准中的吞咽困难亚量表也为信度和效度综合指标较好的量表。

（一）洼田吞咽能力评定法

见表11-25。

表11-25　洼田吞咽能力评定法

评价内容	分级
任何条件下均有吞咽困难或不能吞咽	1级
3种条件均具备则误吸减少	2级
具备2种条件则误吸减少	3级
如选择适当食物，则基本上无误吸	4级
如注意进食方法和时间基本上无误吸	5级
吞咽正常	6级

【使用说明】

1. 该量表提出3种能减少误吸的条件：帮助的人、食物种类、进食方法和时间。根据患者需要条件的多少及种类逐步分级，分为1～6级，级别越高吞咽障碍越轻，6级为正常。

2. 疗效判定标准：无效，治疗前后无变化；有效，吞咽障碍明显改善，吞咽分级提高1级；显效，吞咽障碍缓解2级，或接近正常。

3. 重测信度较好，评定者间信度达到统计学意义。可预测患者是否发生误吸、住院期间的肺炎及出院时的营养状态（皮脂厚度）。项目定义也容易理解和使用，操作简单，是一个较好的量表。

（二）吞咽困难评价标准

吞咽困难评价方法（表11-26）主要根据洼田提出的对吞咽功能障碍评价标准，对吞咽肌功能进行评价。

表 11-26 吞咽困难评价标准

肌群	分级			
	Ⅰ级	Ⅱ级	Ⅲ级	Ⅳ级
舌肌	可紧抵上腭及左右牙龈	可紧抵上腭，但不能抵左右牙龈	可上抬，但不能达上腭	不能上抬
咀嚼肌及颊肌	可左右充分偏口角，鼓气叩颊不漏气，上下牙齿咬合有力	鼓气可紧缩，叩颊漏气，上下牙齿咬合，一侧有力、一侧力弱	鼓气叩不紧，有咬合动作，但力弱	鼓气完全不能，咬合动作不能
咽喉肌	双软腭上举有力	一侧软腭上举有力	软腭上举无力	软腭不能上举

【使用说明】

1. 该评价标准在经饮水试验初步筛选后，从康复角度对参与吞咽功能的咀嚼肌及颊肌、舌肌、咽喉肌的能力给予评价。以肌力减弱的程度分为 4 级，Ⅰ级为正常肌力。

2. 优点：重测信度及评定者间信度很好，可以预测误吸。缺点：效标效度很差，不能预测住院期间是否发生肺炎，对营养状态不能预测。该量表效度较差可能是由于它主要评估吞咽肌力的原因。临床上如果想观察患者吞咽肌肌力的减弱经过康复锻炼后有没有恢复，其程度如何，可使用该量表，但不期望它能预测吞咽困难的程度及肺炎的发生。

（三）脑卒中患者神经功能缺损程度评分标准中的吞咽困难评价亚量表

见表 11-27。

表 11-27 脑卒中患者神经功能缺损程度评分标准中的吞咽困难亚量表

评价内容	分数
没有异常	0分
有一定困难，吃饭或喝水缓慢，喝水时停顿比通常次数多	2分
进食明显缓慢，避免一些食物或流食	4分
仅能吞咽一种特殊的饮食，如单一的或绞碎的食物	5分
不能吞咽，必须用鼻饲管	6分

【使用说明】

1. 该评价方法来自于我国“脑卒中患者神经功能缺损程度评分标准”中的吞咽功能评定的亚量表。

2. 疗效判定标准：无效，治疗后无得分增加；有效，治疗后得分增加 1 级。

3. 优点：重测信度及评定者间信度很好。具有很好的效标效度，能够预测吞咽困难患者是否发生误吸及出院时营养状态。项目定义简单，省时好用。

4. 缺点：不能预测住院期间是否发生肺炎。

二、改良 Frenchay 构音障碍评分

该评分由河北省人民医院康复中心修改，对构音障碍进行评定，见表 11-28。

表 11-28　改良的 Frenchay 构音障碍评定法

项目	评价内容	分级内容
反射	A. 咳嗽：提出问题："当你吃饭或喝水时，你咳嗽或呛咳吗？""你清嗓子有困难吗？"	a 级＝没有困难。 b 级＝偶有困难，咳、呛或有时食物进入气管，患者主诉进食必须小心。 c 级＝患者必须小心，每日呛咳 1～2 次，清痰可能有困难。 d 级＝吃饭或喝水时频繁呛咳，或有吸入食物的危险。偶尔不是在吃饭时呛咳，例如，咽唾液也可呛咳。 e 级＝没有咳嗽反射，用鼻饲管进食或在吃饭、喝水、咽唾液时，连续咳嗽
	B. 吞咽：　如有可能，亲眼观察患者喝下 140ml 温开水和吃 2 块饼干，要求其尽可能快地完成。并询问患者吞咽时有无困难，记录有关进食的速度及饮食情况	正常：时间是 4～15s，平均 8s。 异常缓慢：超过 15s
	C. 流涎：询问患者有无流涎，并在会话期间观察之	a 级＝没有流涎。 b 级＝嘴角偶有潮湿，患者可能叙述夜间枕头是湿的（一些正常人在夜间也可有轻微的流涎），当喝水时轻微流涎。 c 级＝当倾身或精力不集中时流涎，稍能控制。 d 级＝在静止状态下流涎非常明显，但不连续。 e 级＝连续不断的过多流涎，不能控制
呼吸	A. 静止状态：　根据患者坐时和没有说话时的情况，靠观察作出评价；当评价有困难时，需要向患者提出下列要求：让患者闭嘴深吸气，当听到指令后尽可能缓慢地呼出，并记下所用的秒数，正常能平稳地呼出而且平均用时为 5s	a 级＝没有异常。 b 级＝由于呼吸控制较差，极偶然地中止平稳呼吸，患者可能声明他感到必须停下来，作一次深呼吸，即需要外加的一次呼吸来完成。 c 级＝患者必须说得快，因为呼吸控制较差，声音可能消失，可能需 4 次以上呼吸才能完成这一要求。 d 级＝用吸气或呼气说话，或呼吸非常表浅，只能运用几个词，不协调，且有明显可变性，患者可能需要 7 次呼吸来完成这一要求。 e 级＝由于整个呼吸缺乏控制，言语受到严重障碍，可能一次呼吸只能说一个词
	B. 言语时：　同患者谈话并观察呼吸：问患者在说话时或其他场合下有无气短。下面的要求常用来辅助评价：让患者尽可能快地一口气数到 20（10s 内），检查者不应注意受检者的发音，只注意完成所需呼吸的次数。正常情况下要求一口气完成，但是对于腭咽闭合不全者，很可能被误认为是呼吸控制较差的结果，这时可让患者捏住鼻子来区别	a 级＝没有异常。 b 级＝由于呼吸控制较差，极偶然地中止平稳呼吸，患者可能声明他感到必须停下来，作一次深呼吸，即需要外加的一次呼吸来完成。 c 级＝患者必须说得快，因为呼吸控制较差，声音可能消失，可能需 4 次以上呼吸才能完成这一要求。 d 级＝用吸气或呼气说话，或呼吸非常表浅，只能运用几个词，不协调，且有明显可变性。患者可能需要 7 次呼吸来完成这一要求。 e 级＝由于整个呼吸缺乏控制，言语受到严重障碍，可能一次呼吸只能说一个词

续表

项目	评价内容	分级内容
唇的运动	A. 静止状态：　当患者不说话时，观察唇的位置	a 级= 没有异常。 b 级= 唇轻微下垂或不对称，只有熟练检查者才能观察到。 c 级= 唇下垂，但是患者偶尔试图复位，位置可变。 d 级= 唇不对称或变形是显而易见的。 e 级= 严重不对称，或两侧严重病变，位置几乎不变化
	B. 唇角外展：　要求患者做一个夸张的笑。示范并鼓励患者唇角尽量抬高，观察患者双唇抬高和收缩的运动	a 级= 没有异常。 b 级= 唇轻微下垂或不对称，只有熟练检查者才能观察到。 c 级= 严重变形，只有一侧唇角抬高。 d 级= 患者试图做这一动作，但是外展和抬高两项均在最小范围。 e 级= 患者不能在任何一侧抬高唇角，没有唇的外展
	C. 闭唇鼓腮：　让患者按要求完成下面的一项或两项动作，以帮助建立闭唇鼓腮时能达到的程度：让患者用气鼓起面颊并坚持 15s，示范并记录患者所用的秒数，注意有无气从唇边漏出。若有鼻漏气，治疗师应该用拇指、示指捏住患者的鼻子，让患者清脆地发“p”音 10 次，并鼓励患者夸张这一爆破音，记下所用的秒数，并观察发“p”音后闭唇的连贯性	a 级= 极好的唇闭合，能保持唇闭合 15s 或用连贯的唇闭合来重复发出“p”音。 b 级= 偶尔漏气，气冲出唇在爆破音的每次发音中唇闭合不一致。 c 级= 患者能保持唇闭合 7～10s，在发音时观察有唇闭合，但不能坚持，听不到发音。 d 级= 很差的唇闭合，唇的一部分闭合丧失，患者试图闭合，但不能坚持，听不到发音。 e 级= 患者不能保持任何唇闭合，看不见也听不到患者发音
	D. 交替动作：　让患者在 10s 内重复发“u”、“i”10 次。让患者做夸张动作并使速度与动作相一致(每秒做一次)，记下所用秒数，可不必要求患者发出声音	a 级= 患者能在 10s 内有节奏地连续做这两个动作，显示出很好的唇收拢和外展。 b 级= 患者能在 15s 内连续做这两个动作，在唇收拢和外展时，可能出现有节奏地颤抖或改变。 c 级= 患者试图做这两个动作，但是很费力，一个动作可能在正常范围内，但是另一个动作严重变形。 d 级= 可辨别出唇形有所不同，或一个唇形的形成需做 3 次努力。 e 级= 患者不可能做任何动作
	E. 言语时：　观察会话时唇的动作(运动)，重点注意唇在所有发音时的形状	a 级= 唇动作(运动)在正常范围内。 b 级= 唇动作(运动)有些减弱或过度，偶有漏音。 c 级= 唇动作(运动)较差，听起呈现微弱的声音或爆破音，嘴唇形状有许多遗漏。 d 级= 患者有一些唇动作(运动)，但听不到发音。 e 级= 没有观察到两唇的动作(运动)，或在试图说话时唇的运动

续表

项目	评价内容	分级内容
颌的位置	A. 静止状态：当患者没有说话时观察颌的位置	a级＝颌自然地处于正常位置。 b级＝颌偶尔下垂，或偶尔过度闭合。 c级＝颌下垂松弛地张开，偶尔试图闭合或频繁试图复位。 d级＝大部分时间颌松弛地张开，且可看到缓慢不随意的运动。 e级＝颌下垂很大地张开着，或非常紧地闭住，偏斜非常严重，不能复位
	B. 言语时：当患者说话时观察其颌的位置	a级＝无异常。 b级＝疲劳时有最小限度的偏离。 c级＝颌没有固定的位置或颌明显痉挛，但是在有意识的控制之下。 d级＝明显存在一些有意识的控制，但是有严重的异常。 e级＝在试图说话时，颌没有明显运动
软腭运动	A. 反流：观察并询问患者吃饭或喝水时，饭或水是否进入鼻腔	a级＝无进入鼻腔。 b级＝偶尔进入鼻腔，咳嗽时偶然出现。 c级＝患者诉说一周内发生几次。 d级＝在每次进餐时，至少有一次。 e级＝患者进食流质或食物时，接连发生困难
	B. 抬高：让患者发"啊-啊-啊"5次，在每个"啊"之间有一个充分的停顿，目的是使软腭有时间下降，观察患者在活动时间内软腭的运动情况	a级＝软腭运动充分保持对称性。 b级＝轻微的不对称，但是运动能完成。 c级＝在所有的发音中软腭运动减退，或严重不对称。 d级＝软腭仅有一些最小限度的运动。 e级＝软腭无抬高或无运动
	C. 言语时：在会话中出现鼻音和鼻漏气音，可以用下面的要求来帮助评价：让患者说："妹(mei)"，"配(pei)"，"内(nei)"，"贝(bei)"，治疗师注意此时唇的变化	a级＝共鸣正常，没有鼻漏音。 b级＝轻微的鼻音过重和不平稳的鼻共鸣或偶然有轻微的鼻漏气音。 c级＝中度的鼻音过重或缺乏鼻共鸣，有一些鼻漏气音。 d级＝中到过重的鼻音或缺乏鼻共鸣，或明显的鼻漏气音。 e级＝严重的鼻音或鼻漏气音
喉的运动	A. 发音时间：让患者尽可能地说"啊"，记下所用的秒数和每次发音清晰度	a级＝患者能持续发"啊"15s。 b级＝患者能持续发"啊"10s。 c级＝患者能持续发"啊"5～10s。 d级＝患者能清楚持续发"啊"3～5s，或能发"啊"5～10s，但是明显沙哑。 e级＝患者不能持续发"啊"3～5s

续表

项目	评价内容	分级内容
喉的运动	B. 音高：让患者唱音阶(至少6个音符)，并在患者唱时作评价	a级＝无异常。 b级＝好，但是患者显出一些困难，嗓音嘶哑或吃力。 c级＝患者能表现4个清楚的音高变化，不均匀地上升。 d级＝音高变化极小，显出高低音间有差异。 e级＝音高无变化
	C. 音量：让患者从1数到5，逐渐增大音量。开始用低音，结束用高音	a级＝患者能用有控制的方式来改变音量。 b级＝中度困难，偶尔数数声音相似。 c级＝音量有变化，但是有明显的不均匀改变。 d级＝音量只有轻微的变化，很难控制。 e级＝音量无变化或者全部变小或过大
	D. 言语：注意患者在会话中发音是否清晰，音量和音高是否适宜	a级＝无异常。 b级＝轻微的沙哑，或偶尔不恰当地运用音量或音高，只有治疗师能注意到这一轻微的改变。 c级＝由于话语长，音质发生变化，频繁地调整发音或音高困难。 d级＝发音连续出现变化，在持续发音及音调音高上都有困难，如果其中任何一项始终有困难，评分应该定在这一级上。 e级＝声音严重异常，可以明显出现两个或全部的下面的特征：连续的沙哑、连续不恰当地运用音高和音量
舌的运动	A. 静止状态：让患者张开嘴，在静止状态下观察舌1min，如果患者保持张嘴有困难，可用压舌板放在其牙齿两边的边缘	a级＝无异常。 b级＝舌显出偶尔的不随意运动，或最低限度的偏离。 c级＝舌明显偏向一边，或不随意运动明显。 d级＝舌的一侧明显皱缩，或成束状。 e级＝舌显出严重的不正常，即舌体小，皱缩过度肥大
	B. 伸出：让患者完全伸出舌，并收回5次，速度要求是4s内收缩4次，记下所用的秒数	a级＝舌在正常范围内平稳活动。 b级＝活动慢(4～6s)，其余正常。 c级＝伸舌不规则，或伴随面部怪相，伴有明显的震颤或在6～8s完成。 d级＝患者只能把舌伸出唇，或运动不超过2次，完成时间超过8s。 e级＝患者不能做这一动作，舌不能伸出唇
	C. 抬高：让患者把舌伸出指向鼻，然后向下指向下颌，连续5次。在做这一动作时鼓励保持张嘴，速度要求为6s内运转5次，记录测试时间	a级＝无异常。 b级＝活动好，但慢(8s内)。 c级＝两个方向均能运动，但吃力或不完全。 d级＝只能向一个方向运动，或运动迟钝。 e级＝患者不能完成这一活动，舌不能抬高或下降

续表

项目	评价内容	分级内容
舌的运动	D. 两侧运动：让患者伸舌，从一边到另一边运动5次，在4s内示范这一要求，记录所用的秒数	a级= 无异常。 b级= 运动好，但慢，5～6s内完成。 c级= 能向两侧运动，但吃力或不完全，可在6～8s内完成。 d级= 只能向一侧运动或不能保持，8～10s完成。 e级= 患者不能做任何运动，或要超过10s才可能完成
	E. 交替动作：让患者以尽可能快的速度说“喀(kɑ)”、“拉(lɑ)”，共10次，记录完成所需的秒数	a级= 无困难。 b级= 有一些困难，轻微的不协调，稍慢，完成要求需要5～7s。 c级= 一个发音较好，另一个发音较差，需10s才能完成。 d级= 舌在位置上有变化，能识别出不同的声音。 e级= 舌没有位置的改变
	F. 言语时：记下舌在会话中的运动	a级= 无异常。 b级= 舌运动轻微不准确，偶尔发错音。 c级= 在会话过程中需自行纠正发音，由于缓慢的交替运动，使语言吃力，个别辅音省略。 d级= 严重的变形运动，发音固定在一个位置，舌位置严重改变，元音歪曲，且辅音频繁遗漏。 e级= 舌没有明显的运动
言语	A1. 读字：下面的字应一个字写在一张卡片上：居、热、爹、偌、刘、子、呼、洞、名、乐、贴、若、牛、冲、哭、伦、法、字、骄、船、女、围、南、搬、瓦、次、悄、床、吕、肥、兰、攀 方法与分级：打乱卡片，字面朝下放置，随意选12张卡片。注意：治疗师不要看卡片，患者自己或帮其揭开卡片，让患者读字，治疗师记下所能听明白的字。12张卡片中的前2个为练习卡，其余10个为测验卡。当患者读出所有的卡片时，用这些卡片对照所记下的字，把正确的字加起来，记下数量，用下列分级法评分	a级= 10个字均正确，言语容易理解。 b级= 10个字均正确，但是治疗师必须特别仔细地听，并猜测所听到的字。 c级= 7～9个字说得正确。 d级= 5个字说得正确。 e级= 2个或更少的字说得正确
	A2. 读句：清楚地将下面句子写在卡片上：这是风车、这是一半、这是工人、这是篷车、这是一磅、这是功臣、这是人名、这是阔绰、这是果子、这是人民、这是过错、这是果汁、这是公司、这是木船、这是诗词、这是工资、这是木床、这是誓词 方法与分级：运用这些卡片，按照前一部分所做的方法进行，用同样的分级法评分	a级= 10个句子均正确，言语容易理解。 b级= 10个句子均正确，但是治疗师必须特别仔细地听，并猜测所听到的字。 c级= 7～9个句子说得正确。 d级= 5个句子说得正确。 e级= 2个或更少的句子说得正确

续表

项目	评价内容	分级内容
言语	B. 会话：鼓励患者会话，大约持续5min，询问有关工作、所有业余爱好和亲属等	a级= 无异常。 b级= 言语正常，但可理解，偶尔需患者重复。 c级= 言语严重障碍，其中能明白一半，经常重复。 d级= 偶尔能听懂。 e级＝完全听不懂患者的语言
	C. 速度：从“B会话”测验的录音带中，判断患者的言语速度，计算每分钟的字量，对应右侧表中的分级填在表11-29中。正常言语速度为2个字/秒左右，100～200字/分钟，每一级为每分钟12个字	a级= 每分钟108个字以上。 b级= 每分钟84～95个字。 c级= 每分钟60～71个字。 d级= 每分钟36～47个字。 e级= 每分钟23个字以下

【使用说明】

1. Frenchay构音障碍评价法从咳嗽反射、吞咽反射、呼吸、唇、颌、腭、喉、舌等方面来评价构音障碍的严重程度。通过该量表能为临床动态观察病情变化、诊断分型和疗效提供客观依据，并对治疗预后有指导意义。

2. 评测时间：一般轻症者只需15～30min，上午评测比下午评测效果好。测完后填写表11-29，由于a为正常，e为最严重，所以可以迅速看出异常的项目。

表11-29 改良的Frenchay构音障碍总结表

功能	严重程度	反射			呼吸		唇					颌		软腭			喉				舌						言语			
正常 异常	a																													
	b																													
	c																													
	d																													
	e																													
		咳嗽	吞咽	流涎	静止状态	言语	静止状态	外展	闭唇	交替	言语	静止状态	言语	流涎	抬高	言语	时间	音高	音量	言语	静止状态	伸出	抬高	两侧运动	交替	言语	读词	读句	会话	速度

3. 注意事项

（1）对中重度患者，最好选项目分次进行，原则由易到难。

（2）最好一对一（即治疗师与患者之间进行），陪伴人员在旁时嘱其不能在患者执行指令时给予暗示或提示。

（3）在测试时，有些患者因流涎较多而影响构音言语动作时，可让患者做吞咽动作，或用纸或手巾擦拭口水，并让患者做一次深吸气和呼气动作再继续测试。

三、平衡量表

1989 年 Berg 等制订了该量表，主要评价患者平衡能力和协调能力。该量表是目前国际上对于脑卒中患者最常使用的平衡量表，在脑卒中不同的恢复阶段显示出较好的信度、效度和敏感性（表 11-30）。

表 11-30 Berg 平衡量表（Berg balance scale，BBS）

项目	评价内容	分数/分	评定结果		
			第一次：月 日	第二次：月 日	第三次：月 日
从坐到站	不需要帮助，独立稳定地站立	4			
	需要手的帮助，独立地由坐到站	3			
	需要手的帮助并且需要尝试几次才能站立	2			
	需要别人最小的帮助来站立或保持稳定	1			
	需要别人中度或最大帮助来站立	0			
无支撑站立	能安全站立 2min	4			
	在监护下站立 2min	3			
	无支撑站立 30s	2			
	需要尝试几次才能无支撑站立 30s	1			
	不能独立站立 30s	0			
无支撑情况下站立，双脚放在地板或凳子上	能安全地坐 2min	4			
	无靠背支持地坐 2min，但需要监护	3			
	能坐 30s	2			
	能坐 10s	1			
	无支撑的情况下不能坐 10s	0			
从站到坐	轻松用手即可安全地坐下	4			
	需用手的帮助来控制下降	3			
	需用腿后部靠在椅子上来控制下降	2			
	能独立坐下，但不能控制下降速度	1			
	需帮助才能坐下	0			

续表

项目	评价内容	分数/分	评定结果 第一次：月　日	第二次：月　日	第三次：月　日
转移	需用手的少量帮助即可安全转移	4			
	需要手的帮助才能安全转移	3			
	需要语言提示或监护下才能转移	2			
	需一人帮助	1			
	需两人帮助或监护下才能安全转移	0			
闭目站立	能安全地站立 10s	4			
	在监护情况下站立 10s	3			
	能站 3s	2			
	站立很稳，但闭目不能超过 3s	1			
	需帮助防止跌倒	0			
双脚并拢站立	双脚并拢时能独立安全地站 1min	4			
	在监护情况下站 1min	3			
	能独立将双脚并拢但不能维持 30s	2			
	需帮助两脚才能并拢，但能站立 15s	1			
	需帮助两脚才能并拢，不能站立 15s	0			
站立情况下双上肢前伸距离	能够前伸超过 25cm	4			
	能够安全前伸超过 12cm	3			
	能够前伸超过 5cm	2			
	在有监护情况下能够前伸	1			
	在试图前伸时失去平衡或需要外界帮助	0			
站立位下从地面捡物	能安全容易地捡起拖鞋	4			
	在监护下能捡起拖鞋	3			
	不能捡起拖鞋但是能达到离鞋 2～5cm 处且可独立保持平衡	2			
	不能捡起，而且捡的过程需要监护	1			
	不能进行或进行时需要帮助他保持平衡预防跌倒	0			
站立位下从左肩及右肩上向后看	可从两边向后看，重心转移好	4			
	可从一边看，从另一边看时重心转移少	3			
	仅能向侧方转身但能保持平衡	2			
	转身时需要监护	1			
	需要帮助来预防失去平衡或跌倒	0			

续表

项目	评价内容	分数/分	评定结果 第一次：月 日	第二次：月 日	第三次：月 日
原地旋转360°	两个方向均可在4s内完成旋转360°	4			
	只能在一个方向4s内完成旋转360°	3			
	能安全旋转360°，但速度慢	2			
	需要严密的监护或语言提示	1			
	在旋转时需要帮助	0			
无支撑站立情况下用双脚交替踏台	能独立、安全地在20s内踏8次	4			
	能独立、安全地踏8次，但时间超过20s	3			
	能在监护下完成4次，但不需要帮助	2			
	在轻微帮助下完成2次	1			
	需要帮助预防跌倒/不能进行	0			
无支撑情况下两脚前后站立	脚尖对足跟站立没有距离，持续30s	4			
	脚尖对足跟站立有距离，持续30s	3			
	脚向前迈一小步但不在一条直线上，持续30s	2			
	帮助下脚向前迈一步，但可维持15s	1			
	迈步或站立时失去平衡	0			
单腿站立	能用单腿站立并能维持10s以上	4			
	能用单腿站立并能维持5～10s	3			
	能用单腿站立并能站立≥3s	2			
	能够抬腿，不能维持3s，但能独立站立	1			
	不能进行或需要帮助预防跌倒	0			

【使用说明】

1. 该表共分14个项目，每项记分为0～4分，总分为56分。得分小于40分表明跌倒风险增加。20min可以完成量表评定并给出得分。需要的设备包括一把椅子、凳子、一把尺子、一个秒表、助手。

2. 评分标准以及临床意义：BBS是把平衡功能从易到难分为14项，每一项分为5级，即0、1、2、3、4级。最高得4分，最低为0分，总积分最高为56分，最低为0分，分数越高平衡能力越好。当受试者不能按时间或距离完成，需要监督，或得到检查者的帮助，则要扣分。若截止分数大于45分，则患者跌倒风险较小。

3. BBS的内部一致性良好，总分Cronbach指数为0.96，各项指数从0.71到0.99。BBS的结构效度与BI及Fugl-Meyer脑卒中后感觉运动恢复量表（FM）有显著正相关性。BBS可辨认运动是否需要帮助，并能预测康复住院时间及出院时情况。

四、北京医院汉语失语症检查量表

北京医院汉语失语症检查量表（表11-31）由王新德、胡超群、高素荣、汤慈美等人1988年提出，王新德等于1996年修订，完成信度和效度检验，此表包括口语表达、听语理解、阅读、书写四大项目，有统一的指导语、评分标准、图片和文字卡片以及失语分类标准。

表11-31　北京医院汉语失语症检查量表

(1)口语表达

A. 自发语言

向患者提问：您叫什么名字？您多大岁数啦？您家住在哪儿？您做什么工作(或退休前做什么工作)？请简单说说您怎么不好或为什么到这儿来？观察患者回答时的自发语言。

自发语言特点有：缄默(哑)、单音调、刻板重复、说话费力、构音障碍、语调障碍、语量多(>100字/分)、语量少(<50字/分)、短语短(<3字)、缺实质意义词、无语法结构、错语(音素、词义、新语)等。

自发语言总评：缄默(哑)、刻板重复、非流利型口语、流利型口语、中间型口语。

B. 系列语言

让患者从1数到21。

C. 复述

让患者复述：门、九十五、四个四十七、百分之八十八、手和窗户、狗和机器、乌鲁木齐和呼和浩特、一个大花碗扣一个大活蛤蟆、他刚进门就又下雨又打雷、所机全微他合。

D. 命名(均为实物)

让患者命名：耳朵、钢笔、枕头、眉毛、表带、暖水瓶、抽屉、别针、大拇指(一指、大指头)、中指(三指)。

E. 颜色命名

出示颜色：红、蓝、绿、黑、白、黄，问患者：晴天的天空是什么颜色？春天的草是什么颜色？煤是什么颜色？少先队的领巾是什么颜色？

(2)听语理解

A. 听名指物

由检查者说出名字、纽扣、梳子。

B. 听名指图

让患者指出下列物品：铅笔、钥匙。

检查者说出名称让患者指出相应的图：马、鸡、香蕉、白菜、蝴蝶(图11-6)。

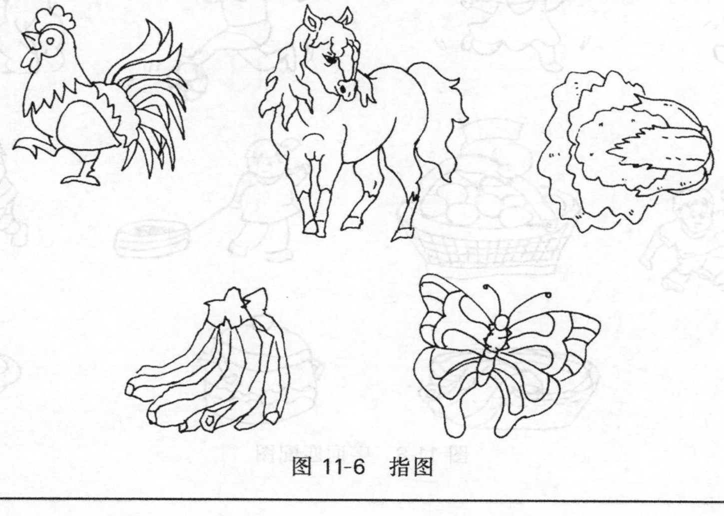

图11-6　指图

续表

C. 执行命令

让患者执行下述命令：闭上眼睛；举起手来；伸出舌头；用左手摸右耳；握拳头；用手指房顶。发出下述口令前，在被试者面前放纸、纽扣、铅笔、梳子和钥匙，然后问：请把梳子拿给我；把铅笔放在纸上；把钥匙放在纽扣的旁边；请把梳子放在铅笔和钥匙的中间。

D. 短句理解

问患者：一年有 12 个月，对吗？鸡蛋是树上长出来的，对吗？脸盆可以洗脸，对吗？个子高不一定年纪大，对吗？冬天比夏天热，对吗？男孩子打了女孩子，挨打的是女孩子，对吗？深红比粉红颜色浅，对吗？你亲弟弟的父亲是你父亲吗？一斤面比二斤面重，对吗？锤子可以用来钉钉子，对吗？

(3)阅读

A. 图形视觉感知辨识和再认(图 11-7)

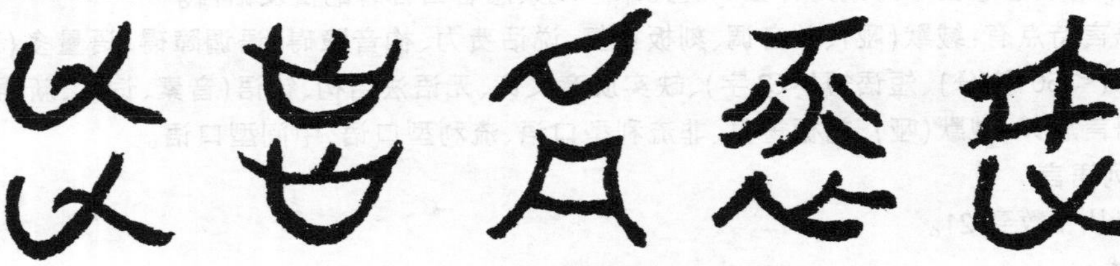

图 11-7 图形视觉感知辨识和再认

另给患者 5 张卡片，每张上有上述图形 1 个，让患者将卡片上的图与图 11-8 上的配对。

B. 字词阅读

先让患者朗读下列的词：鸡、鸭、鸟、兔、跑、跳、路、踢、打、提、拖、推、碗、盆、盘、锅、黄、蓝、绿。再让他指出图 11-9 中相应的图片，即字-图匹配(图 11-8)

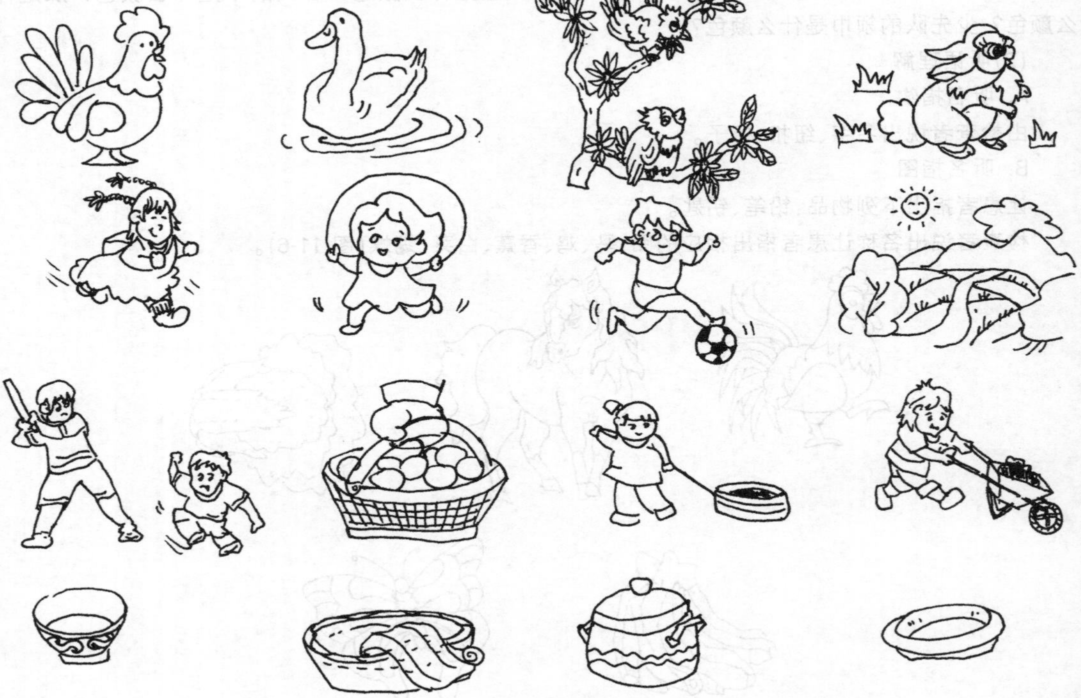

图 11-8 字词匹配图

续表

C. 语句阅读

出示卡片，先朗读：闭眼；指耳；指左眼（以上要求被试者执行动作）；雪是白的；煤不是黑的；人有两只手；老虎吃人猫也吃人；树比天高（以上要求被试者判断句子的正误）；狗咬人、男孩比女孩矮（以上为句-图匹配，图 11-9）。

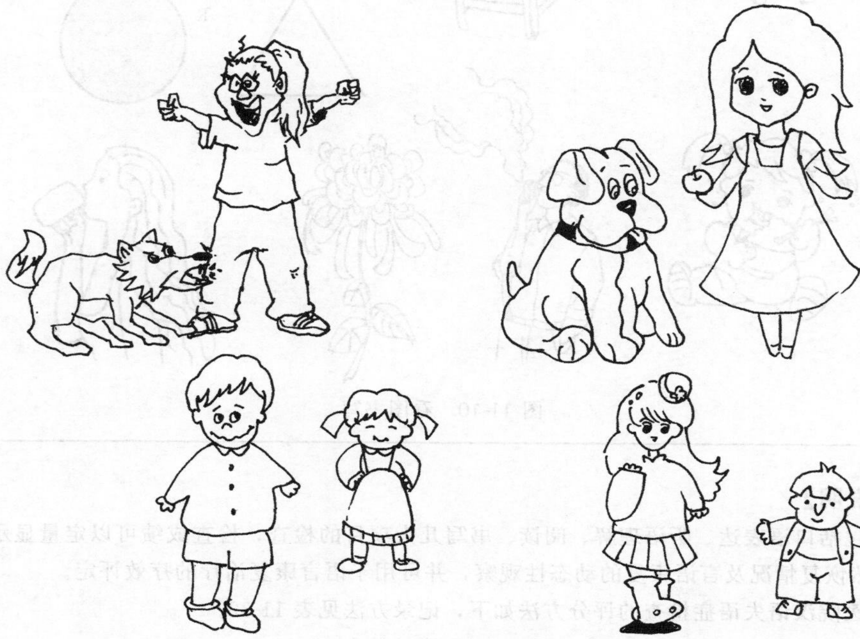

图 11-9　句-图匹配

D. 篇章阅读(点读)

小冬和小春姐妹俩一起参加少先队的文艺演出。小冬唱《十五的月亮》，小春跳红绸舞。小春跳舞获得了一等奖。小冬唱歌走了调没有获奖。根据上文，判断以下问题的正确与否：小冬和小春是两个小男孩；小冬和小春参加了青年团的文艺演出；小春表演的是红绸舞；小冬的文艺表演是打球；小冬和小春的演出都获了奖。

(4)书写

A. 抄写

让患者抄写"为了把我们的祖国建设成为一个繁荣富强的社会主义国家而努力奋斗。"

B. 听写

听写数字（7、15、42、193、1865）。单字（人、口、手、走）、词组（公共汽车、米饭、耳朵、报纸、医院）、短句（我们要为实现四个现代化贡献自己的一切力量）。

C. 自发书写

书写姓名、地址；病史或工作情况。

D. 看图书写

让患者看图 11-10，然后让他写出看见的椅子、圆、床、三角、红色、白色、吸烟、喝水、花、吃饭。

E. 系列书写

让患者从 1 写到 21。

续表

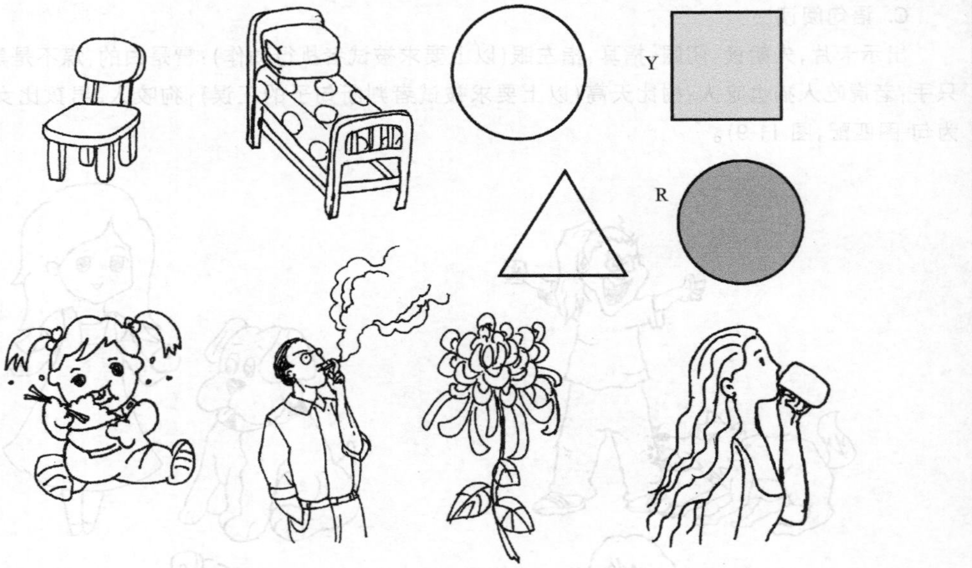

图 11-10　看图书写

【使用说明】

1. 此法包括口语表达、听语理解、阅读、书写几大项目的检查，检查成绩可以定量显示出失语症的类型、自然恢复情况及言语康复的动态性观察，并可用于语言康复治疗的疗效评定。

2. 北京医院汉语失语症检查的评分方法如下，记录方法见表 11-32。

(1) 口语

① 自发言语类型判断

a. 非流利型口语：说话费力、短语短（<3 字），语量少（<50 个字/分）、构音障碍、语调障碍、无语法。

b. 流利型口语：语量>100 字/分、不费力、短语>4 字、无构音语调障碍、找词停顿、缺实质意义词、错语（4 个字以上）。

c. 中间型口语：语量 51～99 字/分、不费力、可能有错语、能表达或部分表达。画线部分必须具备，并可定型。

② 系列语言：共 10 分。被试者如有困难，检查者可以提示，并可以用手示意，如说“1”伸一个手指，可以提示3～4 个数字，相应的被试者应数到 24～25。如被试者只数到 21，提示的数字在计分时应扣除。

③ 复述：共 10 分。每说出一项为 1 分。复述要求准确，如仅有构音障碍，且程度与自发言语一致，不算复述障碍。所谓准确，指不漏词，无错语，也不增加词。检查者应以每秒 2 字的速度说出。

④ 命名：共 10 分。每说出一项得 1 分。被试者有困难时可以提示。提示方式分为两种：语音提示，检查者说出第一个字的音；选词提示，说出 2～3 个词，包括正确的词在内，由被试者选。

⑤ 颜色命名：先分别出示有 b 种不同颜色的卡片，要求被试者说出名称，说不出者可以提示。然后再提问，有 4 个问题。共 10 分。

(2) 听语理解

① 听名指物：在被试面前放置铅笔、钥匙、尺子、纽扣和梳子 5 样物品，检查者随机地说出物品的名称，要求被试者指出相应的物品。说对一项得 2 分，共 10 分。

表 11-32　北京医院汉语失语症检查法的结果记录方法

姓名　　　　编号

汉语失语症检查表

口语表达										听语理解				阅读							书写					
自发言语						系列言语	复述	命名	颜色名称	听名词指物	听名词指图	执行命令	短句理解	图形视觉感知	字词阅读		词句阅读		篇章阅读		抄写	听写	自发书写	看图书写	系列书写	
缄默	刻板重复	非流利型	流利型	中间型										图形搭配	朗读	理解	朗读	理解	阅读	理解						
					10分																					10分
					9分																					9分
					8分																					8分
					7分																					7分
					6分																					6分
					5分																					5分
					4分																					4分
					3分																					3分
					2分																					2分
					1分																					1分
					0分																					0分

② 听名指图：在被试者面前放置 5 张图片，检查者分别说出图片的名称，要求被试者指出相应的图片。每项 2 分，共 10 分。

③ 执行命令：检查者说口令，要求被试者执行。每项 1 分，共 10 分。

④ 短句理解：检查者分别说出 10 个句子要求被试者判断对与错。每题 1 分，共 10 分。

(3) 阅读

① 图形视觉感知辨识和再认：共 5 对无意义图形，要求被试者进行图-图匹配。每对图形 2 分，共 10 分。

② 字词阅读：共 20 个字及 20 个相应的图片。先将图片放置在被试者面前，分别出示字卡片，要求先朗读，再指出相应的图片。朗读和字图匹配分别记分，各为 10 分。

③ 语句阅读：共三种类 10 个句子，每句 1 分，朗读和理解分别记分。每句均先朗读，1～3 题朗读后执行动作，4～8 题判断对与错，9 题和 10 题进行句-图匹配。

④ 篇章阅读：要求点读，朗读 10 分，每 11 字为 2 分。是非题共 10 分，每题 2 分。

（4）书写

① 抄写：每 3 字为 1 分，共 10 分。

② 听写：每 5 个数字为 1 分，以下为每 4 字为 1 分。检查者在读句时每次不超过 5 个字。

③ 自发书写：姓名为 1 分，地址为 2 分，病史或工作情况要求写一个完整的句子，10 字以上为 7 分。共 10 分。

④ 看图书写：出示图片，要求被试者写出所看到的物品、形状、颜色及动作。每图 1 分，共 10 分。

⑤ 系列书写：从 1 写到 21。可提示 1 个数，每 2 个数为 1 分，共 10 分。

3. 北京医院汉语失语症检查法正确回答平均分数参考值见表 11-33。

表 11-33 北京医院汉语失语症检查法正确回答平均分数参考值

受教育年限	复述/分	短句理解/分	听写/分	看图书写/分
文盲	9.5±0.8	10.0	—	—
6(小学)	9.6±0.8	10.0	9.3±1.0	10.0
9(初中)	9.8±0.7	10.0	9.4±0.4	10.0
12(高中)	10.0	10.0	10.0	10.0
16(大学)	10.0	10.0	10.0	10.0

五、深静脉血栓预警评估——Wells 评分

深静脉血栓形成（deep venous thrombosis，DVT）是血管外科的常见急症之一，尤以下肢 DVT 多见，且易并发肺栓塞（pulmonary embolism，PE），严重者威及患者生命。Wells 评分由 Wells 等于 1997 年制订，用来评价下肢 DVT 发生的可能性。具体内容见表 11-34。

表 11-34 深静脉血栓预警评估——Wells 评分

项　目	评分/分
癌症活动期(正在治疗或近 6 个月内曾接受治疗,或仅姑息治疗)	1
偏瘫、轻瘫或最近下肢石膏固定	1
近期卧床超过 3 天或近 12 周内进行大型手术(全麻或局麻)	1
沿深静脉系统出现局限性压痛	1
整个下肢肿胀	1
肿胀小腿周径较无症状侧大 3cm 以上(在胫骨粗隆下 10cm 测量)	1
凹陷性水肿(局限在出现症状的患肢)	1
深静脉的浅静脉属支无曲张	1
其他诊断的可能性至少与深静脉血栓相当	－2

【使用说明】

1. 深静脉血栓临床可能性：低危≤0 分；中危 1～2 分；高危≥3 分。如果双下肢均出现症状，选择症状较重一侧评估。

2. 对于到中级医院门诊就诊的可疑深静脉血栓患者作为样本人群，该评分系统的评定者间信度为 Kappa：0.85。在 Wells 危险评分为低危/中危/高危的患者中，深静脉血栓的阳性预测值分别为 3%、17%和 75%。如果在初级诊所患者人群中应用受到限制，应用 Wells 评分和 D-二聚体联合诊断能够提高筛检的准确性。

3. 优点：其有效性和一致性已经得到多个研究的证实，是目前比较公认的深静脉血栓预测评分。缺点：在某些特定人群（比如基层医疗单位患者），Wells 评分的准确性不理想。在脑卒中人群中，Wells 评分筛查深静脉血栓的准确性尚需进一步证实。

六、压疮危险度评分（Norton 评分）

由于脑卒中患者长期卧床或坐轮椅，使局部组织长期受压，从而容易发生压疮。积极评估患者情况是预防压疮关键的一步。20 世纪 60 年代即相继开发出多种压疮危险性评估表，临床应用评估表筛选压疮高危人群，不但可采取针对性预防措施，提高护理的有效性，还可避免医疗资源浪费并降低医疗费用。Norton 量表是最早出现的压疮危险性评估表，主要针对老年患者压疮的危险性进行评估，简单快速且易于使用，见表 11-35。

表 11-35 压疮危险度评分（Norton）

项目	程度	评价内容	分数
身体状况	良好	内科状况平稳,外观健康、营养良好	4
	一般	总体上内科状态平稳,健康状况一般	3
	差	内科状况不平稳,外观不健康	2
	很差	内科状况紧急,病态面容	1
精神状态	清醒	与外界接触良好	4
	淡漠	迟钝	3
	模糊	时间概念混淆	2
	昏睡	无反应	1
活动度	自由活动	不用帮助可以走动	4
	在帮助下行走	没有别人帮助则不能行走	3
	轮椅行走	只能靠轮椅行走,行动范围受轮椅限制	2
	卧床不起	活动空间限制在床上	1
可移动性	完全	可独立移动	4
	轻度受限	需要些帮助改变位置	3
	非常受限	没有帮助就不能改变位置	2
	不能移动	一点也不能动	1
失禁	无	没有便失禁的导尿患者	4
	偶尔	应用导尿管,有便失禁	3
	经常小便	每天 3～6 次失禁	2
	大小便失禁	不能控制大小便,每天 7～10 次失禁	1

【使用说明】

1. 总分＜14 分为低风险；＜12 分为中度风险；＜10 分为高风险。

2. 14 分以下患压疮的机会为 32%；12 分以下属高危组，2 周内患压疮的机会为 48%。

第六节 肢体运动康复评定量表

肢体运动康复评定包括 Brunnstrom 偏瘫运动功能评价、简式 Fugl-Meyer 运动功能评分、卒中患者运动评分（motor assessment scale，MAS）、改良的 Ashworth 痉挛评分、功能步行量表（functional ambulation category，FAC）。

一、Brunnstrom 偏瘫运动功能评价

Twitchell 等观察了脑中风患者运动功能的恢复特点，认为偏瘫的恢复具有一定的规律性，Brunnstrom 等在上述工作的基础上将偏瘫患者的运动恢复分为 6 个阶段，形成了目前最为常用的 Brunnstrom 偏瘫运动功能评价（表 11-36）。

表 11-36 Brunnstrom 偏瘫运动功能评价

上　　肢	手	下　　肢	分级
弛缓，无任何运动	弛缓，无任何运动	弛缓，无任何运动	Ⅰ级
出现联合反应，不引起关节运动的随意肌收缩，出现痉挛	出现轻微屈指动作	出现联合反应，不引起关节运动的随意肌收缩，出现痉挛	Ⅱ级
痉挛加剧，可随意引起共同运动或其成分	能全指屈曲，勾状抓握，但不能伸展，有时可由反射引起伸展	痉挛加剧 ①随意引起共同运动或其成分 ②坐位和立位时髋、膝可屈曲	Ⅲ级
痉挛开始减弱，出现一些脱离共同运动模式的运动 ①手能置于腰后 ②上肢前屈 90°（肘伸展） ③屈肘 90°，前臂能旋前、旋后	能侧方抓握及拇指带动松开，手指能半随意、小范围伸展	痉挛开始减弱，开始脱离共同运动出现分离运动 ①坐位，足跟触地，踝能背屈 ②坐位，足可向后滑动，使其背屈大于 0°	Ⅳ级
痉挛减弱，共同运动进一步减弱，分离运动增强 ①上肢外展 90°（肘伸展，前臂旋前） ②上肢前平举并上举过头（肘伸展） ③肘呈伸展位，前臂能旋前、旋后	①用手掌抓握，能握圆柱状及球形物，但不熟练 ②能随意全指伸开，但范围大小不等	痉挛减弱，共同运动进一步减弱，分离运动增强 ①立位，髋伸展位能屈膝 ②立位，膝伸直，足稍向前踏出，踝能背屈	Ⅴ级
痉挛基本消失，协调运动大致正常 Ⅴ级动作的运动速度达健侧 2/3 以上	①能进行各种抓握 ②全范围的伸指 ③可进行单指活动，但比健侧稍差	协调运动大致正常。下述运动速度达健侧 2/3 以上 ①立位伸膝位髋外展 ②坐位，髋交替地内、外旋，并伴有踝内、外翻	Ⅵ级

【使用说明】

1. 优点：该方法简单，分级明确，临床上使用广泛。
2. 缺点：该评定法分为 6 个等级，并没有量化，因此对治疗效果的评价敏感性较差。

二、简式 Fugl-Meyer 运动功能评分

Fugl-Meyer 偏瘫身体功能评分法（Fugl-Meyer 等，1975；FM）是针对不自主运动、平衡、感觉、被动运动范围及疼痛的定量评定，在 Twithell（1951）提出运动恢复模式基础上建立的。运动条目根据 Burnnstrom（1970）脑卒中后运动恢复的七阶段制订，而被动运动范围条目根据矫形外科美国学会标准制订。测试项目为 3 分制从 0 分（无功能）至 2 分（功能正常），其次根据对患者功能的直接观察。由于 Fugl-Meyer 偏瘫身体功能评分法评定时相对比较费时，患者需要一定程度的配合能力，因此临床上常用简化的评定量表，即简式 Fugl-Meyer 运动功能评分（表 11-37）。

表 11-37 简式 Fugl-Meyer 运动功能评分

项目	评分标准			分数		
	0分	1分	2分	月 日	月 日	月 日
(一)上肢(坐位与仰卧位)						
1. 有无反射活动						
(1)肱二头肌	不引起反射活动		能引起反射活动			
(2)肱三头肌	不引起反射活动		能引起反射活动			
2. 屈肌协同运动						
(3)肩上提	完全不能进行	部分完成	无停顿地充分完成			
(4)肩后缩	完全不能进行	部分完成	无停顿地充分完成			
(5)肩外展≥90°	完全不能进行	部分完成	无停顿地充分完成			
(6)肩外旋	完全不能进行	部分完成	无停顿地充分完成			
(7)肘屈曲	完全不能进行	部分完成	无停顿地充分完成			
(8)前臂旋后	完全不能进行	部分完成	无停顿地充分完成			
3. 伸肌协同运动						
(9)肩内收、内旋	完全不能进行	部分完成	无停顿地充分完成			
(10)肘伸展	完全不能进行	部分完成	无停顿地充分完成			
(11)前臂旋前	完全不能进行	部分完成	无停顿地充分完成			

续表

项　目	评分标准			分数		
	0分	1分	2分	月 日	月 日	月 日
4. 伴有协同运动的活动						
(12)手触腰椎	没有明显活动	手仅可向后越过髂前上棘	能顺利进行			
(13)肩关节屈曲90°,肘关节伸直	开始时手臂立即外展或肘关节屈曲	在接近规定位置时肩关节外展或肘关节屈曲	能顺利充分完成			
(14)肩0°,肘屈曲90°,前臂旋前、旋后	不能屈肘或前臂不能旋前	肩、肘位正确,基本上能旋前、旋后	顺利完成			
5. 脱离协同运动的活动						
(15)肩关节外展90°,肘伸直,前臂旋前	开始时肘屈曲,前臂偏离方向,不能旋前	可部分完成此动作或在活动时肘关节屈曲或前臂不能旋前	顺利完成			
(16)肩关节前屈举臂过头,肘伸直,前臂中立位	开始时肘关节屈曲或肩关节发生外展	肩屈曲时,肘关节屈曲,肩关节外展	顺利完成			
(17)肩屈曲30°～90°,肘伸直,前臂旋前、旋后	前臂旋前、旋后完全不能进行或肩肘位不正确	肩、肘位置正确,基本上能完成旋前、旋后	顺利完成			
6. 反射亢进						
(18)检查肱二头肌、肱三头肌和指屈肌三种反射	至少2～3个反射明显亢进	1个反射明显亢进或至少2个反射活跃	活跃反射≤1个,且无反射亢进			
7. 腕稳定性						
(19)肩0°,肘屈曲90°,腕背屈	不能背屈腕关节达15°	可完成腕背屈,但不能抗拒阻力	施加轻微阻力仍可保持腕背屈			
(20)肩0°,肘屈曲90°,腕屈伸	不能随意屈伸	不能在全关节范围内主动活动腕关节	能平滑地不停顿地进行			

续表

项目	评分标准			分数		
	0分	1分	2分	月 日	月 日	月 日
8. 肘伸直，肩前屈 30°时						
(21)腕背屈	不能背屈腕关节达 15°	可完成腕背屈，但不能抗拒阻力	施加轻微阻力仍可保持腕背屈			
(22)腕屈伸	不能随意屈伸	不能在全关节范围内主动活动腕关节	能平滑地不停顿地进行			
(23)腕环形运动	不能进行	活动费力或不完全	正常完成			
9. 手指						
(24)集团屈曲	不能屈曲	能屈曲但不充分	能完全主动屈曲			
(25)集团伸展	不能伸展	能放松主动屈曲的手指	能完全主动伸展			
(26)钩状抓握	不能保持要求位置	握力微弱	能够抵抗相当大的阻力			
(27)侧捏	不能进行	能用拇指捏住一张纸，但不能抵抗拉力	可牢牢捏住纸			
(28)对捏(拇、示指可夹住一根铅笔)	完全不能	捏力微弱	能抵抗相当大的阻力			
(29)圆柱状抓握	不能保持要求位置	握力微弱	能够抵抗相当大的阻力			
(30)球形抓握	不能保持要求位置	握力微弱	能够抵抗相当大的阻力			
10. 协调能力和速度(手指指鼻试验，快速连续作 5 次)						
(31)震颤	明显震颤	轻度震颤	无震颤			
(32)辨距障碍	明显或不规则辨距障碍	轻度或规则辨距障碍	无辨距障碍			
(33)速度	比健侧长 6s	比健侧长 2～5s	两侧差别<2s			
(二)下肢(仰卧位)						
1. 有无反射活动						
(1)跟腱反射	无反射活动		有反射活动			
(2)膝腱反射	无反射活动		有反射活动			

续表

项目	评分标准			分数		
	0分	1分	2分	月 日	月 日	月 日
2. 屈肌协同运动						
(3)髋关节屈曲	不能进行	部分进行	充分进行			
(4)膝关节屈曲	不能进行	部分进行	充分进行			
(5)踝关节背屈	不能进行	部分进行	充分进行			
3. 伸肌协同运动						
(6)髋关节伸展	没有运动	微弱运动	几乎与对侧相同			
(7)髋关节内收	没有运动	微弱运动	几乎与对侧相同			
(8)膝关节伸展	没有运动	微弱运动	几乎与对侧相同			
(9)踝关节跖屈	没有运动	微弱运动	几乎与对侧相同			
4. 伴有协同运动的活动(坐位)						
(10)膝关节屈曲	无主动运动	膝关节能从微伸位屈曲，但屈曲＜90°	屈曲＞90°			
(11)踝关节背屈	不能主动背屈	主动背屈不完全	正常背屈			
5. 脱离协同运动的活动(站位)						
(12)膝关节屈曲	在髋关节伸展位时不能屈膝	髋关节0°时膝关节能屈曲，但＜90°，或进行时髋关节屈曲	能自如运动			
(13)踝关节背屈	不能主动活动	能部分背屈	能充分背屈			
6. 反射亢进(仰卧)						
(14)查跟腱、膝和膝屈肌三种反射	2～3个反射明显亢进	1个反射亢进或至少2个反射活跃	活跃的反射≤1个且无反射亢进			
7. 协调能力和速度(跟-膝-胫试验，快速连续作5次)						
(15)震颤	明显震颤	轻度震颤	无震颤			
(16)辨距障碍	明显不规则辨距障碍	轻度规则辨距障碍	无辨距障碍			
(17)速度	比健侧长6s	比健侧长2～5s	比健侧长2s			
总分						

【使用说明】

1. 主要评价患者上下肢运动功能状态，包括对患侧上下肢关节动作、反射、动作协调与速度等的评估，共50个小项，其中上肢部分33个小项，下肢部分17个小项。每一小项分为三级，分别计0分、1分和2分，共100分（上肢66分、下肢34分）。“0”表示不能做某一动作；“1”表示部分能做；“2”表示能充分完成。

2. 总分100分为运动能力正常。总分＜50分，Ⅰ级，患肢严重功能障碍；50～84分，Ⅱ级，患肢明显运动障碍；85～95分，Ⅲ级，患肢中等运动障碍；96～99分，Ⅳ级，患肢轻度运动障碍。

3. 优点：评估重点在协同运动、分离运动，所以在运动能力较低时评定效率较高。

三、脑卒中患者运动评分

1985年Carr JH等发表了以身体综合运动功能（8项）和肌张力（1项）为主要评定内容的MAS（the motor assesment scale）评定法。它的理论基础是“运动再学习治疗方案”，主要来评估患者运动功能的活动能力（见表11-38）。

表11-38 脑卒中患者运动评分（MAS）

检 查 项 目	评分/分
(一)从仰卧位到健侧卧位(起始位仰卧，不屈膝)	
自己牵拉侧卧	1
下肢主动横卧，且下半身随之移动，上肢留在后面	2
健侧上肢将患侧上肢提过身体，下肢主动移动，且身体随之移动	3
患侧上肢主动移到对侧，身体其他部位随之移动	4
移动上下肢并翻身至侧位，但平衡差(肩前伸，上肢前屈)	5
在3s内翻身侧卧(不用手)	6
(二)从仰卧到床边坐	
侧卧，头侧抬起，但不能坐起(帮助患者侧卧)	1
从侧卧到床边坐(治疗师帮助患者移动，患者能控制头部姿势)	2
从侧卧到床边坐(治疗师准备随时帮助患者将下肢移到床边)	3
从侧卧到床边坐(不需帮助)	4
从仰卧到床边坐(不需帮助)	5
在10s内从仰卧到床边坐(不需帮助)	6
(三)坐位平衡	
必须有支持才能坐(帮助患者坐起)	1
无支持能坐10s(不用扶，双足双膝靠拢，双足可着地)	2
无支持能坐，体重能很好地前移且分配均匀(头胸伸展，两侧均匀持重)	3
无支持能坐并可转动头部及躯干向后看(双足着地，不让双腿外展或双足移动，双手放在大腿上)	4

续表

检　查　项　目	评分/分
无支持能坐且向前触地后返回原地(双足着地,不许抓物,腿和双足不要移动,必要时支持患臂,手至少触到足前 10cm)	5
无支持坐在椅子上,触侧方地面,并回到原地(要求姿势同上)	6
(四)从坐到站	
需要他人帮助站起(任何方法)	1
可在他人准备随时帮助下站起(体重分布不均,用手扶持)	2
可站起(不允许体重分布不均,用手扶持)	3
可站起,并伸直髋和膝维持 5s(不允许体重分布不均)	4
坐-站-坐不需要别人监护(不允许体重分布不均,完全伸直髋和膝)	5
坐-站-坐不需要别人监护,在 10s 内重复 3 次(不允许体重分布不均)	6
(五)步行	
能用患腿站,另一腿向前迈步(髋关节必须伸展,可随时给予帮助)	1
在他人随时准备帮助下能行走	2
不需要帮助能独立行走(或借助器具)3m	3
不用辅助器具 15s 能独立行走 5m	4
不用辅助器具 25s 能独立行走 1m,然后转身拿起地上 1 个小沙袋并且走回原地	5
35s 上下四级台阶 3 次(可用辅助器具,但不能扶栏杆)	6
(六)上肢功能	
卧位,上肢上举伸展肩带(治疗师置臂于要求位置并支持,使肘伸直)	1
卧位,保持上举伸直的上肢 2s(治疗师置臂于要求位置,患者必须使其外旋,肘伸直在 20°以内)	2
卧位,屈伸肘部使手掌触及和离开前额(可帮助前臂旋后)	3
坐位,使上肢伸直前屈 90°保持 2s(保持稍外旋及伸肘,不许过分耸肩)	4
坐位,使上肢伸直前屈 90°维持 10s 后还原(保持稍外旋及伸肘,不许内旋)	5
站立,手抵墙,身体转向墙时维持上肢位置(上肢外展 90°,手掌平压墙)	6
(七)手的运动	
坐于桌边,前臂置桌上,手掌握圆柱物,请患者伸腕离开桌面,不可屈肘	1
坐位,腕桡侧偏(前臂尺侧放,处于中立位,拇指与前臂呈一直线,伸腕手握圆柱体,要求患者抬离桌面,不许肘关节前屈或旋前)	2
坐位,肘置身旁,旋前旋后(不要支持肘,处于直角,3/4 范围即可)	3
手前伸,双手举起直径 14cm 的大球,并放下(双臂完全伸直)	4
从桌上拿起一塑料杯,放于另一侧桌上(不能改变杯子形状)	5

续表

检 查 项 目	评分/分
连续用拇指与各个手掌对指,10s 做 14 次	6
(八)手的精细活动	
向前伸臂捡起钢笔帽,放在身边桌上	1
从杯里捡出 1 粒糖豆,放于另一杯里	2
画至少几条平行线止于垂直线,20s 内画 10 次(至少 5 条碰到垂直线)	3
将铅笔在纸上连续快速点点(像写字一样拿笔,至少 2 点/秒,连续 5s)	4
把 1 匙液体送入口中(不许液体溢出,不许低头迎匙)	5
用梳子梳头后部的头发	6
(九)全身肌张力	
迟缓无力,移动身体部分时无阻力	1
移动身体部分时可感觉到一些阻力	2
变化不定、无力、正常、张力高交替出现	3
持续正常	4
50%时间肌张力高	5
肌张力持续增高	6

【使用说明】

1. 该量表主要评估患者运动功能的活动能力，而不是单纯的协同运动模式。它把从仰卧位到健侧卧位，从仰卧位到床边坐位，坐位平衡，从坐位到站位，步行，上肢功能，手的运动，手的精细活动和全身肌张力 9 项内容分为六级评分。

2. 优点：能更好地用于评估脑卒中后 1～3 个月的运动功能恢复情况，且比 Fugl-Meyer 运动功能评分更省时，有学者把它用于运动疗法的疗效观察和健侧的感觉运动恢复。缺点：其是以脑卒中患者运动功能障碍为主的评定方法，不能全面评定存在言语、定向、意识等障碍的患者，而这些内容却是脑卒中患者极为常见的症状。

3. 该量表重测信度和评定者间信度分别为 0.98 和 0.95。

四、改良的 Ashworth 痉挛评分

1964 年 Ashworth 制订了 Ashworth 量表，分为 0～4 级共 5 个分级。后经改良，形成该量表（表 11-39）。

表 11-39　改良的 Ashworth 痉挛评定法

评 级 标 准	级别	初期 月 日	中期 月 日	后期 月 日
没有肌张力的增加	0 级			
肌张力轻度增加,受累部分被动屈伸时,在活动范围之内出现最小阻力或出现突然的卡住和放松	Ⅰ级			

续表

评 级 标 准	级别	初期 月 日	中期 月 日	后期 月 日
肌张力轻度增加,在关节活动的范围 50% 之内出现突然的卡住,然后在关节活动的范围 50% 后均呈最小阻力	Ⅰ+ 级			
肌张力增加明显,关节活动范围的大部分肌张力均明显增加,但受累及部分仍能较容易地被动移动	Ⅱ级			
肌张力严重增高,被动运动困难	Ⅲ级			
挛缩,受累及部分被动屈伸时呈挛缩状态而不能动	Ⅳ级			

【使用说明】

该量表用于评价患者肌张力有无增高及增高的程度。

第七节 脑卒中功能预后及生活质量评估

一、改良 Rankin 评级

由 Rankin 在 1957 年首次设计的，用于脑卒中结局测量研究。在较少的几个残障评定量表中，该量表是最著名的一个。1988 年，Warlow 为了英国短暂性脑缺血发作研究（The United Kingdom transient ischaemic attack，UK-TIA）研究结合失语和认知的内容对它做了一些修改形成表 11-40。

表 11-40 改良 Rankin 评级

评 价 内 容	分级/级
完全无症状	0
尽管有症状,但无明显功能障碍,能完成所有日常职责和活动	1
轻度残疾,不能完成病前所有活动,但不需帮助能照顾自己的事务	2
中度残疾,要求一些帮助,但行走不需帮助	3
重度残疾,不能独立行走,无他人帮助不能满足自身需求	4
严重残疾,卧床、大小便失禁,要求持续护理和关注	5

【使用说明】

1. 该量表评定的是独立生活水平，分为 5 级。通过询问患者的室内外日常生活活动情况，经过综合判断完成。不仅能评定脑卒中患者的全部独立生活能力，也通过参考发病前的情况，增加了新领域的内容。

2. 改良 Rankin 量表是用来衡量患者脑卒中后功能恢复的结果，需注意的是该量表仅考虑脑卒中以后发生的症状。假如患者无需外界帮助，可在某些辅助装置的帮助下行走，则被视为能够独立行走。如果两个级别对患者似乎同样适用，一步提问亦不太可能做出绝对正确的选择，选择较为严重的一级。并且进一步提问亦不太可能做出绝对正确的选择，则应选择较为严重的一级。

3. 缺点：对住院患者进行残障评定是困难的，应在出院后恢复期进行。虽然修订后的改良 Rankin 评级信度有所提高，但仍需进一步改善。

二、牛津残障量表（OHS）

Bamford 等人根据以往的研究对改良的 Rankin 评分进行了进一步的修订，认为由于原来的 Rankin 评分用词模糊，它的使用者不能按照残障水平评分，所以改变了它的某些用词，但仍保留它的中心思想。修订后的量表称为牛津残障量表，它的信度得到进一步改善（表 11-41）。

表 11-41　牛津残障量表（OHS）

评　价　内　容	分级/级
无症状	0
症状很轻，不影响生活方式(无明显残障，能做各种日常活动)	1
轻度残障，症状限制了生活方式的某些方面，但不影响患者的理解能力(不能进行全部以前能从事的活动，但能处理个人事务而不需要帮助)	2
中度障碍，症状明显限制了生活方式，完整的独立生活受限(需要一些帮助，但走路不需要帮助)	3
重度障碍，虽不需要持续看护，但症状明显阻碍了独立生活(没有帮助不能行走，没有帮助不能照顾自己)	4
严重障碍，完全依赖，需要日夜连续看护(卧床，需持续护理和关注)	5

【使用说明】

Barriford 等人根据以往的研究对改良的 Rankin 评级进行了进一步的修订，认为由于原来的改良 Rankin 评级用词模糊，它的使用者不能按照残障水平评分，所以改变了它的某些用词，但仍保留它的中心思想。修订后的量表称为牛津残障量表（Oxford handicap scale，OHS），它的信度得到进一步改善。

三、Barthel 指数（BI）

20 世纪 50 年代中期，Florence Marhoney 和 porathea Barthel 设计了当时称为 Maryland 残疾指数的量表，并应用于临床。20 世纪 60 年代正式称为 BI（表 11-42）。

表 11-42　Barthel 指数（BI）评定表

项　目	内　　容	评分标准/分
肛门控制	失禁	0
	偶尔失禁或需要器具帮助	5
	能控制；如果需要能使用灌肠剂或栓剂	10
膀胱控制	失禁	0
	偶尔失禁或需要器具帮助	5
	能控制；如果需要能使用集尿器	10

续表

项目	内容	评分标准/分
修饰	需要帮助	0
	独立洗脸、梳头、刷牙、剃须	5
洗澡	依赖	0
	自理	5
如厕	依赖别人	0
	需部分帮助;在脱衣裤或使用卫生纸时需要帮助	5
	独立用厕所或便盆,穿脱衣裤,冲洗或清洗便盆	10
吃饭	依赖别人	0
	需部分帮助(夹菜、盛饭、切割食物、搅拌食物)	5
	能使用任何需要的装置,在适当的时间独立进食	10
穿衣	依赖	0
	需部分帮助,但在适当的时间内至少完成一半的工作	5
	自理(系纽扣、拉链、穿鞋等)	10
转移	完全依赖,不能坐	0
	需大量帮助(2人),能坐	5
	需少量帮助(1人)或指导	10
	独立从床到轮椅,再从轮椅到床,包括从床上坐起、刹住轮椅、坐起	15
行走	不能动	0
	在轮椅上独立活动,能行走 45m	5
	需 1 人帮助步行(体力或语言指导)45m	10
	能在水平路面上行走 45m,可以使用辅助装置,不包括带轮子的工具的助行	15
上楼梯	不能	0
	需部分帮助(体力或语言指导)	5
	自理,可以使用辅助装置	10
总分		

【使用说明】

1. 该量表包括 10 项内容：大便控制、膀胱控制、修饰、洗澡、如厕、吃饭、穿衣、转移、行走、上楼梯。每个项目根据是否需要帮助及其帮助的程度分为 0、5、10、15 四个等级，总分为 100 分。得分越高，说明患者的独立性越好，依赖性越小。

2. 量表评分标准：0～20 分，极严重功能缺陷；25～45 分，严重功能缺陷；50～70 分，中度功能缺陷；75～95 分，轻度功能缺陷；100 分，日常生活活动自理。

3. 优点：其信度和效度已经过广泛证实。缺点：仅包含运动方面的内容，缺乏脑卒中患者常有的认知功能方面的评定，它的敏感性受到限制。另外，由于仅分为四个等级，不能反应较小的功能变化，故建议增加评定项目以提高其敏感性。

4. 填表说明

① 肛门控制：指 1 周内情况，“偶尔”＝1 次/周。

② 膀胱控制：指 24～48h 情况。“偶尔”＜1 次/天，插尿管的患者能完全独立管理尿管也给 10 分。

③ 修饰：指 24～48h 情况。由看护者提供工具也给 5 分，如挤好牙膏、准备好水等。

④ 洗澡：“5 分”＝必须能不看着进出浴室，自己擦洗；淋浴不需要帮助或监督，独立完成。

⑤ 如厕：患者应能自己到厕所及离开，“5 分”＝能做某些事。

⑥ 吃饭：能吃任何正常饮食（不仅是软饭），食物可由其他人做或端来。“5 分”＝别人夹好菜后患者自己吃。

⑦ 穿衣：应能穿任何衣服，“5 分”＝需别人帮助系纽扣、拉链等，但患者能独立披上外套。

⑧ 转移：指从床上到椅子，然后回来，“0 分”＝坐不稳，需 2 个人搀扶；“5 分”＝1 个强壮的人/熟练的人/2 个人帮助，能站立。

⑨ 行走：指在院内、屋内活动，可以借助辅助工具。如果用轮椅，必须能拐弯或自行出门而不需要帮助。“10 分”＝1 个未经训练的人帮助，包括监督或看护。

⑩ 上楼梯：“10 分”＝可独立借助辅助工具上楼。

四、功能独立性检查

1984 年，美国康复医学 11 个部门联合回顾研究了 36 个已发表和未发表的功能评定方法的检查项目和评分标准，选择最能体现患者功能状态的关键指标，制订出了独立功能评定的项目设计和评分标准，成为美国医学康复统一数据库（uniform data system of medical rehabilitation，UDSMR）的重要组成部分。功能独立性检查（Function Independent Measure，FIM）评定量表有专门的使用指南和使用说明录像带。要求 FIM 评定人员进行培训和考核，取得证书后方可使用。目前，在欧洲使用 BI 的较多，而在北美使用 FIM 的较多。FIM 是医疗康复数据统计系统中的一部分，此 18 条目量表评价住院康复患者残疾及护理负担，见表 11-43。

表 11-43 功能独立性评定量表（function independent measure，FIM）

项目				入院	出院	随访
运动功能	自理能力	1	进食			
		2	梳洗修饰			
		3	洗澡			
		4	穿上身衣服			
		5	穿下身衣服			
		6	上厕所			
	括约肌控制	7	膀胱管理			
		8	大肠管理			
	转移	9	床、椅、轮椅			
		10	如厕			
		11	盆浴、淋浴室			
	行走	12	步行/轮椅	步行 轮椅 两者	步行 轮椅 两者	步行 轮椅 两者
		13	上下楼梯			
	运动功能评分					

续表

项　目				入院	出院	随访
认知功能	交流	14	理解	听 视 两者	听 视 两者	听 视 两者
		15	表达	言语 非言语 两者	言语 非言语 两者	言语 非言语 两者
	社会认知	16	社会交往			
		17	解决问题			
		18	记忆			
	认知功能评分					
FIM 总分						
评估人						

注：步行/轮椅、理解、表达处不评分，在选项上打“√”即可。

【使用说明】

1. FIM 评定的是基本的日常生活活动，包括两大部分：运动（13 项）和认知（5 项），共 18 个项目。分为 6 个方面的内容：自理活动、括约肌控制、转移、行走、交流和社会认知。每个项目均为 7 级评分，从 1 分（完全依赖）到 7 分（完全独立）。7 级评分之间的间隔是不等的，是序数分级，但在实际应用中，可以把 FIM 当作评分间隔是相同的量表使用，各项目评分应加在一起。

2. 优点：包括了运动和认知两方面的内容，可敏感地度量患者的残疾状态，是目前最为先进而全面的评定方法。缺点：测量的仅仅是整体功能状态的一般情况，不能评定更多的如精细活动能力等功能状态，因此如果需要评定生活质量，要和其他生活质量量表同时应用。

3. FIM 的信度和效度已被证实，与 Barthel 指数（BI）高度相关，但比 BI 更确切。FIM 内部一致性良好，克朗巴赫指数＞0.90，调查员之间的一致性及测验－再测验一致性俱佳，组间相关性＞0.90。FIM 用于预测多发性硬化患者从需帮助到功能恢复所需的时间，并且与脑及脊髓损伤患者护理时间呈显著相关性。FIM 对患者一段时间状态敏感。

4. 功能水平和评分标准

（1）独立：活动中不需要他人帮助。

① 完全独立：构成活动的所有作业均能规范、安全地完成，不需要修改和辅助设备、用品，并在合理的时间内完成（7 分）。

② 有条件的独立：具有下列一项或几项：活动中需要辅助设备；活动需要比正常长的时间；需要安全方面的考虑（6 分）。

（2）依赖：为了进行活动，患者需要另一个人予以监护或身体的接触性帮助，或者不进行活动。

① 有条件的依赖：患者自己付出 50％或更多的努力，其所需的辅助水平如下。a. 监护或准备。患者所需的帮助只限于备用、提示或劝告，帮助者和患者之间没有身体的接触或帮助者仅需帮助准备必需用品；或帮助带上矫形器（5 分）。b. 少量身体接触的帮助。患者所需的帮助只限于轻轻接触，自己能付出 75％或以上的努力（4 分）。c. 中度身体接触的帮助。患者需要中度身体接触的帮助，自己能付出 50％～75％的努力（3 分）。

② 完全依赖：患者需要一半以上的帮助或完全依赖他人，否则活动就不能进行。大量身体接触的

帮助，患者付出的努力小于50%，但大于25%（2分）。

③ 完全依赖：患者付出的努力小于25%（1分）。

FIM的最高分为126分（运动类总分91分，认知类总分35分），最低分18分。126分=完全独立；108～125分=基本独立；90～107分=有条件独立或极轻度依赖；72～89分=轻度依赖；54～71分=中度依赖；36～53分=重度依赖；19～35分=极重度依赖；18分=完全依赖。

第十二章●神经系统变性疾病

第一节　阿尔茨海默病及其他痴呆性疾病

痴呆是一种以认知功能缺损为核心症状的综合征，通常有学习记忆、定向、理解、判断、计算、语言等多方面功能受损。近年来，随着人们对痴呆相关疾病的关注，对于痴呆及认知障碍的早期发现和正确诊断越来越受到临床医师的重视。全面系统的神经心理学测验是检查痴呆的必要手段，不仅为痴呆及认知障碍的诊断提供了客观的依据，也为其治疗效果和转归提供了可靠的评估工具，在痴呆的早期诊断、鉴别诊断以及早期干预中发挥着极其重要的作用。

一、痴呆筛查量表

（一）记忆障碍自评表（AD8）

记忆障碍自评表AD8，是由华盛顿大学编制的一项询问知情者的非常简短易行的认知损害筛查工具，用于评估患者因认知问题导致的改变。AD8由8个条目组成，其注重于痴呆患者早期容易出现损害的几个领域，在应用中适宜将其视为对总体认知能力变化的评估。具体内容见表12-1。

表 12-1　记忆障碍自评表（AD8）　　单位：分

第一栏中的“是”表示在过去的几年中在认知能力方面（记忆或者思考）出现问题	1分＝是，有改变	0分＝无，没变化	0分＝不知道
1. 判断力出现问题（例如：做决定存在困难，错误的财务决定，思考障碍等）			
2. 兴趣减退，爱好改变，活动减少			
3. 不断重复同一件事（例如：总是问相同的问题，重复讲同一个事情或者同一句话等）			
4. 学习使用某些简单的日常工具或家用电器、器械有困难（例如：VCD、电脑、遥控器、微波炉等）			
5. 记不清当前月份或年份等			
6. 处理复杂的个人经济事务有困难（例如：忘了如何交付水、电、煤气账单等）			
7. 记不住和别人的约定			
8. 日常记忆和思考能力出现问题			
总　　分			

【使用说明】

1. 该量表适合患者或其家属在日常生活中或门诊候诊时填写，节省就诊时间。

2. 问卷可交由应答者自行填写，也可以面对面或通过电话大声念出来给应答者记录。由知情者（照顾者）完成本量表最佳，当没有知情者时，由患者本人完成。

3. 如果是将问卷念给应答者听，临床医师需注意仔细地将句子念清楚并在由于认知问题（不是躯体问题）引起变化的地方进行强调。每个问题之间需要有 1s 的延迟。

4. 评分标准及其意义

① 总分为回答为“是，有改变”的项目数。

② 出现症状的时间长短不做要求。

③ 当由知情者完成本问卷时，特别注意询问知情者评价的患者变化；当由患者本人完成时，特别注意询问患者评价自己表格中对应的各项能力的变化，但不包括偶然的原因。

④ 在回答过程中的自我纠正是允许的，不记为错误。

⑤ AD8 的解释：AD8 不是一项诊断工具，而是作为认知下降的筛查工具，测试患者在日常生活中是否存在记忆障碍及由此引起的生活能力下降，筛选测试本身不足以诊断痴呆。但 AD8 能够很敏感地检测出很多常见痴呆（阿尔茨海默病、血管性痴呆、路易体痴呆和额颞叶痴呆）相关的早期的认知改变。得分在受损范围（≥2）提示临床医师需要进一步评估。得分在“正常”范围提示不像痴呆引起的症状，但不排除非常早期的疾病。当其他客观证据提示损害存在时，需要做更多深入的评估。

5. AD8 对认知正常者与 AD 患者具有良好的鉴别能力，以 2 分作为认知损害的界限分值，其敏感度为 93.9%、特异度为 76.0%。

（二）老年人认知功能减退知情者问卷（IQCODE）

老年人认知功能减退知情者问卷（Informant questionnaire on cognitive decline in the elderly，IQCODE）：是澳大利亚学者 Jorm 修订的用于评定老年人认知功能水平的问卷。IQCODE 检测是比较患者 10 年来的认知功能下降的幅度，而不是评估当前的认知状态。因此，IQCODE 适用于初步筛查老年人认知功能损害，并可对认知功能下降程度进行随访，可应用于临床和流行病研究。具体内容见表 12-2。

表 12-2 老年人认知功能减退知情者问卷（IQCODE） 单位：分

比 10 年前	好多了	好一点	没变化	差一点	差多了	没法比较或不知道
1. 记得家人和熟人的职业、生日和住址	1	2	3	4	5	9
2. 记得最近发生的事情	1	2	3	4	5	9
3. 回忆几天前谈话内容	1	2	3	4	5	9
4. 记得自己的住址和电话号码	1	2	3	4	5	9
5. 记得今天是星期几、是几月份	1	2	3	4	5	9
6. 记得东西经常是放在什么地方	1	2	3	4	5	9
7. 东西未放回原位，仍能找得到	1	2	3	4	5	9
8. 使用日常用具的能力	1	2	3	4	5	9
9. 学习使用新的家用工具与电器的能力	1	2	3	4	5	9

续表

比10年前	好多了	好一点	没变化	差一点	差多了	没法比较或不知道
10. 学习新事物的能力	1	2	3	4	5	9
11. 看懂电视或书本中讲的故事	1	2	3	4	5	9
12. 对日常生活事务自己会做决定	1	2	3	4	5	9
13. 会用钱买东西	1	2	3	4	5	9
14. 处理金融理财	1	2	3	4	5	9
15. 处理日常生活上的计算问题(如知道要买多少食物,知道朋友或家人上一次来访至今有多久了)	1	2	3	4	5	9
16. 了解正在发生什么事情及其原因	1	2	3	4	5	9
总　分						

【使用说明】

1. 请知情者对患者进行以下评价，如无知情者，检查者根据患者提供的信息评价，圈出相应的评分。

2. 指导语：我们想请您评价一下您（家人）的记忆力和生活能力下降的情况，请注意，主要比较现在和10年以前的情况，看看有没有减退，如果功能减退是由智力障碍以外的原因引起的，如眼睛看不见了，请在最后一栏“没法比较”画圈。

3. 如患者IQCODE得分≥3.3分则进行下一步MMSE筛查。得分=有效项目数总分/有效项目数(没法比较和不知道项不计入总分)。

4. IQCODE被用于认知功能损害的临床筛查，其敏感性为89.8%，特异性为78.9%。

（三）简易智能精神状态量表

简易智能精神状态量表（Mini-mental state examination，MMSE），是1975年由美国Folstein等编制，是目前国内外最具影响的认知缺损筛选工具之一。MMSE量表包括了对定向、记忆、计算、语言、视空间、运用及注意力等方面的评估。具体内容见表12-3。

表12-3　简易智能精神状态量表（MMSE）

项　目		分值/分
定向力(10分)	请您告诉我:	
	现在是哪一年?	1
	现在是什么季节?	1
	现在是几月份?	1
	今天是几号?	1
	今天是星期几?	1
	这是什么城市(城市名)?	1

续表

项目		分值/分
定向力(10分)	这是什么区(城区名)?	1
	这是什么街道?	1
	这是第几层楼?	1
	这是什么地方?	1
记忆力(3分)	现在我告诉您三样东西的名称("皮球"、"国旗"、"树木"),我说完后请您重复一遍并记住,过一会儿还要问您	
	皮球	1
	国旗	1
	树木	1
计算力(5分)	现在请您算一下,从100减7,所得的数再减7,连续减5次,将每减一个7后的答案告诉我	
	100－7= 93	1
	93－7= 86	1
	86－7= 79	1
	79－7= 72	1
	72－7= 65	1
回忆能力(3分)	现在请您说出刚才记住的是哪三样东西?	
	皮球	1
	国旗	1
	树木	1
语言能力(命名、复述、执行、复写)(9分)	(检查者出示手表),请问这个是什么?	1
	(检查者出示钢笔),请问这个是什么?	1
	请您跟着我说"吃葡萄剥葡萄皮,不吃葡萄不剥葡萄皮"	1
	(检查者出示句子)请您念一念这句话"请您闭上眼睛",并按这句话的意思去做	1
	我给你一张纸,请您按照我说的做:"用右手拿起这张纸,双手把它对折起来,放在您的左腿上"	
	右手拿纸	1
	双手对折	1
	放在左腿上	1
	请您书写一个完整的句子	1

续表

	项目	分值/分
结构模仿（1分）	请您照着这个样子把它画下来 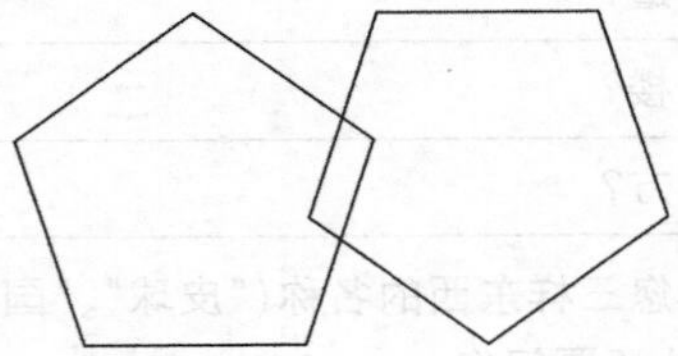	1

【使用说明】

1. 计分说明：该表的筛查范围包括定向力（10 分）、语言能力（8 分）、回忆能力（3 分）、记忆力（3 分）、结构模仿（1 分）、计算力（5 分），满分 30 分，得分愈高表示认知功能愈好。结合受试者受教育程度设立不同的痴呆界定值：文盲（未受教育）≤17 分，小学（受教育年限≤6 年）≤20 分，中学或以上（受教育年限>6 年）组≤24 分。分界值以下为有认知功能缺陷，以上为正常，见表 12-4。

表 12-4 MMSE 得分及分级

MMSE 得分	分级
≥27 分	正常
21～26 分	轻度
10～20 分	中度
<10 分	重度

2. 临床使用过程中，MMSE 得分受年龄及受教育水平这两个因素的影响较大，应对其得分进行校正。见表 12-5。

表 12-5 MMSE 教育与年龄因素校正后的正常值

年龄	受教育年限				
	0～4 年	5～8 年	9～12 年	≥12 年	总计
18～24	23	28	29	30	29
25～29	23	27	29	30	29
30～34	25	26	29	30	29
35～39	26	27	29	30	29
40～44	23	27	29	30	29
45～49	23	27	29	30	29
50～54	23	27	29	29	29
55～59	22	27	29	29	29

续表

年龄	受教育年限				
	0～4年	5～8年	9～12年	≥12年	总计
60～64	22	27	28	29	28
65～69	22	28	28	29	28
70～74	21	26	28	29	27
75～79	21	26	27	28	26
80～84	19	25	26	28	25
≥85	20	24	26	28	25
总计	22	26	29	29	29

注：表中数值代表受教育程度及年龄因素校正后的MMSE的中位数。在相应条件下与MMSE得分相差越大，认知受损越严重。

3. MMSE是最具有影响的认知功能筛查工具，在国内外被广泛使用，具有敏感性好、易操作等优点。MMSE信度良好，重测信度0.80～0.99，施测者之间信度0.95～1.00，联合检查的组内相关系数为0.99，相隔48～72h重测，组内相关系数可达0.91。MMSE具有简便易行的优点，但其缺点是易受教育程度的影响，文化程度较高的老年人可能有假阴性，文化程度低的可能有假阳性。此外，量表的语言功能主要测查左半球病变所致的认知功能缺陷，对右半球和额叶病变引起的认知功能障碍不够敏感，不能用于不同病因的鉴别诊断，作为认知减退的随访工具也不够敏感。

（四）蒙特利尔认知评估量表

蒙特利尔认知评估量表（Montreal cognitive assessment，MoCA），是由Nasreddine等根据临床经验并参考MMSE的认知项目设置和评分标准基础上改良制定的，最初用于快速筛查轻度认知功能损害（Mild cognitive impairment，MCI）的评定工具。MoCA共分11个项目，包括了注意与集中、执行功能、记忆、语言、视结构技能、抽象思维、计算和定向力等8个认知领域。与MMSE量表相比，MoCA量表评价的认知领域更多并且更加复杂，更加强调了对执行功能和注意力方面的认知功能的评估，可能更适合VCI患者的筛查。本书中使用的是由解放军总医院的王炜和解恒革于2006年8月翻译并修订的北京版蒙特利尔认知评估量表。具体内容见表12-6。

表12-6 蒙特利尔认知评估量表（MoCA）

视空间/执行功能			得分/分
交替连线测验 (1分)	复制立方体 (1分)	画钟试验(11点10分) (3分)	
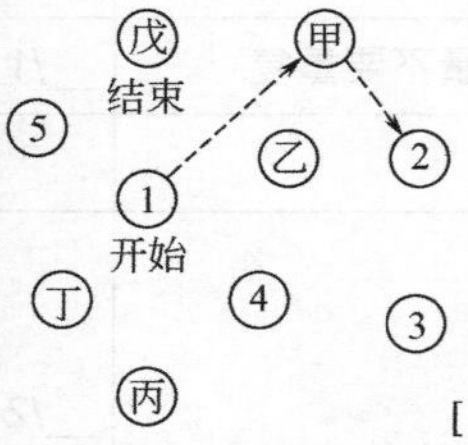 [ ]	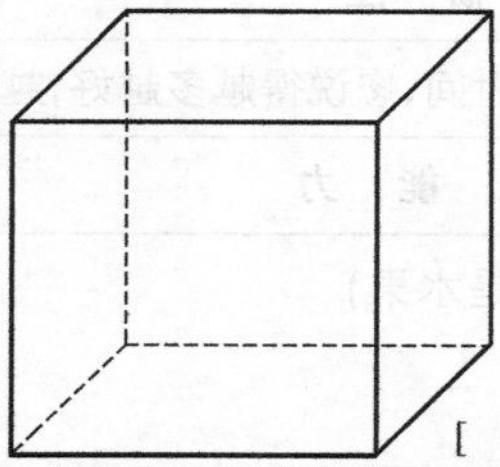 [ ]	画钟试验(11点10分)(3分) 轮廓[ ] 数字[ ] 指针[ ]	__/5

续表

视空间/执行功能	得分/分
命　名	
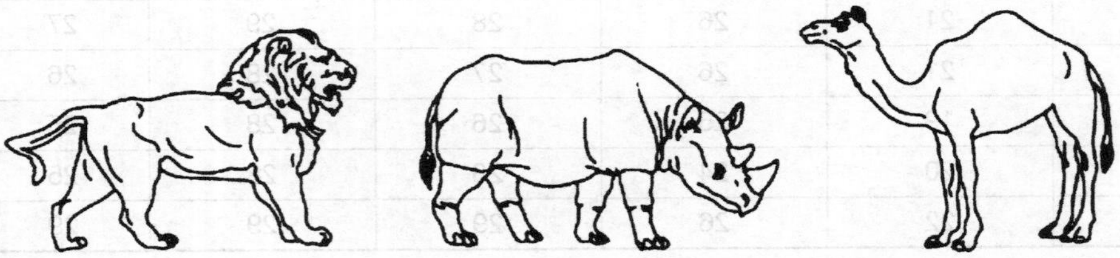 [　]　　　　　[　]　　　　　[　]	__/3
记　忆	
阅读下列词语，必须重复阅读。读 2 次，在 5min 后回忆一次(不计分)	

	面孔	天鹅绒	教堂	菊花	红色
第 1 次					
第 2 次					

注　意　力	
现在我阅读一组数字(1 个/秒)　顺背[　]21854 倒背[　]742	__/2
现在我读一组数字，每当读到"1"时请用手敲打一下。(错 2 个或更多得 0 分) [　]521394118062151945111419051112	__/1
现在请您从 100 减去 7，然后从所得的数目再减去 7，共计算 5 次。(4 或 5 个正确得 3 分，2 或 3 个正确得 2 分，1 个正确得 1 分，0 个正确得 0 分) 100– 7= ____ – 7= ____ – 7= ____ – 7= ____ – 7= ____ [　]93　[　]86　[　]79　[　]72　[　]65	__/3
语　言	
现在我说一句话，请清楚地重复一遍，这句话是： "我只知道今天李明是帮过忙的人。"　[　] "当狗在房间里的时候，猫总是藏在沙发下。"　[　]	__/2
流　畅　性	
请您尽可能多地说出动物的名字。我给您 1min 时间，您说得越多越好，越快越好，尽量不要重复	__/1
抽　象　能　力	
请说出它们的相似性。比如香蕉——橘子(都是水果) [　]　火车——自行车 [　]　手表——尺子	__/2

续表

延 迟 回 忆						得分/分
重复刚才记忆的词语。(只在没有提示的情况下给分)						
	面孔	天鹅绒	教堂	菊花	红色	
没有提示						
分类提示						
多选提示						__/5
定 向 力						
[ ]星期 [ ]月份 [ ]年 [ ]日 [ ]地方 [ ]城市						__/6
注:教育年限≤12年,则总分加1分。						总分__/30

【使用说明】

1. 评分说明，总分 30 分，≥26 分者为正常。

2. 本量表覆盖重要的认知领域，测试时间短，适合临床运用。其可行性好，且有较好的内部一致性和重测信度。MoCA 检查痴呆的灵敏度为 93%，特异度为 82%。以 26 分为分界值，MoCA 识别 MCI 和 AD 的灵敏度分别为 90%和 100%，特异度为 87%。

3. MoCA 能很好地鉴别 MCI 与 NC 和 AD，具有较好的区分效度和筛查价值。缺点：①虽然它对轻度痴呆比 MMSE 敏感，但对中重度痴呆反而不如 MMSE；②认知功能较差的患者很难完成，所以常用 MMSE 追踪患者认知功能衰退或需要改进 MoCA 以适应痴呆各进展阶段的患者。

二、总体认知功能量表

（一）阿尔茨海默病评定量表认知分量表

阿尔茨海默病评定量表认知分量表（Alzheimer's disease assessment scale-cognitive subscale，ADAS-Cog)，是 1983 年由 Rosen 和 Mohs 等人编制的，1994 年修订，其主要目的是评定 AD 特征性的认知症状和非认知行为症状的严重程度及治疗中的变化。ADAS-Cog 分 12 个条目，即语词回忆、命名、执行指令、结构性练习、意向性练习、定向力、词语辨认、回忆测验指令、口头语言表达能力、找词能力、语言理解能力和注意力。ADAS-Cog 目前主要用于 AD 患者认知损害纵向观察以及 AD 药物疗效研究，是轻中度痴呆治疗药物疗效评估中最常用的量表。具体内容见表 12-7。

表 12-7 阿尔茨海默病评定量表（ADAS-Cog)

测 评 项 目	得 分
1. 单词回忆	
2. 命名	
3. 指令	
4. 结构性练习	

续表

测 评 项 目	得 分
5. 意向性练习	
6. 定向	
7. 单词辨认	
8. 回忆测验指令	
9. 口语能力	
10. 找词困难	
11. 语言理解能力	
12. 注意力	
总 分	

1. 单词回忆测验：现在我给您出示一些单词(速度1个/秒。如患者为文盲，请读给患者听)，请您尽可能记住，念完后请您回忆这些单词，并告诉我您能记住的那些单词

评分标准：每次测试计数未能回忆出来的单词数，得分为3次测试中未能回忆单词数的平均数

测试1			测试2			测试3		
单词	是否能回忆		单词	是否能回忆		单词	是否能回忆	
	是	否		是	否		是	否
家庭	□	□	皮肤	□	□	铁路	□	□
硬币	□	□	儿童	□	□	儿童	□	□
铁路	□	□	家庭	□	□	硬币	□	□
儿童	□	□	军队	□	□	旗子	□	□
军队	□	□	硬币	□	□	皮肤	□	□
旗子	□	□	铁路	□	□	图书馆	□	□
皮肤	□	□	麦子	□	□	海洋	□	□
图书馆	□	□	旗子	□	□	麦子	□	□
麦子	□	□	图书馆	□	□	家庭	□	□
海洋	□	□	海洋	□	□	军队	□	□
未能回忆单词数			未能回忆单词数			未能回忆单词数		

2. 命名物体或手指：我给您看些物品及利用您的手指，请您说出它的名称

评分标准：评分记回答不正确名称数
0分＝0～2件物品命名不正确；
1分＝3～5件物品命名不正确；
2分＝6～8件物品命名不正确；
3分＝9～11件物品命名不正确；
4分＝12～14件物品命名不正确；
5分＝15～17件物品命名不正确

续表

物品名称	物品相关线索（提示语）	是否正确	物品名称	物品相关线索（提示语）	是否正确
花	生长在花园里的	□对 □错	剪刀	裁纸用的	□对 □错
椅子	用来坐的	□对 □错	梳子	用来整理头发的	□对 □错
哨子	吹气时能发出声音的	□对 □错	钱包	放钞票用的	□对 □错
铅笔	用来写字的	□对 □错	口琴	一种乐器	□对 □错
拨浪鼓	婴儿玩的	□对 □错	听诊器	医师用来查你的心脏的	□对 □错
面具	隐藏你的脸的东西	□对 □错	钳子	夹东西用的	□对 □错

拇指 □对 □错　示指 □对 □错　中指 □对 □错
环指 □对 □错　小指 □对 □错

3. 指令：下面请您按我的指令做几个动作	评分标准：评分记录不正确操作步骤数 0分＝全部正确； 1分＝1项指令错误，4项指令正确； 2分＝2项指令错误，3项指令正确； 3分＝3项指令错误，2项指令正确； 4分＝4项指令错误，1项指令正确； 5分＝5项指令均错误
握拳	□对 □错
指向屋顶，然后指向地板	□对 □错
将铅笔放在卡片上面，然后再拿回来	□对 □错
将手表放在铅笔的另一边并且将卡片翻过来	□对 □错
用一只手的两个手指拍每个肩膀2次，并且眨眨眼睛	□对 □错
4. 结构性练习：这张纸上有几个图（下面4个图），请您试着在这页纸的其他地方再画一幅，尽可能画得一样 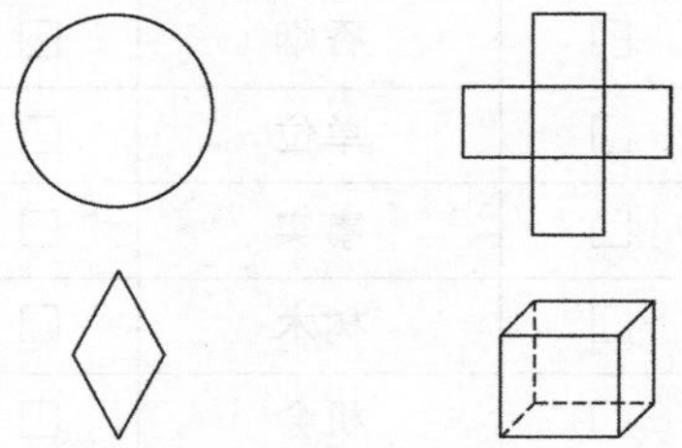	评分标准： 0分＝4幅图全部正确； 1分＝1幅图错误； 2分＝2幅图错误； 3分＝3幅图错误； 4分＝4幅图均错误； 5分＝未作图，或在图上描，或只有部分图形，或用文字代替图形
5. 定向力：问患者以下的问题	评分标准：评分记录错误项目的总数
你叫什么名字？	□对 □错
现在是几月？	□对 □错
今天是几号？	□对 □错

续表

现在是哪年?		☐对 ☐错
今天是星期几?		☐对 ☐错
现在是什么季节?		☐对 ☐错
这个地方叫什么名字?		☐对 ☐错
现在几点了?(要求进行量表评估的房间无钟表,患者不允许看钟表)		☐对 ☐错

6. 单词辨认测试

(1)现在我给您出示一些单词(即目标单词),请您念一遍这些单词并尽可能记住它们。

(2)现在我给您看另一套单词(第一试至第三试),其中一些是刚才给您看过的,一些是您没有看过的,请您告诉我哪些是我刚才让您看过的,哪些不是?

评分标准:得分为三次测试回答错误的目标单词数的平均数。

表中加粗且有阴影背景的单词为“目标单词”。患者回答正确,则在相应单词的“是”方框画×;回答错误,则在“否”方框画×。记录回答错误的目标单词数,即计数目标单词中选择“否”的个数

目标单词:天空 实质 救护车 事实 坟墓 机会 花束 趋势 香烟 资质 海报 树木

第一试			第二试			第三试		
词组	是否正确		词组	是否正确		词组	是否正确	
	是	否		是	否		是	否
天空	☐	☐	母亲	☐	☐	男孩	☐	☐
森林	☐	☐	**香烟**	☐	☐	**天空**	☐	☐
实质	☐	☐	公民权	☐	☐	思想	☐	☐
责任	☐	☐	快艇	☐	☐	城市	☐	☐
机器	☐	☐	**趋势**	☐	☐	**坟墓**	☐	☐
救护车	☐	☐	**救护车**	☐	☐	答案	☐	☐
事实	☐	☐	**天空**	☐	☐	**花束**	☐	☐
坟墓	☐	☐	**事实**	☐	☐	草地	☐	☐
优点	☐	☐	奇迹	☐	☐	**香烟**	☐	☐
足踝	☐	☐	**海报**	☐	☐	单位	☐	☐
背景	☐	☐	岩石	☐	☐	**事实**	☐	☐
机会	☐	☐	办法	☐	☐	**树木**	☐	☐
花束	☐	☐	**机会**	☐	☐	**机会**	☐	☐
爪子	☐	☐	困难	☐	☐	酒精	☐	☐
微笑	☐	☐	**花束**	☐	☐	**趋势**	☐	☐
趋势	☐	☐	**资质**	☐	☐	征服	☐	☐
香烟	☐	☐	**实质**	☐	☐	菠菜	☐	☐

续表

竖琴	□	□	树木	□	□	救护车	□	□
事件	□	□	结果	□	□	等级	□	□
资质	□	□	骡子	□	□	海报	□	□
海报	□	□	自我	□	□	实质	□	□
爬行动物	□	□	手肘	□	□	资质	□	□
树木	□	□	坟墓	□	□	头盖骨	□	□
慎重	□	□	民主政治	□	□	讽刺	□	□
回答错误的目标单词数			回答错误的目标单词数			回答错误的目标单词数		

7. 回忆测验指令：评定受试者能记住辨认任务中的要求的能力。根据“第6项-单词辨认测试”中受试者忘记指令的次数进行测评	评分标准： 0分= 从不需要额外提醒指令； 1分= 很轻，忘记1次； 2分= 轻度，必须提醒2次； 3分= 中度，必须提醒3或4次； 4分= 中重度，必须提醒5或6次； 5分= 重度，必须提醒7次以上
8. 口头语言表达能力：针对测试过程受试者语言表现，总体评价语言理解能力，即言语清晰性以及言语是否存在可理解性困难和表达受限	评分标准： 0分= 无； 1分= 很轻； 2分= 轻度； 3分= 中度；被试在25%～50%的时间内存在言语可理解性困难； 4分= 中重度，被试在50%以上的时间内存在言语可理解性困难； 5分= 重度，说一两个词即中断；或说话虽流利，但内容空洞；或缄默
9. 找词困难：针对测试过程受试者语言表现，评定受试者有无找词困难。不包括手指和物体命名的评定	评分标准： 0分= 无； 1分= 很轻，出现一两次，不具临床意义； 2分= 轻度，明显的赘述或用同义词替代； 3分= 中度，偶尔缺词，且无替代词； 4分= 中重度，频繁缺词，且无替代词； 5分= 重度，几乎完全缺乏有内容的单词；或言语听起来空洞；或说1～2个单词即中断
10. 语言理解能力：针对测试过程受试者语言表现，评定受试者言语理解能力	评分标准： 0分= 无，理解正常； 1分= 很轻，有1次理解错误的情况； 2分= 轻度，有3～5次理解错误的情况； 3分= 中度，需要多次重复和改述； 4分= 中重度，仅偶尔正确回答，只回答“是”或“否”； 5分= 重度，患者极少对问题做出恰当反应，而且并非由语言贫乏所致

续表

11. 注意力：针对测试过程受试者表现，评定有无注意力分散，如被无关刺激分散注意力；由于思绪不畅或受试者沉湎于自己的思维中而需要再次告知正在进行的任务的情况等	评分标准： 0分＝无注意力差或注意力涣散的依据； 1分＝很轻，有1次注意力不集中； 2分＝轻度，有2～3次注意力不集中；出现烦躁不安和心不在焉的征象； 3分＝中度，有4～5次注意力不集中； 4分＝中重度，访谈过程中很多时候注意力不集中和/或经常注意力涣散； 5分＝重度，极其难以集中注意力和注意力极其容易转移；无法完成任务

【使用说明】

1. 本量表包括认知行为量表，含定向、语言、结构、观念的运用、词语即刻回忆与词语再认，共11题，费时15～30min，满分70分。

2. 本量表针对阿尔茨海默病患者，检测者之间的信度为0.99，间隔1个月再测相关性0.92。国外Monllau等对11项70分的ADAS-Cog进行了信度、效度分析，认为12分为AD和健康组的最佳划界值，灵敏度为0.892，特异度为0.885，ROC曲线下面积为0.94。李霞等对12项75分中文版ADAS-cog进行了信度、效度分析，认为15.5分为AD和健康组的最佳划界值，灵敏度为0.919，特异度为0.895，ROC曲线下面积为0.95。

3. ADAS-Cog的优点：覆盖了NINCDS-ADRDA和美国DSM-Ⅳ有关痴呆诊断标准要求检测的主要认知领域，包括记忆障碍、失语、失用、失认，是目前应用最广泛的抗痴呆药物临床试验的疗效评价工具。通常将改善4分（相当于月平均自然下降分数）作为治疗显效的判断标准。其缺点：不适合极轻度和极重度的患者，需要选择教育程度在小学以上文化者；没有检测执行功能障碍的项目，与MMSE一样，对额叶功能障碍者不够敏感，不能用于鉴别诊断；部分项目需要受试者有一定的阅读书写能力，故研究中健康老年人与阿尔茨海默病患者均需要选择教育程度在小学以上文化层次者。

（二）严重损害量表（SIB）

严重损害量表（severe impairment battery，SIB），是1990年由Saxton等编制的，共包括定向、记忆、语言、运用、注意、视知觉、结构、呼名回应和社会交往等9个因子。本量表用于测评严重痴呆患者的认知和行为特征，可用于药物疗效评价，也可作为痴呆患者长期随访的评定工具。具体内容见表12-8。

表12-8　严重损害量表（SIB）

SI:社交能力　L:语言能力　M:记忆力　ATT:注意力　O:定向力 PR:应用能力　VS:视空间能力　C:结构能力　ON:对名字的定向能力	
1 (SI)	a)接近受试者并做出要和对方握手的表示，同时口中说“您好，我叫____”。 □2分　自发与测试者握手。 □1分　起立，有与测试者握手的倾向，但未接触到测试者的手
	b)向一间办公室或桌子做手势并伸出一只手臂，同时说“我希望您回答我一些问题”，再说“跟我(到办公室里)来”或“到这边来”。 如果受试者没有反应，可以搀扶受试者的手臂，再说“跟我来”。 如果受试者不能行走，说“我希望您回答我一些问题，您能坐下(或回去或过来)吗?” 如果受试者没有反应，可以搀扶受试者的手臂，并说“请坐下(或回去或过来)” □2分　按照指令自动向相应的方向移动或者自动地坐下(或回去或过去)。 □1分　在测试者以搀扶示意后才做动作

续表

1 (SI)	c)伸出手臂并指示一张椅子,同时说“请坐这儿”。 如果没有反应,可搀扶受试者的手臂并指示其坐在椅子上,说“坐这儿”。 如果患者当时坐在轮椅内,还可以说“请到这张桌子旁边坐”。 如果没有反应,可以将你的手温柔地放在受试者的肩膀上,并说“请把桌子拉到您的旁边”。 如果还没反应,可以再用手拍拍那张桌子,并重复上述指令。 □2 分　自动坐在椅子上或自动将自己的轮椅转到桌子旁,或自动把桌子推到椅子旁。 □1 分　在测试者以搀扶示意后才行动
2 (M)	说“我叫____”。(只说名或姓,可包括身份称谓)。 重复名字说“我希望您能记住我的名字,因为我待会儿还要问您”,(暂停)再说“我叫什么名字?”然后,不论答案正确与否都说“是的,我的名字是____”。 □2 分　自动说出正确答案。 □1 分　所说答案比较接近正确答案(如以朱莉代替朱蒂)
3 (O)	说“您叫什么名字?” 如果受试者只说出自己的姓或名,则再问其未说出的部分,如“约翰什么?” □2 分　说出全名,其间可提醒一次。 □1 分　只能说出姓或名,或原用名
4 (L)	a)说“请在这里写下您的名字” □2 分　自动写下正确的名字(可以允许签名中存在某些简写甚至缩写,特别是当受试者按照其平时的习惯来签名时)。 □1 分　部分正确,如签名中只有姓或名,或者为受试者的原用名
	b)如果受试者在回答 4a 题时已得到 2 分,则跳过此题,并给予满分(2 分)。 在黑色的纸上打印受试者的姓名,并说:“您能将这些抄写下来吗?” □2 分　自动正确抄写(打印体姓名或签名)或 4a 题回答正确 □1 分　部分正确
5 (O)	说“现在是几月份?” 如果受试者无反应,则给予提示说:“现在是__月、__月还是__月呢?” (所给的备选月份应分别是 6 个月前、当前和下个月的月份。) □2 分　自动说出正确答案。 □1 分　在给出多选提示后才说出正确答案
6 (L)	说“告诉我一年中有哪几个月?” 如果受试者没有反应,则提示说“一年以一月、二月和三月开始,然后是__月?” □2 分　自动说出正确答案。 □1 分　在提示后说出正确答案,或者仅漏掉 1 或 2 个月份(可以给受试者 2 次提示)
7 (O)	说“这座城市叫什么名字?” 如果受试者没有反应,则提示说“这是______,______,或______(城市名)吗?” 提示时给出正确答案的城市名和两个其他的城市名作为备选答案。 □2 分　自动说出正确答案。 □1 分　在给出多选提示后说出正确答案

续表

8 (I)	a)说“您如何称呼您平时用来喝咖啡的东西?” 如果受试者没有反应,则提示说“您用来喝咖啡的瓷器/物件/陶器叫什么?” □2分　答“杯子”或“茶杯”。 □1分　说出某些与正确答案相关的词汇,如“玻璃杯”或“咖啡壶”,或在提示下说出正确答案。 0分　说出某些与正确答案不相关的词汇,如“盘子”
	b)说“您如何称呼平时你用来盛汤的东西?” 如果受试者没有反应,则提示说“您用来喝汤的银质物品/铜质物品/器具叫什么?” □2分　勺子 □1分　说出某些与正确答案相关的词汇,如“汤碗”,或在提示下说出正确答案。 □0分　说出某些与正确答案不相关的词汇,如“小刀”
9 (L)	a)向患者呈现写有“把您的手给我”的卡片,确保患者的注意力已集中于这张卡片上,说“请阅读这张卡片上的字并按照文字的要求做相应的动作” 如果受试者没有反应,则通过重复上述指令的方法给予提示,同时向受试者伸出测试者自己的手,张开手掌。 如果受试者仍无反应,则大声阅读卡片上的内容。 □2分　受试者自动给出自己的手。 □1分　受试者做出较接近题目要求的动作,如抬高自己的手等;或者在提示后做出正确的动作。 □0分　当测试者不得不自己阅读卡片上的内容时
	b)说“现在给我您的另一只手” 如果受试者没有反应,可重复上述指令,由测试者做手势张开自己的手。 □2分　受试者自动给出自己的另一只手。 □1分　受试者做出较接近题目要求的动作,如抬高自己的手但是却没有将手移向测试者;或者仍将与上题中相同的手交给测试者;或者在提示后做出正确的动作
	c)再次向受试者呈现写有“把您的手给我”的卡片并说“这上面说的是什么?” 如果受试者没有反应,可提示说“大声念出这张卡片上的内容”,再拿走卡片 □2分　自动阅读卡片上的内容。 □1分　部分正确,如读错了卡片上的内容或者只读出卡片中句子的一部分,或者在提示后做出正确的反应
10 (M)	说“对不起,刚才您说的是什么?” 如果受试者没有反应,可提示说“你说了什么?” □2分　受试者自动正确地重复出在自己9c中说过的话。 □1分　部分正确地重复出自己先前的话。即:只重复出句子的一部分或在提示后正确重复出刚才的话

续表

11 (L)	a)"现在说这个",说"人们花钱"。 □2分　正确重复。 □1分　部分正确地重复,或者用该词汇说出评论性的语句,如"钱永远是不够的" b)"现在说这个",说"婴儿"。 □2分　正确重复。 □1分　部分正确地重复,或者用该词汇说出评论性的语句,如"我喜爱婴儿"
12 (ATT)	说"现在说这个" "2"　"5"　"87"　"41" □ □ □ □ "582"　"694"　"6439"　"7286"　"42731"　"75836" □ □ □ □ □ □ 如果受试者没能正确地重复出两个相同位数的数字,则停止此项测试。 □2分　正确重复出含有3个、4个或5个数字的数字串。 □1分　正确重复出含有1个或2个数字的数字串
13 (L)	说"告诉我所有您喜欢吃的东西"和(或)"告诉我所有您喜欢在早饭/晚饭/午饭时做/吃的东西",在1min内记录。 □2分　说出4样或更多的东西。 □1分　说出1样、2样或3样东西
14 (M)	说"您还记得我的名字吗?" 说"(是的),我的名字是______" 测试这道题时采用与前面所说的完全相同的名字或称谓。 □2分　自动说出正确的答案。 □1分　说出接近正确的答案
15 (L)	向受试者展示茶杯的照片,并说"这是什么?" □2分　"茶杯"。 □1分　说出与之接近的词汇,如"杯子"或"玻璃杯"
16 (PR)	说"告诉我您是怎样使用这样东西的" □2分　向测试者清楚地示范该物品的使用方法 □1分　做出接近正确的表示,如受试者将手抬了起来,却没有明确地使之凑近受试者自己的嘴
17 (L)	如果受试者在第15个问题中得了2分,则此题可给2分,但前提是必须完成此题,以便于以后测试其回忆能力。 说"拿住这样东西"(把杯子给受试者)"(再问)这是什么?" □2分　自动说出正确的答案,或者患者已经正确地回答了第15个问题。 □1分　说出接近正确的答案

续表

18 (PR)	让受试者拿住杯子，同时说“再向我演示你是如何使用这样东西的” □2 分　向测试者清楚地示范该物品的使用方法。 □1 分　做出接近正确的表示，如受试者将茶杯举了起来，却没有明确地使之凑近受试者自己的嘴
19 (L)	如果受试者在第 15 题或第 17 题回答正确，则可跳过此题，并给予满分(1 分)。 说“这是一顶帽子还是一个茶杯?” □1 分　“杯子”，或受试者已经正确地回答了第 15 题或第 17 题。 □0 分　“帽子”。 说“我希望您记住这只茶杯”(拿起茶杯)，“请尽量记忆，因为我将要在几分钟后向你提出与此有关的问题”(此题没有可得 2 分的答案)
20 (L)	向受试者展示勺子的照片，说“这是什么?” □2 分　“勺子”。 □1 分　说出与之接近的答案，如“银器/铜器”
21 (PR)	说“告诉我您是怎样使用这样东西的” □2 分　向测试者清楚地示范该物品的使用方法。 □1 分　做出接近正确的表示，如受试者将勺子举到自己的嘴边，却不把嘴凑上去
22 (L)	如果受试者在第 20 题中已经得到了 2 分，则此题可给 2 分，但前提是必须完成此题，以便于以后测试其回忆能力。 说“拿住这样东西”(把勺子给受试者)，“(再问)这是什么?” □2 分　自动说出正确的答案，或者患者已经正确地回答了第 20 个问题。 □1 分　说出接近正确的答案，如“银器/铜器”
23 (PR)	让受试者拿住勺子，同时说“再向我演示你是如何使用这样东西的” □2 分　向测试者清楚地演示该物品的使用方法。 □1 分　做出接近正确的表示，如受试者将勺子举起来，却没有将其凑近自己的嘴
24 (L)	如果受试者在第 22 题或第 20 题回答正确，则可跳过此题，并给予满分(1 分)。 说“这是一只靴子还是一个勺子?” □1 分　“勺子”，或受试者已经正确地回答了第 20 题或第 22 题 □0 分　“靴子”。 (此题没有可得 2 分的答案) 再次向受试者展示茶杯和勺子，并说“我希望您记住这把勺子”(拿起勺子)，“还有这个茶杯”(拿起茶杯)，因为我将要在几分钟后向你提出与此有关的问题，仔细看一下并尽量记住
25 (M)	把茶杯放在白板上，同时按照下面的顺序再放上两样其他的东西： 检查者的左侧　中央　检查者的右侧 塑料容器　盘子　茶杯 说“这里面哪个(项目/物品/东西)是我刚才请您记住的?” 把勺子放在白板上，同时按照下面的顺序再放上两样其他的东西： 检查者的左侧　中央　检查者的右侧 勺子　铲子　叉子 说“这里面哪个(项目/物品/东西)也是我刚才请您记住的?” □2 分　说出“茶杯”和“勺子”。 □1 分　要么说出了“茶杯”，要么说出了“勺子”。 再次向受试者展示茶杯和勺子，并说“我希望您记住这把勺子”(拿起勺子)，“还有这个茶杯”(拿起茶杯)，因为我将要在几分钟后向你提出与此有关的问题，仔细看一下并尽量记住

续表

26 (L)	向受试者展示一个蓝色的木块说“这是什么颜色的?” 如果受试者没有反应,则可提示说“这是蓝色的还是红色的?” □2 分　自动说出正确的答案。 □1 分　受试者说出一种接近正确的颜色(如紫色、海蓝色等),或者受试者从给定的选择答案中选出了正确的颜色
27 (VS)	把蓝色、绿色和红色的木块按照下面的顺序分别放在白板上: 检查者的左侧　中央　检查者的右侧 蓝色　绿色　红色 拿着一个蓝色木块在受试者面前来回移动,以引导受试者看这个木块,说“哪个木块(手指着白板或轻拍桌子)和我手里的颜色相同?” 如果受试者没有反应,则可提示说“这是我的蓝色木块,出示你的蓝色木块。(手指着测试者手里的蓝色木块和白板上的木块)”; 如果受试者的回答不正确或者没有反应,则拿起蓝色的木块,则说“是这个,就是这个木块。” □2 分　自动说出正确的答案。 □1 分　在提示后说出正确的答案。 □0 分　由检查者说出正确的木块
28 (M)	改变木块摆放顺序如下: 检查者的左侧　中央　检查者的右侧 绿色　蓝色　红色 说“把那个木块还给我,也就是你刚才给过我的同一个木块(我给你看过的)” 如果受试者没有反应,则可提示说“哪一个是你刚才给过我的木块(也就是我给你看过的木块)? 是这一块吗? 是这块吗,还是那一块? (手指着白板)” 如果受试者的回答不正确或者没有反应,则拿起蓝色的木块,说“是这个,就是这个木块”。 □2 分　自动说出正确的答案。 □1 分　在提示后说出正确的答案。 □0 分　由检查者说出正确的木块
29 (VS)	说“现在给我一个不同的木块,要不同于刚才我给你看的那个木块” 如果受试者没有反应,则提示说“这是一个蓝色的木块”(拿起蓝色的木块),“再给我一个不同颜色的木块”。 □2 分　自动做出正确的反应。 □1 分　在提示后做出正确的反应
30 (L)	a)向受试者展示红色的木块说“这个木块是什么颜色的?” 如果受试者没有反应,则提示说“这是蓝色的还是红色的?” □2 分　自动说出正确的答案。 □1 分　受试者说出与正确答案相近的颜色(如粉色或橘黄色),或者受试者从给定的选择答案中选出了正确的答案
	b)向受试者展示绿色的木块说“这个木块是什么颜色的?” 如果受试者没有反应,则提示说“这是蓝色的还是绿色的?” □2 分　自动说出正确的答案。 □1 分　受试者说出与正确答案相近的颜色(如橄榄色或柠檬色),或者受试者从给定的选择答案中选出了正确的答案

续表

30 (L)	c)向受试者展示黑色的方形木块说“这是什么形状的?” 如果受试者没有反应,则提示说“这是方形的还是圆形的?” □2 分　自动说出正确的答案 □1 分　在提示后才说出正确的答案
31 (VS)	把黑色的各种形状的木块按照下面的顺序分别放在白板上: 检查者的左侧　中央　检查者的右侧 三角形　圆形　方形 拿起一个形状类似的黑色方形木块,把该木块在受试者面前来回移动,以引导受试者注视这个木块说“这些木块中哪一块的形状与这个木块相同(说时以手势示意白板或者用手轻轻拍打桌面)”。 如果受试者没有反应,则可提示说“这是一个方形的木块,请你也向我展示一个方形的木块”(可辅以清楚的手势示意)。 如果受试者仍然没有反应或者没有拿起正确的木块,则说“是这个,这就是方形的木块”。 □2 分　自动说出正确的答案。 □1 分　在提示后才说出正确的答案。 □0 分　回答不正确或者由检查者自己拿起了正确的木块
32 (M)	按照下面的顺序重新摆放白板上的木块: 检查者的左侧　中央　检查者的右侧 圆形　方形　三角形 说“把那个木块还给我,和您刚才给我的木块相同(也就是我给你看过的那个木块)”。 如果受试者没有反应,则可提示说“哪一个是你刚才给过我的木块(也就是我给你看过的木块)? 是这一块吗? 是这块吗,还是那一块? (手指着白板上的木块)”;如果受试者仍然没有反应或者没有拿起正确的木块,则说“是这个,就是这个木块”。 □2 分　自动说出正确的答案。 □1 分　在提示后才说出正确的答案。 □0 分　回答不正确或者由检查者自己拿起了正确的木块
33 (VS)	说“现在递给我一个不同形状的木块,要和我刚才给你的木块形状不同”。 如果受试者没有反应,则提示说“这是一个方形的木块(拿起方形的木块),再给我一个形状不同的木块”。 □2 分　自动说出正确的答案。 □1 分　在提示后才说出正确的答案
34 (L)	a)向受试者展示一个圆形的木块说“这是什么形状的?” 如果受试者没有反应,则提示说“这是方形的还是圆形的?” □2 分　自动说出正确的答案(答“圆形”或“环形”都可以)。 □1 分　在提示后才说出正确的答案 b)向受试者展示一个三角形的木块说“这是什么形状的?” 如果受试者没有反应,则提示说“这是方形的还是三角形的?” □2 分　自动说出正确的答案。 □1 分　在提示后才说出正确的答案,或者答道“锥形”

续表

35 (C)	a)说“画一个圆圈” 如果受试者没有反应，可为其先画一个圆圈作为示范，并说“照着这个画” □2分　自动画出环形、椭圆形或卵圆形的图案(允许因小的疏忽而画得形状不规范) □1分　受试者画出接近正确的图案。如一个至少含有半圆的形状，或者在测试者的提示下画出正确的图案，或者在测试者画出的圆圈上描画。 □0分　直线、点等 b)说“画一个正方形”。 如果受试者没有反应，可为其先画一个正方形作为示范，并说“照着这个画”。 □2分　受试者画出正方形、四边形或者长方形(允许因小的疏忽而画得形状不规范) □1分　受试者画出接近正确的图案。如图形的一角没有闭合，但是若闭合就可构成一个正方形(但不能是三角形)，或者在测试者的提示下画出正确的图案，或者在测试者画出的正方形上描画 □0分　直线、点等
36 (ATT)	说“我要拍打这个桌子，请计数我拍打桌子的次数。现在开始，仔细听！” 拍三下桌子，每次拍打时间应比1s稍短些，同时口中数着“1—2—3”，说“现在请你数数我拍桌子的次数，请你一直跟着数下去，不要中断”，拍5下桌子。(本题只能提示一次) □2分　受试者无需提示即可自己数出测试者的5次拍击桌面。 □1分　在测试者的提醒下，受试者数出5次。 □0分　受试者在测试者提醒1次以上的情况下才数出5次，或者根本没有数出5次
37 (ATT)	勾起你的手指，以引起受试者的注意。①说“看着我的手指，我竖起了3个手指”，测试者竖起第一、第二和第三个手指。②扳起大拇指说“现在，我竖起了一个手指”。③扳起大拇指和环指说“现在，请您数数我的手指”____“(对)，是两个手指”。④只竖起大拇指，如果受试者没有自发地数测试者的手指，测试者就要说“我希望您来数数我的手指，就这样一直数下去，不要停”。 (在整个测试过程中，测试者只能提醒受试者一次) 按照下面的顺序扳起相应的手指： 大拇指和环指　大拇指　大拇指、示指和中指　环指　所有上述4个手指 □　□　□　□　□ □2分　如果受试者在测试者5次展示自己的手指时都能正确地数出来，且不中途停顿。 □1分　如果受试者在测试者5次展示自己的手指时都能正确地数出来，但中途曾停顿过1次且受到了测试者的1次提醒。 □0分　如果数得不对或者受试者需要接受1次以上的提醒才能继续下去，完成计数
38 (M)	把茶杯放在白板上，同时按照下面的顺序再放上两样其他的东西： 检查者的左侧　中央　检查者的右侧 量杯　茶杯　碗 说“这里面哪个(项目/物品/东西)是我刚才请您记住的?” 拿掉所有的三样东西，把勺子放在白板上，同时按下面的顺序放上两样其他的东西： 检查者的左侧　中央　检查者的右侧 小刀　量勺　勺子 说“这里面哪样东西也是我刚才请您记住的？请指出来” □2分　说出“茶杯”和“勺子”。 □1分　要么说出了“茶杯”，要么说出了“勺子”。 到此为止，正式的“面对面”测试已经结束了，而测试者应该告诉受试者，他们可以准备离开了

续表

39 (ON)	在受试者走回候诊室的过程中或在其准备离开的过程中，测试者站在受试者的正后方，并呼唤他/她的名字。 □2分　自发地做出正常反应，即受试者转过身来。 □1分　有一定的反应(受试者做出语音的或非语音的反应，但其似乎对声音的传来方向不甚确定)。 □0分　没有反应
40 (L)	如果受试者对第39题有反应，则测试者可吸引受试者与自己对话，说"你觉得怎么样?" 如果受试者只回答一个字或词(如"好"、"不错")，则鼓励其再做更多的反应，说"你这个周末有什么计划?""今天有人会来拜访您吗?" 如果受试者对第39题没有反应时，测试者即可在受试者离开前的任何时间向其询问上述(那些)问题。 □2分　受试者连贯而恰当地回答了测试者所提出的1个或更多个问题，所回答的内容必须为完整的句子。 □1分　受试者对测试者的问题给予恰当的回答，但所答内容并非完整的句子。如"好"，或只有2～3个词，如"我还不错"，或"对，我还行"

【使用说明】

1. 计时、计分说明：本量表需时约30min。检查内容包括注意力、定向力、语言、记忆力、视空间觉和视构造觉及详细的行为评估。共57题，总分为133分，评分越高，说明痴呆程度越重。能有效区分MMSE 0～5分与6～11分组，不能区分6～11分、12～17分和17分以上组。

2. 本量表重测信度0.87，测试者间信度为0.99。

三、日常和社会功能评定

（一）社会功能活动问卷

社会功能活动问卷（Functional activities questionnaire，FAQ），是1969年由Lawton等人制订的，主要用于评定患者在家庭和社区的独立能力。该量表共10个条目。具体内容见表12-9。

表12-9　社会功能活动问卷（FAQ）

项　目	正常或从未做过，但能做(0分)	困难，但可以单独完成(1分)	需要帮助(2分)	完全依赖他人(3分)
1. 每月平衡收支的能力，算账的能力				
2. 患者的工作能力				
3. 能否到商店买衣服、杂货和家庭用品				
4. 有无爱好，会不会下棋和打扑克				
5. 会不会做简单的事情，如点炉子、泡茶				
6. 会不会准备饭菜				
7. 能否了解最近发生的时事及时间				

续表

项　　目	正常或从未做过，但能做(0分)	困难，但可以单独完成(1分)	需要帮助(2分)	完全依赖他人(3分)
8. 能否参加讨论和了解电视、书和杂志的内容				
9. 能否记住约会时间、家庭节日和吃药				
10. 能否拜访邻居、自己乘公共汽车				

【使用说明】

1. FAQ 可用于痴呆患者筛查，也可用于随访。FAQ 变化的速度和程度对临床上痴呆功能的评定有一定的意义。但不能依靠 FAQ 来诊断痴呆，只是表示需要更进一步的测评（如 MMSE）。

2. 评分说明：总分 30 分，得分≤5 分为正常；得分≥5 分表示该患者在家庭和社区中不可能独立。分值>9 分就提示存在社会活动功能障碍。

（二）日常生活能力量表

日常生活能力量表（Activity of daily living scale，ADL），是 1969 年由 Lawton 和 Brody 制订的。ADL 主要用于老年期痴呆患者日常生活能力评定，为制订护理和康复方案及评定药物疗效和康复训练效果的重要参考指标。该量表为 Elena Yu 和 Willian Liu 修订的 20 项版本，具体内容见表 12-10。

表 12-10　日常生活能力量表(ADL)

项　　目	得	分		
(1)做饭	1	2	3	4
(2)穿脱衣服	1	2	3	4
(3)洗漱	1	2	3	4
(4)上下床、坐下或站起	1	2	3	4
(5)室内走动	1	2	3	4
(6)上厕所	1	2	3	4
(7)大小便控制	1	2	3	4
(8)洗澡	1	2	3	4
(9)自己搭乘公共汽车(知道乘哪一路车，并能独自去)	1	2	3	4
(10)在住地附近活动	1	2	3	4
(11)自己做饭(包括洗菜、切菜、打火/生火、炒菜等)	1	2	3	4
(12)吃药(能记住按时服药，并能服用正确的药)	1	2	3	4
(13)一般轻家务(扫地、擦桌)	1	2	3	4
(14)较重家务(擦地擦窗，搬东西等)	1	2	3	4
(15)洗自己的衣服	1	2	3	4
(16)剪脚趾甲	1	2	3	4
(17)购物	1	2	3	4
(18)使用电话(必须会拨号)	1	2	3	4
(19)管理个人钱财(指自己能买东西、找零钱、算钱等)	1	2	3	4
(20)独自在家(能独自在家呆一天)	1	2	3	4
评分标准：1分= 自己完全可以做；2分= 有些困难；3分= 需要帮助；4分= 根本无法做				

【使用说明】

1. 该量表1～8项为基础日常活动量表（basic activities of daily living，BADL），9～20项为工具性日常活动（instrumental activities of daily living，IADL）

2. 评分说明：总分范围20～80分，＞23分为认知功能损害。

3. 本量表项目细致，简明易懂，便于询问。但ADL受多种因素，如年龄、视、听或运动功能障碍，躯体疾病，情绪低落等的影响，因此，对ADL结果的解释应慎重。

四、精神行为症状评定

认知缺损症状精神行为症状和社会及日常生活能力减退时痴呆的主要临床表现。其中精神行为症状指痴呆患者经常出现的紊乱的知觉、思维内容、心境及行为等，称为痴呆的精神行为症状（behavioral and psychological symptoms of dementia，BPSD）。BPSD加重了患者、家属及照料者的心理痛苦和护理负担。因此，在对痴呆患者的综合评估中，精神行为症状的评估至关重要。

（一）神经精神科问卷

神经精神科问卷（Neuropsychiatric inventory，NPI），用于评估痴呆患者的行为障碍，其主要包括妄想、幻觉、烦躁不安、焦虑、激动/侵占性、欣快、脱抑制、易激惹/不稳定性、淡漠和越轨行为等10个方面。该测验不仅能够评估症状的有无，还能够评价症状的频率、严重程度以及精神行为使照料者苦恼的程度，常被用于评价药物对精神症状的疗效，同时对痴呆的病因鉴别有帮助。具体内容见表12-11。

表12-11 神经精神科问卷（NPI）

指导语：（请知情者完成）患者得病后有无以下行为改变，如果有，请按照严重程度进行分级。评估周期为本访视近4周内。

单位：分

项　目	有/无	频率	严重程度	使照料者苦恼程度
		1分＝偶尔，少于每周1次； 2分＝经常，大约每周1次； 3分＝频繁，每周几次但少于每天1次； 4分＝十分频繁，每天1次或更多或者持续	1分＝轻度，可以觉察但不明显； 2分＝中度，明显但不十分突出； 3分＝重度，非常突出的变化	0分＝不苦恼； 1分＝极轻度的苦恼，照料者无需采取措施应对； 2分＝轻度苦恼，照料者很容易应对； 3分＝中度苦恼，照料者难以自行应对； 4分＝重度苦恼，照料者难以应对； 5分＝极度苦恼，照料者无法应对
1. 妄想（错误的观念，如认为别人偷他/她的东西？怀疑有人害他？怀疑配偶不忠？怀疑要遗弃他？）	□有　□无			

续表

项　目	有/无	频率	严重程度	使照料者苦恼程度
		1分＝偶尔，少于每周1次； 2分＝经常，大约每周1次； 3分＝频繁，每周几次但少于每天1次； 4分＝十分频繁，每天1次或更多或者持续	1分＝轻度，可以觉察但不明显； 2分＝中度，明显但不十分突出； 3分＝重度，非常突出的变化	0分＝不苦恼； 1分＝极轻度的苦恼，照料者无需采取措施应对； 2分＝轻度苦恼，照料者很容易应对； 3分＝中度苦恼，照料者难以自行应对； 4分＝重度苦恼，照料者难以应对； 5分＝极度苦恼，照料者无法应对
2. 幻觉（视幻觉或听幻觉？看到或听到不存在的东西或声音？和实际不存在的人说话？）	□有　□无			
3. 激越/攻击性（拒绝别人的帮助？难以驾驭？固执？向别人大喊大叫？打骂别人？）	□有　□无			
4. 心境恶劣（说或表现出伤心或情绪低落？哭泣？）	□有　□无			
5. 焦虑（与照料者分开后不安？精神紧张的表现，如呼吸急促、叹气、不能放松或感觉紧张？对将来的事情担心？）	□有　□无			
6. 欣快（过于高兴、感觉过于良好？对别人并不觉得有趣的事情感到幽默并开怀大笑？与情景场合不符的欢乐？）	□有　□无			
7. 情感淡漠（对以前感兴趣的活动失去兴趣？对别人的活动和计划漠不关心？自发活动比以前少？）	□有　□无			
8. 脱抑制（行为突兀，如与陌生人讲话，自来熟？说话不顾及别人的感受？说一些粗话或谈论性？而以前他/她不会说这些）	□有　□无			

续表

项　目	有/无	频率	严重程度	使照料者苦恼程度
		1分=偶尔,少于每周1次; 2分=经常,大约每周1次; 3分=频繁,每周几次但少于每天1次; 4分=十分频繁,每天1次或更多或者持续	1分=轻度,可以觉察但不明显; 2分=中度,明显但不十分突出; 3分=重度,非常突出的变化	0分=不苦恼; 1分=极轻度的苦恼,照料者无需采取措施应对; 2分=轻度苦恼,照料者很容易应对; 3分=中度苦恼,照料者难以自行应对; 4分=重度苦恼,照料者难以应对; 5分=极度苦恼,照料者无法应对
9. 易激惹/情绪不稳(不耐烦或疯狂的举动?对延误无法忍受?对计划中的活动不能耐心等待?突然暴怒?)	□有　□无			
10. 异常运动行为(反复进行无意义的活动,如围着房屋转圈、摆弄纽扣、用绳子包扎捆绑等?无目的的活动,多动?)	□有　□无			
11. 睡眠/夜间行为(晚上把别人弄醒?早晨很早起床?白天频繁打盹?)	□有　□无			
12. 食欲和(或)进食障碍	□有　□无			
总　　分				

【使用说明】

本量表由照料者回答，一般需时7～10min。由于该量表调查的内容包括10个神经精神症状和2个自主神经症状，每个亚项有1个反映其核心症状的筛检问题。如果筛检问题的回答是“否”，则进行下一筛检问题。如果回答“是”，则需评定过去4周内的症状严重程度和照料者苦恼程度。

（二）汉密尔顿抑郁量表

汉密尔顿抑郁量表（Hamilton Depression Scale，HAMD），是1960年由Hamilton编制的，是临床上评定抑郁状态使用的最普遍的量表，后又经过多次修订，版本有17项、21项和24项三种，本书介绍的是24项版本。适用于具有抑郁症状的成年患者。具体内容见表12-12。

表 12-12　汉密尔顿抑郁量表(HAMD)

项　目	分　值
(1)抑郁情绪	0 分= 没有； 1 分= 只在问到时才诉述； 2 分= 在访谈中自发地表达； 3 分= 不用言语也可以从表情-姿势-声音或欲哭中流露出这种情绪； 4 分= 患者的自发言语和非语言表达几乎完全表现为这种情绪
(2)有罪感	0 分= 没有； 1 分= 责备自己，感到自己已连累他人； 2 分= 认为自己犯了罪，或反复思考以往的过失和错误； 3 分= 认为目前的疾病，是对自己错误的惩罚，或有罪恶妄想； 4 分= 罪恶妄想伴有指责或威胁性幻觉
(3)自杀	0 分= 没有； 1 分= 觉得活着没有意义； 2 分= 希望自己已经死去，或常想到与死有关的事； 3 分= 消极观念自杀念头； 4 分= 有严重自杀行为
(4)入睡困难(初段失眠)	0 分= 没有； 1 分= 主诉有入睡困难，上床半小时后仍不能入睡。(要注意平时患者入睡的时间)； 2 分= 主诉每晚均有入睡困难
(5)睡眠不深(中段失眠)	0 分= 没有； 1 分= 睡眠浅，多噩梦； 2 分= 半夜(晚 12 点钟以前)曾醒来(不包括上厕所)
(6)早醒(末段失眠)	0 分= 没有； 1 分= 有早醒，比平时早醒 1h，但能重新入睡，应排除平时习惯； 2 分= 早醒后无法重新入睡
(7)工作和兴趣	0 分= 没有； 1 分= 提问时才诉述； 2 分= 自发地直接或间接表达对活动-工作或学习失去兴趣，如感到没精打采-犹豫不决-不能坚持或需强迫自己去工作或活动； 3 分= 活动时间减少或成效下降，住院患者每天参加病房劳动或娱乐不满 3h； 4 分= 因目前的疾病而停止工作，住院者不参加任何活动或者没有他人帮助便不能完成病室日常事务-注意不能凡住院就打 4 分
(8)阻滞(指思维和言语缓慢，注意力难以集中，主动性减退)	0 分= 没有； 1 分= 精神检查中发现轻度阻滞； 2 分= 精神检查中发现明显阻滞； 3 分= 精神检查进行困难； 4 分= 完全不能回答问题木僵

续表

项　目	分　　值
(9)激越	0分＝没有； 1分＝检查时有些心神不定； 2分＝明显心神不定或小动作多； 3分＝不能静坐，检查中曾起立； 4分＝搓手、咬手指、扯头发、咬嘴唇
(10)精神性焦虑	0分＝没有； 1分＝问及时诉述； 2分＝自发地表达； 3分＝表情和言谈流露出明显忧虑； 4分＝明显惊恐
(11)躯体性焦虑(指焦虑的生理症状，包括口干、腹胀、腹泻、打呃、腹绞痛、心悸、头痛、过度换气和叹气，以及尿频和出汗)	0分＝没有； 1分＝轻度； 2分＝中度，有肯定的上述症状； 3分＝重度，上述症状严重，影响生活或需要处理； 4分＝严重影响生活和活动
(12)胃肠道症状	0分＝没有； 1分＝食欲减退，但不需他人鼓励便自行进食； 2分＝进食需他人催促或请求和需要应用泻药或助消化药
(13)全身症状	0分＝没有； 1分＝四肢，背部或颈部沉重感，背痛、头痛、肌肉疼痛、全身乏力或疲倦； 2分＝症状明显
(14)性症状(指性欲减退，月经紊乱等)	0分＝没有； 1分＝轻度； 2分＝重度； 3分＝不能肯定，或该项对被评者不适合。(不计入总分)
(15)疑病	0分＝没有； 1分＝对身体过分关注； 2分＝反复考虑健康问题； 3分＝有疑病妄想； 4分＝伴幻觉的疑病妄想
(16)体重减轻	(1)按病史评定 0分＝没有； 1分＝患者诉说可能有体重减轻； 2分＝肯定体重减轻 (2)按体重记录评定 1分＝一周内体重减轻超过0.5kg； 2分＝一周内体重减轻超过1kg

续表

项　目	分　值
(17)自知力	0分= 知道自己有病,表现为抑郁; 1分= 知道自己有病,但归咎伙食太差,环境问题,工作过忙,病毒感染或需要休息; 2分= 完全否认有病
(18)日夜变化(如果症状在早晨或傍晚加重,先指出哪一种,然后按其变化程度评分)	0分= 早晚情绪无区别; 1分= 早晨或傍晚轻度加重; 2分= 早晨或傍晚严重
(19)人格解体或现实解体(指非真实感或虚无妄想)	0分= 没有; 1分= 问及时才诉述; 2分= 自然诉述; 3分= 有虚无妄想; 4分= 伴幻觉的虚无妄想
(20)偏执症状	0分= 没有; 1分= 有猜疑; 2分= 有牵连观念; 3分= 有关系妄想或被害妄想; 4分= 伴有幻觉的关系妄想或被害妄想
(21)强迫症状(指强迫思维和强迫行为)	0分= 没有; 1分= 问及时才诉述; 2分= 自发诉述
(22)能力减退感	0分= 没有; 1分= 仅于提问时方引出主观体验; 2分= 患者主动表示有能力减退感; 3分= 需鼓励-指导和安慰才能完成病室日常事务或个人卫生; 4分= 穿衣、梳洗、进食、铺床或个人卫生均需他人协助
(23)绝望感	0分= 没有; 1分= 有时怀疑情况是否会好转,但解释后能接受; 2分= 持续感到没有希望,但解释后能接受; 3分= 对未来感到灰心-悲观和失望,解释后不能解除; 4分= 自动地反复诉述“我的病好不了啦”或诸如此类的情况
(24)自卑感	0分= 没有; 1分= 仅在询问时诉述有自卑感不如他人; 2分= 自动地诉述有自卑感; 3分= 患者主动诉说自己一无是处或低人一等; 4分= 自卑感达妄想的程度,如“我是废物”等类似情况

【使用说明】

1. 本量表是临床上评定抑郁状态时应用得最为普遍的量表，适用于具有抑郁症状的成年患者。

2. 评分说明

① HAMD需由经过培训的两名评定者对患者进行HAMD联合检查。一般采用交谈与观察的方式，检查结束后，两名评定者分别独立评分。

② HAMD大部分项目采用0～4分的5级评分法（0：无；1：轻度；2：中度；3：重度；4：很重），少数项目采用0～2分的3级评分法（0：无；1：可疑或轻微；2：有明显症状）。

③ 结果判定见表12-13。

表12-13 结果判定

总　　分	诊　断
＜8分	正常
8～20分	可能有抑郁症
21～35分	可确诊抑郁症
＞35分	严重抑郁症

（三）汉密尔顿焦虑量表

汉密尔顿焦虑量表（Hamilton anxiety scale，HAMA），是1959年由Hamilton编制的，是精神科中应用较广泛的由医师评定的量表之一。本量表包括14个反映焦虑症状的项目，主要涉及躯体性焦虑和精神性焦虑两大类因子结构。《CCMD-3中国精神疾病诊断标准》将其列为焦虑症的重要诊断工具，临床上主要用于评定神经症及其他患者的焦虑症状的严重程度，但不宜用于评估各种精神病时的焦虑状态。具体内容见表12-14。

表12-14 汉密尔顿焦虑量表（HAMA）

指导语：请在下表中符合近1周来您具有的身心症状的分数后打勾：

0—无症状；1—轻微；2—中等；3—较重；4—严重

项　目	圈出最适合患者情况的分数				
焦虑心境	0	1	2	3	4
紧张	0	1	2	3	4
害怕	0	1	2	3	4
失眠	0	1	2	3	4
认知功能	0	1	2	3	4
抑郁心境	0	1	2	3	4
躯体性焦虑：肌肉系统	0	1	2	3	4
躯体性焦虑：感觉系统	0	1	2	3	4
心血管系统症状	0	1	2	3	4
呼吸系统症状	0	1	2	3	4
胃肠道症状	0	1	2	3	4
生殖泌尿系统症状	0	1	2	3	4
自主神经系统症状	0	1	2	3	4
会谈时行为表现	0	1	2	3	4

【使用说明】

1. 测定步骤

（1）评定方法：评估心理或药物干预前后焦虑症状的改善情况时，首先在入组时评定当时或入组前1周的情况，然后在干预2～6周后再次评定比较焦虑严重程度和症状谱的变化。

（2）评分标准：所有项目采用0～4分的5级评分法，各级的标准为：

“0”，即无症状；

“1”，即症状轻微；

“2”，即有肯定的症状，但不影响生活与活动；

“3”，即症状重，需加处理，或已影响生活与活动；

“4”，即症状极重，严重影响其生活。

2. HAMA没有工作用评分标准，14个条目所评定的症状如下。

（1）焦虑心境　担心、担忧，感到有最坏的事情将要发生，容易激惹。

（2）紧张　紧张感、易疲劳、不能放松、情绪反应、易哭、颤抖、感到不安。

（3）害怕　害怕黑暗、陌生人、独处、动物、乘车或旅行及人多的场合。

（4）失眠　难以入睡、易醒、睡得不深、多梦、梦魇、夜惊、醒后感疲倦。

（5）认知功能　或称记忆、注意障碍。注意力不能集中，记忆力差。

（6）抑郁心境　丧失兴趣、对以往爱好缺乏快感、抑郁、早醒、昼重夜轻。

（7）躯体性焦虑：肌肉系统症状　肌肉酸痛、活动不灵活、肌肉抽动、肢体抽动、牙齿打战、声音发抖。

（8）躯体性焦虑：感觉系统症状　视物模糊、发冷发热、软弱无力感、浑身刺痛。

（9）心血管系统症状　心动过速、心悸、胸痛、血管跳动感、昏倒感、心搏脱漏。

（10）呼吸系统症状　胸闷、窒息感、叹息、呼吸困难。

（11）胃肠道症状　吞咽困难、嗳气、消化不良（进食后腹痛、胃部烧灼感、腹胀、恶心、胃部饱感）、肠动感、肠鸣、腹泻、体重减轻、便秘。

（12）生殖泌尿系统症状　尿意频数、尿急、停经、性冷淡、过早射精、早泄、阳痿。

（13）自主神经系统症状　口干、潮红、苍白、易出汗、易起“鸡皮疙瘩”、紧张性头痛、毛发竖起。

（14）会谈时行为表现

① 一般表现：紧张、不能松弛、忐忑不安、咬手指、紧紧握拳、摸弄手帕、面肌抽动、不停顿足、手发抖、皱眉、表情僵硬、肌张力高、叹息样呼吸、面色苍白。

② 生理表现：吞咽、打嗝、安静时心率快、呼吸快（20次/分以上）、腱反射亢进、震颤、瞳孔扩大、眼睑跳动、易出汗、眼球突出。

3. 测验记分：HAMA的得分为总分和因子分。总分即所有项目评分的算术和，为0～56分。HAMA有两个因子，每个因子所包含的所有项目得分总和即因子分。躯体性焦虑因子：由肌肉系统症状、感觉系统症状、心血管系统症状、呼吸系统症状、胃肠道症状、生殖泌尿系统症状和自主神经系统症状7项组成。精神性焦虑因子：由焦虑心境、紧张、害怕、失眠、认知功能、抑郁心境以及会谈时行为表现7项组成。

4. 结果的解释：HAMA总分可较好地反映焦虑症状的严重程度。总分用来评价焦虑和抑郁障碍患者焦虑症状的严重程度和对各种药物、心理干预效果的评估。按照我国量表协作组提供的资料，总分超过29分，可能为严重焦虑；超过21分，肯定有明显焦虑；超过14分，肯定有焦虑；超过7分，可能有焦虑；如小于7分，便没有焦虑症状。一般来说，HAMA 14项版本总分高于14分，提示被评估者具有临床意义的焦虑症状。通过对HAMA躯体性和精神性两大类因子分析，不仅可以具体反映患者的精神病理学，也可反映靶症状群的治疗结果。

（四）老年抑郁量表

老年抑郁量表（the geriatric depression scale，GDS），是1982年由Brink等人编制的，

其专用于筛查老年人的抑郁症状，对老年抑郁患者所特有的躯体症状更为敏感。该量表包含了情绪低落、活动减少、易激惹、退缩等 30 个条目。具体内容见表 12-15。

表 12-15　老年抑郁量表（GDS）

序号	项　目	得分/分	
		是	否
1	你对生活基本上满意吗？	0	1
2	你是否已经放弃了许多活动和兴趣？	1	0
3	你是否觉得生活空虚？	1	0
4	你是否常感到厌倦？	1	0
5	你觉得未来有希望吗？	0	1
6	你是否因为脑子里有一些想法摆脱不掉而烦恼？	1	0
7	你是否大部分时间精力充沛？	0	1
8	你是否害怕会有不幸的事落到你头上？	1	0
9	你是否大部分时间感到幸福？	0	1
10	你是否常感到孤立无援？	1	0
11	你是否经常坐立不安，心烦意乱？	1	0
12	你是否希望待在家里而不愿意去做些新鲜事？	1	0
13	你是否常常担心将来？	1	0
14	你是否觉得记忆力比以前差？	1	0
15	你觉得现在生活很惬意吗？	0	1
16	你是否常感到心情沉重、郁闷？	1	0
17	你是否觉得像现在这样生活毫无意义？	1	0
18	你是否常为过去的事忧愁？	1	0
19	你觉得生活很令人兴奋吗？	0	1
20	你开始一件新的工作困难吗？	1	0
21	你觉得生活充满活力吗？	0	1
22	你是否觉得你的处境毫无希望？	1	0
23	你是否觉得大多数人比你强得多？	1	0
24	你是否常为些小事伤心？	1	0
25	你是否常觉得想哭？	1	0
26	你集中精力困难吗？	1	0
27	你早晨起得很快活吗？	0	1
28	你希望避开聚会吗？	1	0
29	你做决定很容易吗？	0	1
30	你的头脑像往常一样清晰吗？	0	1

【使用说明】

1. 按不同的研究目的可用9～14分作为存在抑郁的界限分。一般评分原则见表12-16。

表12-16 评分说明

总　分	诊　断
0～10分	正常
11～20分	轻度抑郁
21～30分	中重度抑郁

2. GDS作为自评，用在洞察力有损害的严重痴呆患者是有问题的。痴呆患者不能可靠地描述老年抑郁量表的症状。CSDD和Hamilton抑郁评定量表经常用于临床试验。在晚期痴呆患者CSDD可靠性更好。

（五）抑郁自评量表

抑郁自评量表（Self-rating depression scale，SDS），是1965年由Zung编制的，为自评量表，用于衡量抑郁状态的程度、其在治疗中的变化，临床上常用于痴呆与抑郁症的区别。SDS由20个条目组成，包括了抑郁状态的四组特异性症状，即精神性情感症状、躯体性障碍、精神运动性障碍、抑郁的心理障碍。具体内容见表12-17。

表12-17 抑郁自评量表（SDS） 单位：分

项　目	得　分			
	没有或很少时间(过去1周内，出现这类情况的日子不超过1天)	小部分时间(过去1周内，有1～2天有过这类情况)	相当多时间(过去1周内，有3～4天有过这类情况)	绝大部分或全部时间(过去1周内，有5～7天有过这类情况)
(1)我觉得闷闷不乐，情绪低沉	1	2	3	4
(2)我觉得一天之中早晨最好	4	3	2	1
(3)我一阵阵哭出来或觉得想哭	1	2	3	4
(4)我晚上睡眠不好	1	2	3	4
(5)我吃的跟平常一样多	4	3	2	1
(6)我与异性亲密接触时和以往一样感觉愉快	4	3	2	1
(7)我发觉我的体重在下降	1	2	3	4
(8)我有便秘的苦恼	1	2	3	4
(9)我心跳比平时快	1	2	3	4
(10)我无缘无故地感到疲乏	1	2	3	4
(11)我的头脑跟平常一样清楚	4	3	2	1

续表

项目	得分			
	没有或很少时间(过去1周内,出现这类情况的日子不超过1天)	小部分时间(过去1周内,有1～2天有过这类情况)	相当多时间(过去1周内,有3～4天有过这类情况)	绝大部分或全部时间(过去1周内,有5～7天有过这类情况)
(12)我觉得经常做的事情并没有困难	4	3	2	1
(13)我觉得不安而平静不下来	1	2	3	4
(14)我对将来抱有希望	4	3	2	1
(15)我比平常容易生气激动	1	2	3	4
(16)我觉得作出决定是容易的	4	3	2	1
(17)我觉得自己是个有用的人,有人需要我	4	3	2	1
(18)我的生活过得很有意思	4	3	2	1
(19)我认为如果我死了别人会生活得好些	1	2	3	4
(20)平常感兴趣的事我仍然照样感兴趣	4	3	2	1

【使用说明】

评分说明：该量表按1～4级评分，20个条目中有10项（第（2）、第（5）、第（6）、第（11）、第（12）、第（14）、第（16）、第（17）、第（18）、第（20）项）是用正性词陈述的，为反序记分，其余10项用负性词陈述，按1～4顺序评分。SDS评定的抑郁严重程度指数按下列公式计算：抑郁严重程度指数=各条目累计分/80（最高总分），指数范围为0.25～1.0。指数越高，抑郁程度越重。见表12-18。

表12-18 抑郁自评量表的评分说明

抑郁严重程度指数	诊断
0.5以下	无抑郁
0.50～0.59	轻微至轻度抑郁
0.60～0.69	中度至重度抑郁
0.70以上	重度抑郁

（六）焦虑自评量表

焦虑自评量表（self-rating anxiety scale，SAS），是1971年由Zung编制的，适用于具有焦虑症状的成年人，能够较好地反映焦虑患者的主观感受，具有广泛的应用性。该量表从构造的形式到具体评定的方法，都与抑郁自评量表（SDS）十分相似，共含20个条目，采用4级评分。具体内容见表12-19。

表 12-19　焦虑自评量表（SAS）　　单位：分

项　目	得　分			
	没有或很少时间(过去1周内,出现这类情况的日子不超过1天)	小部分时间(过去1周内,有1～2天有过这类情况)	相当多时间(过去1周内,有3～4天有过这类情况)	绝大部分或全部时间(过去1周内,有5～7天有过这类情况)
我觉得比平时容易紧张或着急	1	2	3	4
我无缘无故在感到害怕	1	2	3	4
我容易心里烦乱或感到惊恐	1	2	3	4
我觉得我可能将要发疯	1	2	3	4
我觉得一切都很好	4	3	2	1
我手脚发抖打战	1	2	3	4
我因为头痛、颈痛和背痛而苦恼	1	2	3	4
我觉得容易衰弱和疲乏	1	2	3	4
我觉得心平气和,并且容易安静坐着	4	3	2	1
我觉得心跳得很快	1	2	3	4
我因为一阵阵头晕而苦恼	1	2	3	4
我有晕倒发作,或觉得要晕倒似的	1	2	3	4
我吸气呼气都感到很容易	4	3	2	1
我的手脚麻木和刺痛	1	2	3	4
我因为胃痛和消化不良而苦恼	1	2	3	4
我常常要小便	1	2	3	4
我的手脚常常是干燥温暖的	4	3	2	1
我脸红发热	1	2	3	4
我容易入睡并且一夜睡得很好	4	3	2	1
我做噩梦	1	2	3	4

【使用说明】

评分说明：焦虑自评量表的主要统计指标为总分。总分乘以 1.25 取整数，即为标准分，或者可以查粗分、标准分换算表作相同的转换。见表 12-20。

表 12-20　焦虑自评量表的评分说明

标准分	诊　断
低于 50 分	正常
50～60 分	轻度焦虑
61～70 分	中度焦虑
70 分以上	重度焦虑

（七）Bech-Rafaelsen 躁狂量表

Bech-Rafaelsen 躁狂量表（Bech-Rafaelsen Mania Rating Scale，BRMS），是 1978 年由 Bech 和 Rafaelsen 编制的，主要用于评定躁狂症及躁狂状态患者的病情严重程度和疗效。该量表共包括 11 个条目，按 0～4 级评分。具体内容见表 12-21。

表 12-21　Bech-Rafaelsen 躁狂量表（BRMS）

项目	评分标准	得分
动作	0 分= 无该项症状或与患者正常时的水平相仿 1 分= 动作稍多，表情活跃 2 分= 动作多，姿势活跃 3 分= 动作极多，会谈时曾起立活动 4 分= 动个不停，虽予劝说仍坐立不安宁	
言语	0 分= 无该项症状或与患者正常时的水平相仿 1 分= 话较多 2 分= 话多，几无自动停顿 3 分= 很难打断 4 分= 无法打断	
意念飘忽	0 分= 无该项症状或与患者正常时的水平相仿 1 分= 描述、修饰或解释的词句过多 2 分= 内容稍散漫或离题，有意联、音联或双关语 3 分= 思维散漫无序 4 分= 思维不连贯，内容无法理解	
言语/喧闹程度	0 分= 无该项症状或与患者正常时的水平相仿 1 分= 说话声音高 2 分= 大声说话，隔开一段距离仍能听到 3 分= 语音极高夹带歌声或噪声 4 分= 呼喊或尖叫	
敌意/破坏行为	0 分= 无该项症状或与患者正常时的水平相仿 1 分= 稍急躁或易激惹，能控制 2 分= 明显急躁，易激惹或易怒 3 分= 有威胁性行为，但能被安抚 4 分= 狂暴，冲动或破坏行为	
情绪	0 分= 无该项症状或与患者正常时的水平相仿 1 分= 略高涨，乐观 2 分= 高涨，爱开玩笑，易笑 3 分= 明显高涨，洋洋自得 4 分= 极高涨，和环境不协调	
自我评价	0 分= 无该项症状或与患者正常时的水平相仿 1 分= 略高 2 分= 高，常自诩自夸 3 分= 有不合实际的夸大观念 4 分= 有难以纠正的夸大妄想	

续表

项目	评分标准	得分
接触	0分= 无该项症状或与患者正常时的水平相仿 1分= 稍有爱管闲事或指手画脚倾向 2分= 爱管闲事,好争辩 3分= 爱发号施令,指挥他人 4分= 专横,与环境不协调	
睡眠	0分= 无该项症状或与患者正常时的水平相仿 1分= 睡眠时间减少 25% 2分= 睡眠时间减少 50% 3分= 睡眠时间减少 75% 4分= 整夜不眠	
性兴趣	0分= 无该项症状或与患者正常时的水平相仿 1分= 兴趣稍增强,有些轻浮言行 2分= 性兴趣增强,有明显轻浮言行 3分= 性兴趣显著增强,有严重调戏异性,或卖弄风情言行 4分= 整日专注于性活动	
工作	0分= 无该项症状或与患者正常时的水平相仿 1分= 工作质量略有下降 2分= 工作质量明显下降 3分= 无法继续工作,或在医院内尚能参加活动数小时 4分= 日常活动不能自理,或不能参加病房活动	
幻觉	0分= 无该项症状或与患者正常时的水平相仿 1分= 偶有或可疑 2分= 肯定存在,每天≥3 次 3分= 经常出现 4分= 行为受幻觉支配	
妄想(不包括夸大妄想)	0分= 无该项症状或与患者正常时的水平相仿 1分= 偶有或可疑 2分= 妄想肯定,可用情绪解释 3分= 妄想肯定,难以用情绪解释 4分= 出现幻觉的妄想	

【使用说明】

1. 操作说明：评定时一般采用评定员与患者会谈和观察的方式，其中敌意/破坏行为、接触、性兴奋、工作等项还需要向家属和病房工作人员询问来完成。睡眠评估以过去 3 天内的平均睡眠时间为准。

2. 评分说明：量表总分反映疾病严重性，总分越高，病情越重，治病前后总分值的变化反映疗效的好坏，差值越大疗效越好。见表 12-22。

表 12-22　Bech-Rafaelsen 躁狂量表的评分说明

总　分	诊　断
0～5 分	无明显躁狂症状
6～10 分	有肯定躁狂症状
22 分以上	严重躁狂症状

3. 本量表一致性 $r=0.97\sim0.99$，提示信度甚佳；BRMS 的总分与躁狂状态临床判断的 GAS 之间，也呈现良好相关，$r=0.92$，效度良好。且发现它确实能反映治疗前后的躁狂病情变化。

（八）Zarit 照料者负担量表

照料者负担量表（Zarit Caregiyer Burden Interview，ZBI），是 1985 年 Zarit 等在 20 世纪 80 年代提出的护理负担测量理论基础上制定的，是国外评估痴呆患者照料者负担最常用的问卷。它共有 22 个条目，综合评估患者对照料者的情感、社会、身体及经济方面造成的影响。具体内容见表 12-23。

表 12-23 Zarit 照料者负担量表

项　目	无（没有）	轻（偶尔）	中（有时）	重（经常）	极重（总是）
1. 您是否认为，您所照料的患者会向您提出过多的照顾要求？	0	1	2	3	4
2. 您是否认为，由于护理患者会使自己的时间不够？	0	1	2	3	4
3. 您是否认为，在照料患者和努力做好家务及工作之间，会感到有压力？	0	1	2	3	4
4. 您是否认为，因患者的行为而感到为难？	0	1	2	3	4
5. 您是否认为，有患者在身边而感到烦恼？	0	1	2	3	4
6. 您是否认为，您的患者已经影响到了您和您家人与朋友之间的关系？	0	1	2	3	4
7. 您对患者的将来感到担心吗？	0	1	2	3	4
8. 您是否认为，患者依赖于您？	0	1	2	3	4
9. 当患者在您身边时，您感到紧张吗？	0	1	2	3	4
10. 您是否认为，由于护理患者，您的健康受到影响？	0	1	2	3	4
11. 您是否认为，由于护理患者，您没有时间办自己的私事？	0	1	2	3	4
12. 您是否认为，由于护理患者，您的社交受到影响？	0	1	2	3	4
13. 您有没有由于患者在家，放弃请朋友来家的想法？	0	1	2	3	4
14. 您是否认为，患者只期盼着您的照顾，您好像是他/她唯一可依赖的人？	0	1	2	3	4
15. 您是否认为，除外您的花费，您没有余钱用于护理患者？	0	1	2	3	4
16. 您是否认为，您有可能花更多的时间护理患者？	0	1	2	3	4
17. 您是否认为，开始护理以来，按照自己的意愿生活已经不可能了？	0	1	2	3	4

续表

项 目	无 (没有)	轻 (偶尔)	中 (有时)	重 (经常)	极重 (总是)
18. 您是否希望,能把患者留给别人来照顾?	0	1	2	3	4
19. 您对患者有不知如何是好的情形么?	0	1	2	3	4
20. 您认为应该为患者做更多的事情是吗?	0	1	2	3	4
21. 您认为在护理患者上您能做得更好吗?	0	1	2	3	4
22. 综合看来您怎样评价自己在护理上的负担?	0	1	2	3	4
总 分					

【使用说明】

1. 照料者要回答每个项目，并指出其程度，等级范围在0（无）～4（极重）之间。

2. 在美国，它是最广泛用于照料者负担评估的方法之一，能够评价两方面的照料负担。许多学者做了量表的评价，均表明其有较好的信度。目前该量表在我国国内得到多位学者的翻译，并做了信度评价，其 Cronbach α 值均＞0.8，与原版、日本版、巴西版相仿。

3. 该量表总分为0～88分，分值越高分值越高，负担越大。其负担严重程度划分：0～19分，为无或很少；20～39分，为轻度负担；40～59分，为中度负担；60分以上，为重度负担。

五、总体评价量表

（一）总体衰退量表

总体衰退量表（global deterioration scale，GDS），是1982年由Reisberg编制的，主要根据患者的认知功能和社会生活功能对痴呆的严重程度分级，可用于评估痴呆患者认知功能所处的阶段，对痴呆患者的诊断、治疗和护理有参考意义。GDS是少数认证的、可靠地痴呆患者分期系统的量表之一，且对于严重痴呆患者较其他版本的量表有效。具体内容见表12-24。

表12-24 全面衰退量表(GDS)

第一级 无认知 功能减退	无记忆力下降的主诉,临床检查无记忆下降的证据	是	否
第二级 非常轻微的 认知功能减退	(1)主诉记忆力下降,通常表现为以下几个方面: ① 忘记熟悉的东西放的位置; ② 忘记熟人的名字。 (2)临床检查无记忆缺陷的客观证据。职业或社交场合无客观的功能缺陷,对症状的关心恰当	是	否
第三级 轻度认知 功能减退	(1)最早而明确的认知缺陷。存在下述两项或两项以上的表现: ① 患者到不熟悉的地方迷路; ② 同事注意到患者的工作能力相对减退; ③ 家人发现患者回忆词汇困难;	是	否

续表

第三级 轻度认知 功能减退	④ 阅读一篇文章或一本书后记住的东西甚少； ⑤ 记忆新认识的人名能力减退； ⑥ 可能遗失贵重物品或放错地方； (2)只有深入检查才有可能获得记忆减退的客观证据。 (3)从事的工作和社交能力有所减退。患者开始出现否认，伴有轻、中度焦虑症状	是	否
第四级 中度认知 功能减退	(1)明显的认知缺陷表现在以下几个方面： ① 对目前和最近的事件知识减少； ② 对个人经历的记忆缺陷； ③ 从作连续减法可以发现注意力不能集中； ④ 旅行、管理钱财等的能力减退。 但常无以下三个方面的损害： ① 时间和人物定向； ② 识别熟人和熟悉的面孔； ③ 到熟悉的地方旅行的能力。 (2)不能完成复杂的工作；心理防御机制中的否认显得突出，情感平淡，回避竞争	是	否
第五级 重度认知 功能减退	(1)患者的生活需要照顾，检查时半天不能回忆与以前生活密切相关的事情。例如，地址、使用了多年的电话号码、亲属的名字(如孙子的名字)、本人毕业的高中或大学的名称、或地点定向力障碍。 (2)对时间(例如日期、每周的天、季节等)或对地点有一些定向障碍。受过教育的人，做 40 连续减 4 或 20 连续减 2 也有困难。 (3)在此阶段，患者尚保留一些与自己或他人有关的重要事件的知识。知道自己的名字，通常也知道配偶和独生子女的名字。进食及大小便无须帮助，但不少的患者不知道挑选合适的衣服	是	否
第六级 严重认知 功能减退	(1)偶尔忘记配偶的名字、最近的经历和事件大部分忘记。保留一些过去经历的知识，但为数甚少。通常不能认识周围环境、不知道年份、季节等。做 10 以内的加减法可能有困难。日常生活需要照顾，可有大小便失禁，外出需要帮助，但偶尔能到熟悉地方去。日夜节律紊乱。几乎总能记起自己的名字。常常能区分周围的熟人与生人。 (2)出现人格和情绪改变，这些变化颇不稳定，包括： ① 妄想性行为，如责备自己配偶是骗子，与想象中的人物谈话，可与镜子中的自我谈话； ② 强迫症状，如：可能不断重复简单的清洗动作； ③ 焦虑症状，激越，甚至出现以往从未有过的暴力行为； ④ 认知性意志减退，如：因不能长久保持一种想法以决定有的行为，致使意志能力丧失	是	否
第七级 极严重认知 功能减退	(1)丧失言语功能。常常不能说话，只有咕哝声。小便失禁，饮食及大、小便需要帮助料理。丧失基本的精神性运动技能，如：不能走路，大脑似乎再也不能指挥躯体。 (2)常出现广泛的皮质性神经系统症状和体征	是	否

【使用说明】

1. 本量表应该检查与患者关系最密切的护理人员。
2. 评分说明：见表 12-25。

表 12-25 GDS 分级及临床意义

GDS 分级	临床意义
GDS-1	正常，完全能行使所有认知功能
GDS-2	有主观认知损害，而无临床能观察到的客观记忆障碍的证据
GDS-3	临床发现的 MCI
GDS-4	轻度认知功能受损
GDS-5	中度认知功能受损
GDS-6	重度认知功能受损
GDS-7	极重度认知功能受损

（二）临床痴呆评定量表

临床痴呆评定量表（Clinical Dementia Rating，CDR），是一个总体评定量表，它是为痴呆分期而设计的，可用来描述痴呆的严重程度，也可用于痴呆的诊断，现已成为 AD 临床和科研试验尤其是多中心研究中广泛运用的量表。该量表是一个与患者和照料者半结构式的访谈，从与患者和亲属的交谈中获得信息，并提炼完成对痴呆易受损功能的完好程度做出评价，包括了记忆、定向、解决问题、社区事务、家庭生活、生活自理 6 个方面，按严重程度分 5 级。具体内容见表 12-26。

表 12-26 临床痴呆评定量表（CDR）

内容	健康 CDR= 0	可疑痴呆 CDR= 0.5	轻度痴呆 CDR= 1	中度痴呆 CDR= 2	重度痴呆 CDR= 3
记忆力	无记忆力缺损或只有轻微不恒定的健忘	轻微、持续的健忘；对事情能部分回忆："良性"健忘	中度记忆缺损；对近事遗忘突出；记忆缺损对日常生活活动有妨碍	严重记忆缺损；仅能记着过去非常熟悉的事情；对新发生的事情则很快遗忘	严重记忆力丧失；仅存片断的记忆
定向力	能完全正确定向	除在时间关系定向上有轻微困难外，定向力完全正常	在时间关系定向上有中度困难；对检查场所能作出定向；对其他的地理位置可能有定向	在时间关系上严重困难，通常不能对时间作出定向；常有地点失定向	仅有人物定向
判断和解决问题的能力	能很好地解决日常、商业和经济问题，能对过去的行为和业绩作出良好的判断	仅在解决问题、辨别事物间的相似点和差异点方面有轻微的损害	在处理问题和判断问题上有中度困难；对社会和社会交往的判断力通常保存	在处理问题、辨别事物的相似点和差异点方面有严重损害；对社会和社会交往的判断力通常有损害	不能作出判断，或不能解决问题

续表

内容	健康 CDR=0	可疑痴呆 CDR=0.5	轻度痴呆 CDR=1	中度痴呆 CDR=2	重度痴呆 CDR=3
社会事物	在工作、购物、一般事务、经济事务、帮助他人和与社会团体社交方面，具有通常水平的独立活动能力	在这些活动方面有损害的话，仅是可疑的或轻微的损害	虽然仍可以从事部分活动，但不能独立进行这些活动；在不经意的检查中看起来表现正常	很明显地不能独立进行室外活动；但看起来能够参加家庭以外的活动	不能独立进行室外活动，看起来病得很重，也不可能参加家庭以外的活动
家庭生活业余爱好	家庭生活、业余爱好、智力均保持良好	家庭生活、业余爱好、智力活动仅有轻微的损害	家庭生活有轻度而肯定的损害，较困难的家务事被放弃；较复杂的业余爱好和活动被放弃	仅能做简单的家务事；兴趣减少且非常有限，做得也不好	多待在自己卧室，不能进行有意义的家庭活动
个人照料	完全自理		需要监督或提醒	在穿衣、个人卫生以及保持个人仪表方面需要帮助	个人照料需要更多帮助；通常不能控制大小便
只有当损害是由于认知功能缺损引起才进行记分，由其他因素（如肢体残疾）引起的不记分					

【使用说明】

1. 评分规则：记忆为主要项目，其他5项为次要项目。将记忆一项得分记为 M，则

① 当 $M=0.5$，$CDR\neq0$，只能 $=0.5$ 或1。

② $CDR=M$：a. 当至少3个次要项目与 M 相同时；b. 当1个或2个次要分数 $=M$，不多于2个次要项目分数在 M 的任意侧时；c. 当3个次要项目分数在记忆分的一侧，另2个次要项目分数在记忆分的另一侧时；d. 当 $M=0.5$，至少3个次要项目均为0时，$CDR=0.5$；e. 当 $M=0$，只有1个次要项目 $\geqslant0.5$ 时，$CDR=0$。

③ 当 $CDR\neq M$：a. 当3个或多个次要项目分数大于或小于 M 时，CDR＝大多数次要项目分数；b. 当 $M=0.5$，至少3个次要项目分 $\geqslant1$ 时，$CDR=1$；c. $M=0$，2个或多个次要项目 $\geqslant0.5$ 时，$CDR=0.5$；d. 当 $M=1$ 时，$CDR\neq0$，此时如果其他大多数次要项目 $=0$，$CDR=0.5$。

④ 就近联合原则：当不符合以上原则时，CDR＝与 M 最接近的次要项目分数（例如：M 和一个次要项目的分数＝3，2个次要项目的分数＝2，1个次要项目的分数＝1，CDR＝2）。

2. 该量表一般由医师完成。测试约需40min。各部分的测试单独进行，只有因智能减退导致上述方面相对于原来水平下降时才记分，而其他因素如残疾、抑郁或人格改变所致并不记分。

3. 本量表在正常老年人中筛选痴呆的敏感性、特异性分别为95%和100%。尸检结果认为CDR用于AD的效度很好。本表与评定智能、社会/生活功能的量表配合使用时效果最好。CDR评估者之间的一致性为80%左右，各亚项得分的一致性为68%～88%。

（三）临床医师总体会晤印象化量表

临床医师总体会晤印象化量表（clinician′s interview-based impression of change，CIBIC），是个正式的方法，对变化形成全面的印象，结合看护者的评述来评估患者功能。CIBIC量表是CGIC量表的一种，它在CGIC的基础上又增加了知情者提供的信息，改量表是目前最具影响力的总体评价量表，对患者在研究期间的认知、行为、社会和日常功能等领域15个方面的变化进行评估。具体内容见表12-27。

表 12-27　临床医师总体会晤印象化量表（CIBIC）

通过与知情者和患者分别进行半定势会晤，填写以下表格。请尽量详细记录获得的信息。

测试内容	询问的内容	指导语
	总体病情	
相关的病史	(1)近期相关的临床事件 (2)患者所患的疾病 (3)病情有无波动 (4)照料者或其他家庭成员重要的社会或个人事件	(1)最近您/患者得过什么病吗? (2)最近3个月您/患者的病情有什么变化吗? (3)最近3个月您或您的家人发生过什么比较重大的事吗?
观察/评价	患者外表	个人洁净卫生程度,穿衣是否干净、是否符合季节、颜色图案是否搭配、纽扣是否扣好
	认知状态(可参考其他具体测验,如 MMSE、ADAS-Cog)	
警觉/觉醒 注意/集中能力	(1)精神模糊/清楚 (2)意识状态 (3)思维反应快慢	(1)您/患者在最近3个月内有无神志不清? (2)注意力集中吗? (3)对事情和回答问题的反应正常还是缓慢?
定向力	(1)时间(年、日期) (2)地点(城市、区、医院) (3)人物(是否知道与照料者的关系)	(1)您/患者知道今天是哪年,哪月,哪日吗? (2)您/患者知道这是什么地方吗? (3)您/患者知道她/他(手指照料者)是谁吗?
记忆	(1)即刻记忆 (2)近期记忆 (3)远期记忆	(1)您/患者对刚发生的事情能否记得? (2)您/患者对近几日发生的事情能否记得? (3)您/患者对以前发生的事情能否记得? 可以参照 MMSE、ADAS-cog 和 CDR 测评结果
语言	(1)流利性/表达　理解能力,有无找词困难,有无命名障碍,复述是否准确 (2)能否执行1步或2步指令	可参照 ADAS-cog 中结构性练习部分和命令部分测评结果
运用	(1)结构性运用 (2)观念性运用 (3)观念运动性运用 (4)模仿能力(动作)	(1)可参照 ADAS-cog 中结构性练习部分和命令部分测评结果(如画圆、五边形等) (2)我先做一个动作,随后请您模仿我做一下,检查者伸开示指和中指做"V"字形
判断力 解决问题能力	(1)在需要进行判断的情况下,患者的行为 (2)自我觉察能力 (3)试图改正错误	(1)如果家里停电了,或您/患者被锁在门外了,您/患者该怎么做? (2)是否经常犯错误、不适当的行为、判断错误等?对数量、场合判断失误?(如做饭的量与实际用餐人数不符等) (3)您/患者犯错误、行为不恰当或判断错误的时候,您/患者是否知道?
	行为	
思想内容	(1)组成 (2)与其生活环境是否相符	(1)您/患者思想内容是否合乎逻辑关系? (2)您/患者思想内容是否与生活环境相符?
幻觉、妄想	(1)听幻觉/视幻觉 (2)有无知觉错误	(1)您/患者有看到或听到不存在的东西或声音吗? (2)对外界的事物是否感知正确,如看到物品有无变形?

续表

测试内容	询问的内容	指导语
行为/情绪	(1)情感不稳定 (2)能动性 (3)激越/攻击/敌意 (4)抑郁相关症状 (5)焦虑相关症状 (6)失抑制行为 (7)适应性/协作能力	(1)您/患者有不合时宜的过度诙谐和开玩笑，忽略个人的仪表和卫生，或对陌生人表现不适当的过度亲密，或偷盗行为吗？ (2)您/患者说或表现出他/她很伤心或情绪低落吗？ (3)您/患者说他/她对将来的事情担心吗？ (4)您/患者在不同场合行为是否适当？是否能容易与人相处？
睡眠、食欲	(1)睡眠障碍 (2)失眠 (3)夜间活动 (4)睡眠过多 (5)食欲/体重变化 (6)嗜食某种食品 (7)患者对这些问题有无自知	(1)您/患者有无睡眠的异常？ (2)您/患者有无失眠，入睡是否困难，是否早醒？ (3)您/患者夜间是否不睡觉，有异常的活动？ (4)您/患者睡眠是否过多？ (5)您/患者有无食欲变化，有无食欲减退或食欲亢进？体重有无变化？ (6)您/患者是否非常喜欢吃某种食品？
神经/神经心理活动	(1)整体肢体活动 (2)姿势/步态 (3)运动障碍 (4)少见运动行为/踱步 (5)日间活动模式 (6)无目的活动	(1)您/患者是否能独立行动？姿势步态是否异常？ (2)白天您/患者都做些什么？ (3)您/患者有无目的的活动？如踱步、游走等？ (4)您/患者的活动需要别人帮助吗？ (5)您/患者有无一些自己不能控制的肢体运动？
功能		
日常基本功能和复杂(工具性)功能	(1)行动能力 (2)个人卫生/洗漱 (3)大小便控制 (4)穿衣/选择搭配衣服 (5)吃饭 (6)家务能力 (7)业余爱好 (8)打电话 (9)患者是否能意识到自己存在一些问题吗？	(1)您自己能独自走动或出去散步吗？ (2)您自己能独自洗脸、刷牙吗？ (3)您自己大小便能控制吗？ (4)天气冷了您自己知道要穿厚衣服吗？ (5)您自己能做家务吗？ (6)您有业余爱好吗(如画画、看电视)？ (7)您平时在家都做些什么？ (8)您自己能打电话吗？ (9)患者是否能意识到自己存在一些问题吗？
社会功能	(1)与别人交往 (2)参与社会活动 (3)家庭活动 (4)参与社区活动 (5)需要帮助情况	(1)您/患者经常参加朋友或家庭聚会吗？ (2)您/患者经常参加社区或居委会组织的活动吗？ (3)您/患者能独自走亲访友、在外面就餐吗？ (4)您/患者参与这些活动是否需要别人帮助？
(1)记录、注释和概括性描述。包括：认知(记忆力、计算力、注意力、定向力、执行功能、语言、逻辑思维、判断力、人格障碍、视空间)、精神、生活能力的临床症状。 (2)从其他检查(头颅MRI、实验室检查)获得的认知功能相关信息		

【使用说明】

1. 该类量表虽然简单、易操作，但是其分析是建立在调查者理解其所给评分的意义的基础上的，因此这些量表都没有对具体使用方法给出详细指导和解释，也没有对调查者培训。故其对微小变化的检出能力非常有限。

2. 评分说明，见表12-28。

表12-28　临床医师总体会晤印象化量表的评分说明

得分/分	评估结果	得分/分	评估结果
0	未进行评价	4	中度智能障碍
1	正常	5	显著智能障碍
2	轻微智能障碍	6	严重智能障碍
3	轻度智能障碍	7	智能障碍终末期

六、鉴别量表

（一）Hachinski缺血量表（HIS）

Hachinski缺血量表（hachinski ischaemic score，HIS），是1975年由Hachinski制定的，最初用于血管性痴呆的诊断，其后用于血管性痴呆和阿尔茨海默病的鉴别诊断。HIS有13个项目组成，包括病史、症状、体征和辅助检查结果等内容进行综合评定。具体见表12-29。

表12-29　Hachinski缺血量表（HIS）

项　目	得分/分	项　目	得分/分
(1)急性起病	2	(8)情感控制力弱	1
(2)阶梯性加重	1	(9)高血压病史	1
(3)波动性病程	2	(10)有卒中病史	2
(4)夜间意思模糊	1	(11)伴有动脉硬化	1
(5)人格相对保持完整	1	(12)神经系统局灶性症状	2
(6)情绪低落	1	(13)神经系统局灶性体征	2
(7)躯体不适主诉	1		

【使用说明】

1. 评分说明：缺血指数＝所有分数总和，见表12-30。

表12-30　Hachinski缺血量表的评分说明

评分/分	诊　断
＞7	血管性痴呆
4～7	边界、混合性痴呆
＜4	变性病性痴呆(Alzheimer等)

2. 本量表优点是操作简单易掌握，认为 HIS 对痴呆的病因鉴别是可靠的，鉴别多发梗死性痴呆和 AD 的敏感性和特异性均大于 70%。但 HIS 也存在缺点：它对识别单纯的血管性痴呆（VaD）和非血管性痴呆（VaD）的效果较好，对其他病因或混合病因所致的痴呆难以鉴别；HIS 未认识到无梗死的慢性缺血也可以引起 VaD，不能区分 VaD 的主要亚型；它缺乏操作指南，没有明确规定局灶性神经系统症状和体征的含义；它没有包括现代影像学检查，也没有强调痴呆和脑血管病两者之间的关系。如将 HIS 用于流行病学调查可导致多发梗死性痴呆（MID）的过度诊断。

（二）改良 Hachinski 缺血量表（Loeb）

改良 Hachinski 缺血量表（Loeb），是 1983 年由 Loeb 和 Gandolfo 根据 Hachinski 缺血评分修订的。具体见表 12-31。

表 12-31 改良 Hachinski 缺血量表（Loeb）

项目		得分/分
起病形式	突发	2
	非突发	0
脑卒中病史	有	1
	无	0
神经局灶症状	有	2
	无	0
神经局灶体征	有	2
	无	0
CT 低密度灶	无	0
	孤立	2
	多发	3
总分		

【使用说明】

评分说明见表 12-32。

表 12-32 改良 Hachinski 缺血量表的评分说明

改良的缺血评分/分	诊断
0～2	阿尔茨海默病
3～4	不确定或者混合性痴呆
5～10	多发梗死性痴呆

七、神经心理量表的质量评价、选择、施测注意事项和结果的解释

用于认知障碍或痴呆的神经心理测验种类繁多，临床或研究使用时应对各个量表有充分

的了解，根据测验的目的、内容、人群进行合理的选择，还需要考虑测验的信度、效度以及使用的方便性。此外，不同于一般的临床检查，神经心理测验有其自身的特点，即客观性、相对性和存在误差。测验实施要遵循标准化的原则，规范操作，有时还要求施测环境、施测顺序的一致性，以减少人为或环境因素的影响，以便得到一个较准确的测试结果。由于测试存在误差，测验的结果需要结合临床其他检查才能对测验结果做出合理的解释。

（一）神经心理量表质量评价的指标：信度和效度

明确信度和效度的概念有助于对神经心理测验的理解和选择。

(1) 信度　即测验的稳定性、可靠程度，其反映了多次重复结果是否一致，信度越高测验越可靠。信度主要包括：重测信度、评分者间信度、复本信度、内部一致性信度。其中临床常涉及重测信度和评分者间信度。其所进行的统计学参数可以通过一致性检验计算相关系数来表现。

① 重测信度：又称稳定性系数，指使用同一测验，在同样条件下对同一组被试前后两次（或多次）施测，检测不同时间测验的稳定性，以两次结果间的相关系数表示。

② 评分者间信度：指不同评分者对同一对象进行评定的一致性，不同评分者的评分越一致，评分者间信度越高。

③ 复本信度：又称等值性系数。有些测验（如记忆量表）为了消除学习效应的影响，设计甲、乙或 A、B 两套，其项目内容不同但功能等值。复本信度即用两个测验复本来测量同一群体，求两个测验的相关分数，检验两套复本间的一致性。

④ 内部一致性信度：反映测验内容之间的关系，考察测验的各个题目是否测量了相同的内容或特质，又分为分半信度和同质性信度。

a. 分半信度：指测验两半之间的一致性或同质性，通常在测验实施后将测验按奇、偶数分为等值的两半，求两半之间的相关系数。此方法的前提是测试的题目按某顺序（如难易度）排列，如果题目随机排列，则所有题目必须是平等的（难度相等或性质一样）。

b. 同质性信度：指测验所有题目间的一致性，主要指分数一致性，当各个测题的得分有较高的正相关时，不论题目的内容和形式如何，测验即为同质性的。

(2) 效度　即测验的有效性、正确性，即测验多大程度上反映了想要评估的目标（如认知、行为、情感等），效度越高表示测量结果越能显示出目标的真实特征。效度主要包括：内容效度、结构效度和效标效度。其中，内容效度和结构效度主要与测验的编制有关，在临床上较少用到，效标效度主要与测验的使用有关，临床上涉及较多。

① 内容效度：指测验反映所测量内容的程度，如一个记忆测验反映被试记忆能力的程度。有较高内容效度的测验的编制必须对所评估的内容有个明确的概念，并找出与之密切相关的行为或症状，据此编制测验题目。

② 结构效度：编制一个测验需要依据相关的理论，结构效度指反映编制此测验所依据理论的程度，常用因子分析法评估某测验的结构效度。

③ 效标效度：也称效标关联效度、预测效度、判别效度等，指一个测验对处于特定情境中的个体进行预测的有效性。临床常将公认的诊断标准作为效标，或者将其他同质的已认可的测验作为效标。探讨效标效度常涉及划界分（分界值）、敏感度、特异度、准确度、漏诊率、误诊率、阳性预测值、阴性预测值等概念，这些是使用者了解一个测验的重要指标。

例如：拟编制某个痴呆测试量表，以目前临床公认的诊断标准如 DSM-Ⅳ 作为效标，其敏感度、特异度、准确度、漏诊率、误诊率、阳性预测值、阴性预测值表示分别见表12-33。

表 12-33　DSM-Ⅳ效标效度

Test-X	DSM-Ⅳ标准		合计
	痴呆	非痴呆	
痴呆	a	b	$a+b$
非痴呆	c	d	$c+d$
合计	$a+c$	$b+d$	n

Test-X	DSM-Ⅳ标准	
	痴呆	非痴呆
痴呆	敏感度	误诊率
非痴呆	漏诊率	特异度

- 真阳性（a），假阳性（b），假阳性（c），真阴性（d）。
- 敏感度（sentivity，Sn）$=a/(a+c)$，即真阳性率。
- 特异度（specificity，Sp）$=d/(b+d)$，即真阴性率。
- 漏诊率$=c/(a+c)=1-$敏感度，即假阴性。
- 误诊率$=b/(b+d)=1-$特异度，即假阳性。
- 准确度（accuracy，Ac）$=(a+d)/n$，测验检出的全部真阳性和真阴性者占总被试的比例，即符合率。
- 阳性预测值（positive predictive value，$+$Pv）$=a/(a+b)$。
- 阴性预测值（negative predictive value，$-$Pv）$=d/(c+d)$。

以上指标中，敏感度、特异度、阳性预测值和阴性预测值越高，提示测验的预测效度越好，在临床诊断中的价值越大。

多数测验都有划界分，是根据常模制订的，与划界分比较，评分结果能够提示被试在该方面的情况。需要根据年龄、文化程度等制订不同划界分，如 MMSE 的划界分文盲组≤17分，小学组（受教育年限≤6年）≤20分，中学或以上组（受教育年限>6年）≤24分。还应注意划界分是根据群体水平制订的，对个体而言存在假阳性和假阴性。

（二）神经心理测验的选择

反映认知、日常功能和精神行为的各种神经心理测验种类繁多，在临床工作和研究中要有选择性地使用。

（1）依据检查的内容选择　不同的认知功能或行为应根据想要评估的内容有重点地进行测验。

① 情节记忆可以选用 Rey 听觉词语学习测验、California 词语学习测验、韦氏记忆量表

逻辑记忆分测验等；

② 语义记忆可以用波士顿命名测验；

③ 失语可以采用汉语失语成套测验；

④ 执行功能采用威斯康星卡片分类测验、韦氏成人智力量表相似性亚测验、Mattis 痴呆量表的启动-保持分测验、连线测验、Stroop 测验等；

⑤ 社会功能可选用社会功能问卷；

⑥ 精神行为症状可用神经精神问卷等；

⑦ 各种测验结合使用可以进行全面评估。也可选用成套测验对患者进行系统评估，如阿尔茨海默病评估量表等。

(2) 依据检查的疾病选择　不同原因的痴呆有其特征性的神经心理学损害模式，以此选择测验。

① AD 以早期突出的情景记忆障碍为临床特征，而线索提示和再认对回忆无帮助，故对 AD 要选择记忆检查，尤以包含有延迟回忆的测验更敏感，如 Rey 听觉词语学习测验、California 词语学习测验等；

② 语义性痴呆患者的语义记忆障碍最突出，而对日常事务的情节记忆保留，应选用与语义记忆相关的检查，如命名测验、韦氏智力量表的词汇分测验等；

③ 血管性痴呆、帕金森病痴呆、进行性核上性麻痹等皮质下性痴呆的执行功能和信息处理速度损害较早且突出，测验应包括连线测验、Stroop 测验等；

④ 额颞叶痴呆人格和行为异常突出，评估应包括额叶评估量表（frontal assessment battery，FAB)、神经精神问卷等相关测验。

(3) 依据疾病的不同阶段进行选择：通常在疾病的早期主要累及某一功能域损害，随病情进展，认知功能全面衰退，出现日常生活能力减退和精神行为症状。

① 早期：选择与易受损功能相关的测验，以利于及早识别患者；

② 中期：评估测验应当覆盖面更广，以全面了解患者的认知功能；

③ 晚期：患者的能力全面下降，很多量表无法完成，可选用为重度患者设计的测验，如严重损害量表。

(4) 依据研究人群和研究目的进行选择　研究涉及的测验分为两类：诊断用量表和研究用量表，应根据研究人群和研究目的选用。例如：拟研究中度 AD 患者语言能力，可以按下列步骤进行：

第一步：要选择测验界定中度 AD 患者，首先患者符合国际通用的 AD 诊断标准（如 NINCDS-ADRDA 标准)，同时选用 Hachinski 缺血量表（小于 4 分）排除可能存在的血管性痴呆，然后可以用 MMSE（10～15 分）或者 CDR（2 分）界定中度患者。

第二步：选择评定语言的量表，可以选用汉语失语检查量表、波士顿命名测验等。其他的研究也可依此原则进行。

（三）神经心理测验的操作注意事项

神经心理测验的实施包括 4 个因素：主试（检查者）、被试（受试者）、测验和环境，各种因素均可能影响评估结果，因此测验时应尽量避免可能的影响因素，使结果确切可信。

1. 检查者——主试

① 主试人员应当接受神经心理学专业培训，尤其是一些复杂的成套测验（如韦氏智力

量表)，需要到专门的机构培训并考核合格。

② 测试过程中，应使用标准化的指导语，避免超过指导语和规定内容的帮助或暗示，避免诱导被试。

③ 操作过程中，对被试应耐心鼓励，调动被试的积极性，尽量完成测试。

④ 要详细记录测试成绩、记录可能干扰测试的因素，供分析结果时参考。

⑤ 多中心的调查研究中，参加人员应集中培训，进行一致性检验，保证收集资料的质量。

2. 受试者——被试

神经心理测验的完成需要被试的合作，被试的情绪、体质等都会影响评估结果，痴呆临床或研究中被试多为老年人，影响因素更常见。因此要做到以下几点。

① 主试者应了解被试者的情况，对病重、急性期或意识障碍患者应等待病情平稳后进行；

② 有视听障碍（如花眼和听力减退）的被试应提前告知使其携带花镜和助听器。

③ 测验过程中，若患者出现疲乏或注意力不集中时，可进行短暂休息后再继续。

3. 环境

① 最好在专门的房间进行，房间应隔音、安静、通风、舒适、光线充足。

② 尽量一对一进行测验，避免第三者在场，即使患者行动不便，只能在床旁进行时，也应注意请无关人员离开，避免家属或其他人干扰。

4. 测验

① 合理选择测验，选择原则可参考“神经心理测验的选择”部分。

② 应结合患者的实际情况选择，如年老体弱者应选用简短的量表，以免患者无法坚持完成。

（四）神经心理测验结果的解释

各种测验都有其评分标准，应使用标准化的计分方法来计算测验成绩，将被试所得的分数与划界分进行比较，对评估结果的临床意义进行解释。很多因素可以影响认知检查，在对结果的判定时应考虑到这些因素的影响。

1. 被试的年龄、文化程度

认知和患者的年龄、文化程度密切相关，因此，许多测验应根据年龄和文化程度制订不同的划界分，如 MMSE、MoCA、韦氏智力量表等，在解释被试的评估结果时应参考其年龄和文化程度。

2. 分析总分和因子分

很多测验有多个项目，最后得到一个总分，同时不同题目可测查不同内容或同一内容的不同方面，几个相关题目形成一个因子分。如 HAMD 归纳为 7 类因子结构：焦虑/躯体化、体重、认知障碍、日夜变化、精神阻滞、睡眠障碍、绝望感；韦氏智力量表也包括不同的因子分；筛查量表（如 MMSE 等）也可以归为不同的因子，反映不同的认知域功能。

对于一个测验，不仅要分析其总分，还要分析其因子分。总分说明总体病情的严重程度，因子分可以更简洁清晰地反映患者的实际特点。即使一位患者的总分在正常范围，如果某一因子得分明显异常，也提示被试存在该认知域的异常。

3. 考虑到影响评估的因素

多种因素可以影响评估的过程和结果，如检查人员的熟练程度、态度，被试的合作程度、情绪、身体条件等。如严重抑郁的患者可能对很多问题的回答是不知道，或故意回答错误，给人以痴呆的假象。检查者应当考虑到这些因素的影响，结合临床和其他检查，使对结果的解释更符合临床实际。必要时对患者重复测验或者随访，以最终确定诊断。

第二节　运动神经元病

肌萎缩侧索硬化（ALS）是运动神经元病的主要类型之一，是累及脊髓前角细胞、脑干后组运动神经核及锥体束的慢性进行性变性疾病，临床表现为肌无力、肌萎缩和锥体束征。修订版 ALS 功能评定量表（Revised ALS Functional Rating Scale，ALSFRS-R）用于评估 ALS 患者的功能状态。由于其比未修订的 ALSFRS 更容易操作，最大限度地降低失访率，并且降低费用，因而得到充分证实并被广泛运用；具体见表 12-34。

表 12-34　修订版 ALS 功能评定量表

项目	描述及评分标准	评分/分
(1)言语	4分= 正常 3分= 可察觉的言语障碍 2分= 重复后可以理解 1分= 结合非言语的交流方式 0分= 失去有效的言语表达能力	
(2)流涎	4分= 正常 3分= 轻度但明确的口中唾液增多,可以有夜间流涎 2分= 中度唾液增多,可以有轻度流涎 1分= 显著的唾液增多,伴有流涎 0分= 显著流涎,长期需要纸巾或手绢	
(3)吞咽	4分= 正常 3分= 偶尔噎住 2分= 饮食硬度、浓稠度改变 1分= 需要鼻饲 0分= 肠外或肠内营养	
(4)书写(ALS起病前的优势手)	4分= 正常 3分= 缓慢或潦草,但所有的字迹清晰 2分= 不是所有的字迹清晰 1分= 能握笔,但不能书写 0分= 不能握笔	
(5)a. 切割食物和使用餐具(无胃造瘘术患者)	4分= 正常 3分= 有些缓慢和笨拙,但不需要帮助 2分= 能切割大多数食物,尽管动作缓慢和笨拙; 1分= 需要他人切割食物,但仍可以自行缓慢进食 0分= 需喂食	

续表

项目	描述及评分标准	评分/分
(5)b. 切割食物和使用餐具(行胃造瘘术患者)	4分= 正常 3分= 笨拙,但能独立进行所有操作 2分= 闭管和固定需要一些帮助 1分= 需要护理者提供少量的帮助 0分= 不能执行任何操作	
(6)穿衣和个人卫生	4分= 正常 3分= 经过努力可以独立完成,或者完成效率降低 2分= 间断需要帮助或其他替代方法 1分= 个人卫生需要护理员 0分= 完全依赖他人	
(7)床上翻身和调整被褥	4分= 正常 3分= 有些缓慢和笨拙,但不需要帮助 2分= 能独自翻身或调整被褥,但很困难 1分= 虽然有翻身或调整被褥的动作,但不能独自完成 0分= 完全不能翻身或调整被褥	
(8)行走	4分= 正常 3分= 早期行走困难 2分= 行走需要帮助 1分= 无行走功能的运动 0分= 无目的的腿部运动	
(9)爬楼梯	4分= 正常 3分= 缓慢 2分= 轻度不稳或者疲劳 1分= 需要帮助 0分= 不能爬楼梯	
(10)呼吸困难	4分= 无 3分= 行走时出现呼吸困难 2分= 吃饭或者洗澡或者穿衣时出现呼吸困难 1分= 休息时(无论是坐还是躺)出现呼吸困难 0分= 显著呼吸困难,考虑需要机械辅助呼吸	
(11)端坐呼吸	4分= 无 3分= 因气短致夜间睡觉出现一些困难,不经常使用超过两个枕头睡觉 2分= 需要超过两个以上的枕头睡觉 1分= 只能坐着睡觉 0分= 无法睡觉	
(12)呼吸功能不全	4分= 无 3分= 间断使用无创机械通气(BiPAP) 2分= 夜间持续使用 BiPAP 1分= 夜间和白天都持续使用 BiPAP 0分= 气管插管或者气管切开进行有创机械通气	

【使用说明】

1. ALSFRS-R 主要由 5 个部分组成：延髓功能（3 项）、呼吸功能（3 项）、2 个上肢功能（用餐具和穿衣）、2 个下肢功能（行走和爬楼梯）及 2 个其他功能（书写、床上翻身和调整被褥）。每项从功能完全丧失至正常评为 0～4 分，总分 48 分，分值越低表明神经功能受损越重。

2. 与未修订的 ALSFRS 相比，ALSFRS-R 对呼吸功能的评估更为详细，将其分为呼吸困难、端坐呼吸和需要通气支持，能更好地预测患者的存活状态，对于病情变化的预测也更加敏感。

第三节　多系统萎缩

多系统萎缩（multiple system atrophy，MSA）是一种散发进行性的神经系统变性疾病，临床表型复杂多样，主要包括自主神经功能障碍、帕金森综合征、共济失调和锥体系统功能损害等。按照不同的症状组合可分为 3 种亚型：帕金森型（MSA-P）、橄榄-桥脑-小脑萎缩型（MSA-C）、Shy-Drager 综合征型（MSA-A）。

统一多系统萎缩评估量表

统一多系统萎缩评估量表（unified multiple system atrophy rating scale，UMSARS），是 2004 年由欧洲多系统萎缩研究组（EMSA-SG）建立的。该量表是评估 MSA 临床表现的半定量量表，它是以 Hoehn and Yabr 帕金森病分级（H&Y）、Schwab and England 日常生活能力评估表（SES）、统一帕金森病评估表（UPDRS）、国际共济失调评估量表(ICARS）和复合自主神经症状量表（COMPASS）为模板。UMSARS 可用于评估 MSA 疾病严重程度和病程进展，具有较高的可靠性和有效性。该量表不仅有助于神经内科医师对 MSA 患者进行及时准确的诊断和病情监测，而且量化指标也使 MSA 的多中心研究成为可能，为神经保护治疗的临床试验提供了可靠的评估手段。具体见表 12-35。

表 12-35　统一多系统萎缩评估量表（UMSARS）

组成	项　目	描　述	评分/分
I 病史回顾	(1)言语	0分= 未受累 1分= 轻度受累，但很容易理解 2分= 中度受累，有时(少于一半的时间)被要求重复陈述 3分= 重度受累，经常(多于一半的时间)被要求重复陈述 4分= 大多数情况下无法理解	
	(2)吞咽	0分= 正常 1分= 轻度异常，偶尔哽噎，但不是每周出现 2分= 中度异常，偶尔哽噎伴食物吸入，出现频率多于每周 1 次 3分= 明显异常，经常食物吸入 4分= 鼻饲或胃造口	
	(3)书写	0分= 正常 1分= 轻度受损，但所有的字均清晰可辨 2分= 中度受损，达到一半的字无法辨认 3分= 明显受损，大多数字无法辨认 4分= 不能书写	

续表

组成	项　目	描　述	评分/分
Ⅰ病史回顾	(4)切割食物和使用餐具	0分= 正常 1分= 有一点儿缓慢笨拙，但无需帮助 2分= 尽管缓慢笨拙，但仍能切大部分食物；有时需要帮助 3分= 必须由别人帮助切食物，但是仍能自行缓慢进食 4分= 需喂食	
	(5)穿衣	0分= 正常 1分= 有一点儿缓慢笨拙，但是无需帮助 2分= 偶尔需要帮助系扣子和穿袖子 3分= 经常需要帮助，但是仍能自己做一些 4分= 完全需要帮助	
	(6)个人卫生	0分= 正常 1分= 有点缓慢笨拙，但是无需帮助 2分= 需要别人帮助洗澡或洗漱动作很慢 3分= 需要别人帮助洗漱、梳头、使用盥洗室 4分= 完全需要帮助	
	(7)行走	0分= 正常 1分= 轻度异常，无需他人协助，无需辅助工具(除非患有无关的其他疾病) 2分= 中度异常，偶尔需要他人协助和(或)辅助工具 3分= 重度异常，经常需要他人协助和(或)辅助工具 4分= 即使协助也无法行走	
	(8)跌倒(评估过去1个月的情况)	0分= 无 1分= 很少跌倒(少于每个月1次) 2分= 偶尔跌倒(多于每个月1次，但少于每周1次) 3分= 跌倒多于每周1次 4分= 每天至少跌倒1次(如果患者无法行走为4分)	
	(9)直立症状(直立时出现晕厥、头晕、视物异常或颈部疼痛，平卧时缓解)	0分= 无 1分= 不经常出现，不影响日常生活 2分= 经常出现，每周至少1次，有时影响日常生活 3分= 大多数情况下均出现，但大多数情况可站直超过1min，影响大部分日常生活 4分= 每次直立均出现，大多数情况站立不能超过1min，患者试图站立经常出现晕厥或晕厥前表现	
	(10)排尿功能(排除其他病因)	0分= 正常 1分= 尿急和(或)尿频，无需药物治疗 2分= 尿急和(或)尿频，需药物治疗 3分= 尿失禁和(或)排尿不尽，需要间断导尿 4分= 尿失禁，需要留置导尿管	

续表

组成	项　目	描　　述	评分/分
Ⅰ病史回顾	(11)性功能	0分= 正常 1分= 与健康时相比轻度异常 2分= 与健康时相比中度异常 3分= 与健康时相比重度异常 4分= 无能	
	(12)肠道功能	0分= 与过去的形式没有区别 1分= 偶尔便秘,但无需服药 2分= 经常便秘,需服用泻药 3分= 慢性便秘,需服用泻药和灌肠 4分= 没有自发的肠运动	
总评分			
组成	项　目	描　　述	评分/分
Ⅱ运动检查	(1)面部表情	0分= 正常 1分= 轻微表情减少,可能是正常的 2分= 轻度但是肯定异常的面部表情减少 3分= 中度表情呆板;口唇有时分开 4分= 面具脸,严重表情丧失,口唇分开 0. 25in(1in= 2. 54cm)或更多	
	(2)语言	0分= 正常 1分= 轻度减慢,含糊和(或)发音困难;无需重复陈述 2分= 中度减慢,含糊和(或)发音困难;有时被要求重复陈述 3分= 严重减慢,含糊和(或)发音困难;经常被要求重复陈述 4分= 无法理解	
	(3)眼动异常	0分= 没有 1分= 1个眼动异常体征 2分= 2个眼动异常体征 3分= 3个眼动异常体征 4分= 4个眼动异常体征	
	(4)静止性震颤(评估最严重肢体)	0分= 没有 1分= 很轻且不常出现 2分= 持续小幅度震颤或间断出现的中等幅度震颤 3分= 中等幅度震颤且大部分时间均出现 4分= 明显震颤且大部分时间均出现	
	(5)动作性震颤	0分= 没有 1分= 小幅度轻微震颤,不影响指物 2分= 中等幅度震颤,轻度影响指物 3分= 明显震颤,明显影响指物 4分= 严重震颤,无法指物	

续表

组成	项　目	描　　述	评分/分
Ⅱ运动检查	(6)张力增高	0分= 无 1分= 轻微或只有在其他肢体做动作时才可检查到 2分= 轻到中度 3分= 明显,但仍很容易达到正常运动幅度 4分= 严重,很难达到正常的运动幅度	
	(7)快速轮替	0分= 正常 1分= 轻度异常 2分= 中度异常 3分= 重度异常 4分= 几乎不能完成动作	
	(8)手指拍动	0分= 正常 1分= 轻度异常 2分= 中度异常 3分= 重度异常 4分= 几乎不能完成动作	
	(9)下肢灵活性	0分= 正常 1分= 轻度异常 2分= 中度异常 3分= 重度异常 4分= 几乎不能完成动作	
	(10)跟-膝-胫试验	0分= 正常 1分= 轻度辨距不良和共济失调 2分= 中度辨距不良和共济失调 3分= 重度辨距不良和共济失调 4分= 几乎无法完成动作	
	(11)从坐位站起	0分= 正常 1分= 笨拙,或一次无法站起 2分= 需撑椅子扶手站起 3分= 向后倒,必须尝试多于一次才能站起,但无需帮助 4分= 无法自行站起	
	(12)姿势	0分= 正常 1分= 站不直,轻微前屈;在老人可能是正常的 2分= 中度前屈姿势,肯定不正常;可向一侧轻微倾斜 3分= 严重前屈驼背,可向一侧中度倾斜 4分= 明显身体弯曲,姿势极度异常	
	(13)身体摇晃	0分= 正常 1分= 轻微身体摇晃和(或)后退,但可以自行恢复站姿 2分= 中度身体摇晃和(或)姿势反射异常;如果没有检查者的帮助可能跌倒 3分= 严重身体摇晃,非常不稳,容易自发失去平衡 4分= 没有辅助无法站立	

续表

组成	项 目	描 述	评分/分
Ⅱ运动检查	(14)步态	0分= 正常 1分= 轻度异常 2分= 中度异常,行走困难,但无需辅助或需要一点儿辅助 3分= 重度异常,必须辅助 4分= 在辅助情况下仍不能行走	
总评分			

组成	项 目	描 述
Ⅲ自主神经功能检查	收缩压/mmHg	卧位:
		立位(2min 后):
		无法记录
	舒张压/mmHg	卧位:
		立位(2min 后):
		无法记录
	心 率/(次/分)	卧位:
		立位(2min 后):
		无法记录
	自主神经症状	有
		无

组成	等级	描述
Ⅳ整体失能等级	1 级	生活完全自理,可从事所有家务劳动,很少出现困难,或基本上正常,没有觉察到困难
	2 级	生活不完全自理,在从事某些家务劳动时需要帮助
	3 级	生活不能自理,在从事一半的家务劳动时需要帮助,需花一天中大部分时间在家务劳动上
	4 级	非常依赖于别人,有时自己做一点儿家务,需要更多帮助
	5 级	完全不能自理,需要帮助,卧床

【使用说明】

1. UMSARS 由 4 部分组成：UMSARS-Ⅰ病史回顾（包括 12 个项目）、UMSARS-Ⅱ运动功能检查（包括 14 个项目）、UMSARS-Ⅲ自主神经功能检查和 UMSARS-Ⅳ整体失能等级。UMSARS-Ⅰ和 UMSARS-Ⅱ每一个项目从 0 分（正常）到 4 分（严重异常），UMSARS-Ⅰ最高评分为 48 分，UMSARS-Ⅱ最高评分为 56 分。

2. UMSARS-Ⅱ运动功能检查时只评价功能障碍最严重的肢体。每项检查要求如下。

(1) 语言检查　要求患者重复数次 1 个标准的句子。

(2) 眼动异常　要求患者跟随检查者的手指进行水平运动，转向侧面的不同位置，在两个手指

(放在偏离中线30°的位置)之间进行快速扫视运动。检查以下体征:①平滑跟踪分裂;②凝视诱发眼震,出现于眼位置偏离中线大于45°;③凝视诱发眼震,出现于眼位置偏离中线小于45°;④快速扫视过度。③提示至少有2个异常眼动体征,因为②也会出现。

(3) 动作性震颤 检查以下体征:①上肢伸展时的姿势性震颤;②手指指物时的动作性震颤。评估①和②的严重程度,以最严重的肢体为准。

(4) 张力增高 患者坐位放松,检查主要关节的被动运动,忽略齿轮感,评估最严重的肢体。

(5) 快速轮替 水平或垂直旋前旋后,尽可能大幅度。左右手分别做,评估最严重的一侧。注意这项检查异常可能由运动迟缓和(或)小脑协调不能引起,在此仅需评价动作完成情况。

(6) 手指拍动 让患者用示指快速连续拍动拇指,幅度尽可能大,每只手至少进行15~20s,评估严重的一侧。注意这项检查异常可能由运动迟缓和(或)小脑协调不能引起,在此仅需评价动作完成情况。

(7) 下肢灵活性 让患者用足跟快速连续磕击地面,需抬起整条腿,幅度在10cm左右,评估严重的一侧。注意这项检查异常可能由运动迟缓和(或)小脑协调不能引起,在此仅需评价动作完成情况。

(8) 跟-膝-胫试验 让患者抬起一侧下肢,将足跟放于另一侧膝关节上,沿胫骨前向踝部下滑,当到达踝关节后再次抬起约40cm,重复。每侧肢体至少完成3个动作,评估最严重肢体。

(9) 从坐位站起 让患者从一个直靠背的木制或金属椅子上站起,双上肢需抱于胸前。

(10) 身体摇晃 评估患者睁眼时自发的身体摇晃和突然被用力从背后拉动肩部时的身体摇晃。患者睁眼站立,双足分开一点儿,之前被告之检查内容。

3. UMSARS-Ⅲ自主神经功能检查:分别测定患者仰卧2min后和站立2min后的血压和心率。自主神经功能障碍可以包括头昏、头晕、视物模糊、疲劳、认知障碍、恶心、心悸、颤抖、头痛和颈肩部疼痛。

第十三章 中枢神经系统脱髓鞘疾病

一、多发性硬化 McDonald 标准 2010 年分级

多发性硬化是一种多病因所致的中枢神经系统白质脱髓鞘性疾病，与自身免疫有关，以复发缓解为特征，表现为时间空间多发性。多发性硬化 McDonald 标准 2010 年分级见表 13-1。

表 13-1 多发性硬化 McDonald 标准 2010 年分级

已有临床表现	诊断 MS 必需的进一步证据
≥2 次临床发作①，≥2 个病灶的客观临床证据或 1 个病灶的客观临床证据并有 1 次先前发作的合理证据②	无③
≥2 次临床发作① 1 个病灶的客观临床证据	空间的多发性需具备下列 2 项中的任何一项： • MS 4 个 CNS 典型病灶区域（脑室旁、近皮质、幕下和脊髓）④中至少 2 个区域有≥1 个 T2 病灶； • 等待累及 CNS 不同部位的再次临床发作①
1 次临床发作① ≥2 个病灶的客观临床证据 强病灶	时间的多发性需具备下列 3 项中的任一项： • 任何时间 MRI 检查同时存在无症状钆增强和非增强病灶； • 随访 MRI 检查有新发 T2 病灶和（或）钆增强病灶，无论与基线 MRI 扫描的间隔时间长短； • 等待再次临床发作①
1 次临床发作① 1 个病灶的客观临床证据	空间的多发性需具备下列 2 项中的任何一项： • MS 4 个 CNS 典型病灶区域（脑室旁、近皮质、幕下和脊髓）④中至少 2 个区域有≥1 个 T2 病灶； • 等待累及 CNS 不同部位的再次临床发作①。 时间的多发性需符合以下 3 项中的任何一项： • 任何时间 MRI 检查同时存在无症状的钆增强和非增强病灶； • 随访 MRI 检查有新发 T2 病灶和（或）钆增强病灶，无论与基线 MRI 扫描的间隔时间长短； • 等待再次临床发作①
1 次临床发作① 提示 MS 的隐袭进展性神经功能障碍（PPMS）	回顾性或前瞻性调查表明疾病进展持续 1 年并具备下列 3 项中的 2 项④： • MS 特征病灶区域（脑室旁、近皮层或幕下）有≥1 个 T2 病灶以证明脑内病灶的空间多发性； • 脊髓内有≥2 个 T2 病灶以证明脊髓病灶的空间多发性； • CSF 阳性结果［等电聚焦电泳证据表明有寡克隆区带和（或）IgG 指数增高］

① 一次发作（复发、恶化）被定义为：a. 具有 CNS 急性炎性脱髓鞘病变特征的当前或既往事件；b. 由患者主观叙述或客观检查发现；c. 持续至少 24h；d. 无发热或感染征象。临床发作需由同期的客观检查证实；即使在缺乏 CNS 客观证据时，某些具有 MS 典型症状和进展的既往事件亦可为先前的脱髓鞘病变提供合理支持。患者主观叙述的发作性症状（既往或当前）应是持续至少 24h 的多次发作。确诊 MS 前需确定：a. 至少有 1 次发作必须由客观检查证实；b. 既往有视觉障碍的患者视觉诱发电位阳性；或 c. MRI 检查发现与既往神经系统症状相符的 CNS 区域有脱髓鞘改变。

② 根据 2 次发作的客观证据所做出的临床诊断最为可靠。在缺乏神经系统受累的客观证据时，对 1 次先前发作的合理证据包括：a. 具有炎性脱髓鞘病变典型症状和进展的既往事件；b. 至少有 1 次被客观证据支持的临床发作。

③ 不需要进一步证据。仍需借助影像学资料并依据上述标准做出 MS 相关诊断。当影像学或其他检查（如 CSF）结果为阴性时，应慎重诊断 MS 或考虑其他可能的诊断。诊断 MS 前必须满足：a. 所有临床表现无其他更合理的解释；b. 有支持 MS 的客观证据。

④ 不需要钆增强病灶。对有脑干或脊髓综合征的患者，其责任病灶不在 MS 病灶数统计之列。

【使用说明】

临床表现符合上述诊断标准且无其他更合理的解释时，可明确诊断为多发性硬化症（MS）；疑似 MS，但不完全符合上述诊断标准时，诊断为“可能的多发性硬化症”；用其他诊断能更合理地解释临床表现时，诊断为“非多发性硬化症”。

二、Kurtzke 扩展残疾状态量表（EDSS）

EDSS 量表为 MS 常用量表，有助于评估 MS 的治疗效果及病情变化，评分越高代表神经功能缺损越重，目前一般认为 EDSS 评分≤2.5 分为低分，3～6 分为中分，≥6.5 分为高分（表 13-2、表 13-3）。

表 13-2 Kurtzke 扩展残疾状态量表 EDSS 评定

A. 视觉功能

项目	说明	评分/分		功能系统评分	综合评分/分
		右	左		
视敏度（矫正）	Snellen 视力表，测试距离 5m，受试者出现 1 个以上的错误时，即应上移 1 行。 如存在近视，远视，散光等屈光问题，应该矫正达到最佳状态后进行视敏度测试，而且每次测试均应采用一致的矫正方法			0= 正常 1= 视盘苍白和（或）小盲点和（或）最差眼视敏度 1.0 以下但在 0.67 以上 2= 大盲点和（或）最高视敏度 0.67～0.34 3= 大盲点或中度视野损害和（或）最高视敏度 0.33～0.2 5= 最高视敏度 0.1 以下；4 分 + 较好眼的最高视敏度在 0.3 以下 6= 5 分 + 较好眼的最高视敏度在 0.3 以下	
视野	0= 正常 1= 仅有体征，功能缺陷仅在正规的检查时出现； 2= 中度损害，患者自己能觉察功能缺陷，检查时发现不完全性的偏盲； 3= 重度损害，完全性同向偏盲				
盲点	0= 无 1= 小，仅正规的检查时出现； 2= 大，患者自己诉说				
视盘苍白	0= 无 1= 有				

B. 脑干功能　　续表

<table>
<tr><th rowspan="2">项目</th><th rowspan="2">说明</th><th colspan="2">评分/分</th><th rowspan="2">功能系统评分</th><th rowspan="2">综合评分/分</th></tr>
<tr><th>右</th><th>左</th></tr>
<tr><td>眼外肌运动</td><td>0= 正常
1= 仅有体征，患者自己不能自觉
2= 轻度：患者能自觉
3= 中度：复视伴有不完全的眼球活动障碍
4= 重度：在一个方向上完全性的眼球活动受限</td><td></td><td></td><td rowspan="6">0= 正常
1= 仅有体征
2a= 中度眼震和（或）
2b= 其他轻度的脑神经损害
3a= 重度眼震和（或）
3b= 明显的眼球运动障碍和（或）
3c= 其他中度的脑神经损害
4a= 明显的构音障碍和（或）
4b= 其他重度的脑神经损害
5= 无法吞咽或讲话</td><td rowspan="6"></td></tr>
<tr><td>眼球震颤</td><td>0= 正常
1= 仅有体征
2= 注视诱发眼震，达不到中度眼震的标准(相当于功能系统评分 1 分)
3= 中度，30°水平或垂直注视出现持续眼震，但在原位时无眼震，患者伴或不伴有功能紊乱的症状(相当于功能系统评分 1 分)
4= 重度：原位时即可见持续眼震或向各方向均有的粗大眼震影响视力，完全性核间性眼肌麻痹伴有持续外展眼震，眼球摆动</td><td></td><td></td></tr>
<tr><td>三叉神经</td><td>0= 正常
1= 仅有体征，患者不能自觉
2= 轻度：临床上可以发现颜面麻木，咀嚼无力，能自觉
3= 中度：第 1、第 2 支支配区域不能分辨锐/钝，三叉神经痛(最近的 24h 内至少有 1 次发作)
4= 重度：单侧或双侧三叉神经支配区域不能分辨锐/钝或完全性感觉丧失</td><td></td><td></td></tr>
<tr><td>面瘫</td><td>0= 正常
1= 仅有体征，不能自觉
2= 轻度：患者能自觉
3= 中度：闭目无力
4= 重度：单侧或双侧面瘫</td><td></td><td></td></tr>
<tr><td>听力减退</td><td>0= 正常
1= 仅有体征，不能自觉
2= 轻度：患者能自觉
3= 中度：听力减退
4= 重度：明显减退</td><td></td><td></td></tr>
<tr><td>构音障碍</td><td>0= 正常
1= 仅有体征，不能自觉
2= 轻度：构音障碍能自觉
3= 中度：明显的构音障碍
4= 重度：伴舌瘫，构音障碍</td><td></td><td></td></tr>
</table>

续表

项目	说明	评分/分		功能系统评分	综合评分/分
		右	左		
吞咽困难	0= 正常 1= 仅有体征,不能自觉 2= 轻度:患者能自觉 3= 中度:明显的吞咽障碍 4= 重度:吞咽困难,饮水呛咳			0= 正常 1= 仅有体征 2a= 中度眼震和(或) 2b= 其他轻度的脑神经损害 3a= 重度眼震和(或) 3b= 明显的眼球运动障碍和(或) 3c= 其他中度的脑神经损害 4a= 明显的构音障碍和(或) 4b= 其他重度的脑神经损害 5= 无法吞咽或讲话	
其他	0= 正常 1= 仅有体征,不能自觉 2= 轻度:能自觉 3= 中度 4= 重度				

C. 锥体系功能

项目(* 为可选项目)	说明	评分/分		功能系统评分	综合评分/分
		右	左		
腱反射:		R<	>L	0= 正常 1= 仅有体征,无残疾 2= 轻度运动功能受限,容易疲劳和(或)1 组或 2 组肌肉英国医学研究院神经外伤学会(BMRC)肌力 4 级 3a= 轻到中度的截瘫或偏瘫(2 组以上肌肉 BMRC 肌力 4 级或 1 组或 2 组肌肉 BMRC 肌力 3 级),能对抗重力 3b= 严重单瘫,1 组肌肉 BMRC 肌力 2 级以下 4a= 明显的截瘫或偏瘫(2 个肢体 BMRC 肌力 2 级) 4b= 中度的四肢瘫(3 个以上肢体 BMRC 肌力 3 级) 4c= 严重单瘫,1 个肢体 BMRC 肌力 0 或 1 级 5a= 截瘫,下肢全部肌群 BMRC 肌力 0~1 级 5b= 偏瘫 5c= 明显的四肢瘫(3 个以上肢体 BMRC 肌力 2 级) 6= 四肢瘫(四肢全部肌群 BMRC 肌力 0 级或 1 级)	
肱二头肌	0= 消失 1= 弱 2= 正常 3= 亢进 4= 阵挛 5= 无法停止 (左右区分用<或>)				
肱三头肌					
桡骨膜					
膝					
踝					
趾反射	0= 屈 1= 中性 2= 伸				
皮肤反射	0= 正常 1= 弱 2= 缺失				
* 掌颏反射	0= 阴性 1= 阳性				
肢体肌力:	以一组肌肉中肌力最差的肌肉肌力作为本组肌力的计分。 评价 3~5 级的肌力建议采用单足跳,足尖足跟行走等方式评估 BMRC 计分 0= 无运动 1= 见肌肉收缩,无关节位置变化; 2= 有水平运动,不能抗重力; 3= 能抗重力,但不能抗阻力; 4= 能抗阻力,但不完全; 5= 正常肌力	R	L		
肩					
肘(屈)(伸)					
腕(屈)(伸)					

续表

项目(* 为可选项目)	说明	评分/分 右	评分/分 左	功能系统评分	综合评分/分
指(屈)(伸)	以一组肌肉中肌力最差的肌肉肌力作为本组肌力的计分。 评价 3～5 级的肌力建议采用单足跳,足尖足跟行走等方式评估 BMRC 计分 0= 无运动 1= 见肌肉收缩,无关节位置变化; 2= 有水平运动,不能抗重力; 3= 能抗重力,但不能抗阻力; 4= 能抗阻力,但不完全; 5= 正常肌力			0= 正常 1= 仅有体征,无残疾 2= 轻度运动功能受限,容易疲劳和(或)1 组或 2 组肌肉英国医学研究院神经外伤学会(BMRC)肌力 4 级 3a= 轻到中度的截瘫或偏瘫(2 组以上肌肉 BMRC 肌力 4 级或 1 组或 2 组肌肉 BMRC 肌力 3 级),能对抗重力 3b= 严重单瘫,1 组肌肉 BMRC 肌力 2 级以下 4a= 明显的截瘫或偏瘫(2 个肢体 BMRC 肌力 2 级) 4b= 中度的四肢瘫(3 个以上肢体 BMRC 肌力 3 级) 4c= 严重单瘫,1 个肢体 BMRC 肌力 0 或 1 级 5a= 截瘫,下肢全部肌群 BMRC 肌力 0～1 级 5b= 偏瘫 5c= 明显的四肢瘫(3 个以上肢体 BMRC 肌力 2 级) 6= 四肢瘫(四肢全部肌群 BMRC 肌力 0 级或 1 级)	
屈髋					
膝(屈)(伸)					
足(背屈)(跖屈)					
* 轻瘫实验	0= 阴性 1= 轻度 2= 显著	R	L		
上肢轻瘫实验					
下肢轻瘫实验					
* 足尖行走	0= 阴性 1= 轻度 2= 显著				
足跟行走					
* 单足跳	0= 正常 1= 不稳 2= 不能				
肢体痉挛:	0= 正常 1= 轻度,仅在快速活动肢体时出现肌张力增加 2= 中度 3= 严重:快速屈曲肢体时出现可克服的肌阵挛 4= 持续肌肉收缩	R	L		
上肢痉挛					
下肢痉挛					
步态	0= 正常 1= 仅能觉察步态异常 2= 显著步态异常,运动功能轻度受损; 3= 持久的剪刀步态,严重运动功能受损				

D. 小脑功能　　　　续表

感觉功能 (* 为可选项)	说明	评分/分		评分	综合评分/分
		右	左		
头部震颤	0= 正常 1= 轻度异常 2= 中度异常 3= 重度异常			0= 正常 1= 仅有体征,无残疾 2= 轻度共济失调 3a= 中度躯干共济失调 3b= 中度肢体共济失调 4= 全部肢体和躯干严重的共济失调 5= 因共济失调无法完成共济运动 X= 肌无力,影响小脑功能检查 4a= 重度触痛或位置觉减退或本体感觉消失,单独或联合的 1 或 2 肢体 4b= 中度触觉减退和(或) 2 个肢体以上的重度本体感觉减退 5a= 1 个或 2 个肢体感觉丧失 5b= 中度触痛减退和(或)头以下身体大部分本体感觉丧失 6= 头以下身体感觉丧失。 注意: 单独存在严重步态共济失调在小脑功能系统评分中可达 3; 如果肌力减退影响了共济运动的检查,记录患者实际表现的得分,并标记"X",以示受肌力影响的可能	
躯干共济失调(睁眼)	0= 无 1= 仅有体征 2= 轻度,闭眼时摇晃 3= 中度,睁眼时摇晃 4= 重度,坐位需帮助				
躯干共济失调(闭眼)					
		R	L		
震颤/辨距不良(上肢)	0= 无 1= 仅有体征 2= 轻度:震颤易被发现,功能轻微受累 3= 中度:震颤影响功能 4= 重度:多数功能严重受累				
震颤/辨距不良(下肢)					
快复动作受损(上肢)	0= 无 1= 仅有体征 2= 轻度:活动笨拙易被发现,功能轻微受累 3= 中度:活动笨拙影响功能 4= 重度:多数功能严重受累				
快复动作受损(下肢)					
步态共济失调(睁眼)	0= 无 1= 仅有体征 2= 轻度:足尖足跟行走或直线行走时平衡异常 3= 中度:正常行走或坐位时平衡异常 4= 重度:因共济失调不能行走数步或需要搀扶				
直线行走(睁眼)	0= 无障碍 1= 不稳 2= 不能				
其他,如反跳					
Romberg 试验(龙贝格试验)	0= 正常 1= 轻度:闭眼时轻微摇晃 2= 中度:闭眼时不稳 3= 重度:睁眼时不稳				

E. 感觉功能

续表

<table>
<tr><th rowspan="2">感觉功能
(* 为可选项)</th><th rowspan="2">说明</th><th colspan="2">评分/分</th><th rowspan="2">功能系统评分</th><th>综合评分/分</th></tr>
<tr><th>右</th><th>左</th><th></th></tr>
<tr><td>浅感觉-触/痛(上肢)</td><td rowspan="3">浅感觉-触/痛：
0= 正常
1= 仅有体征，患者对缺陷不自知，但有轻微的感觉减退(温度，手指书写)
2= 轻度：患者对触/痛觉缺陷能自知，但能分辨锐/钝
3= 中度：不能分辨锐/钝
4= 重度：不能分辨锐/钝和(或)轻触觉消失
5= 完全丧失</td><td></td><td></td><td rowspan="13">0= 正常
1= 仅 1 个或 2 个肢体轻度震动觉或轻触觉减退(手指写字)
2a= 轻度触痛或位置觉减退和(或)1 个或 2 个肢体中度震动觉减退
2b= 3 个或 4 个肢体中度震动觉减退轻度震动觉或轻触觉减退
3a= 中度触痛或位置觉减退和(或)1 个或 2 个肢体震动觉消失
3b= 3 个或 4 个肢体轻度触痛觉减退和(或)各种本体感觉中度减退
4a= 重度触痛或位置觉减退或本体感觉消失，单独或联合的 1 或 2 肢体
4b= 中度触觉减退和(或)2 个肢体以上的重度本体感觉减退
5a= 1 个或 2 个肢体感觉丧失
5b= 中度触痛减退和(或)头以下身体大部分本体感觉丧失
6= 头以下身体感觉丧失</td><td rowspan="13"></td></tr>
<tr><td>浅感觉-触/痛(躯干)</td><td></td><td></td></tr>
<tr><td>浅感觉-触/痛(下肢)</td><td></td><td></td></tr>
<tr><td>震动觉(上肢)</td><td rowspan="2">震动觉
0= 正常
1= 轻度
2= 中度
3= 重度</td><td></td><td></td></tr>
<tr><td>震动觉(下肢)</td><td></td><td></td></tr>
<tr><td>位置觉(上肢)</td><td rowspan="2">位置觉
0= 正常
1= 轻度：仅有远端关节受累，检查时 1～2 项错误反应
2= 中度：不能判断任何手指和脚趾的运动，近端关节亦受累
3= 重度：对运动无感受</td><td></td><td></td></tr>
<tr><td>位置觉(下肢)</td><td></td><td></td></tr>
<tr><td>* 莱尔米特(Lhermitte)征</td><td>* Lhermitte 征
0= 阴性
1= 阳性</td><td></td><td></td></tr>
<tr><td>* 感觉异常(上肢)</td><td rowspan="3">* 感觉异常
(不影响功能系统评分)
0= 无
1= 有</td><td></td><td></td></tr>
<tr><td>* 感觉异常(躯干)</td><td></td><td></td></tr>
<tr><td>* 感觉异常(下肢)</td><td></td><td></td></tr>
</table>

F. 膀胱/直肠功能

续表

项目	说明	评分/分	功能评分	综合评分/分
尿迟疑/尿潴留	0= 无 1= 轻度:不影响生活方式 2= 中度:尿潴留,频繁泌尿系感染 3= 重度:需要导尿 4= 功能丧失,充溢性尿失禁		0= 正常 1= 轻度尿迟疑,尿急和(或)便秘 2= 中度尿迟疑和(或)尿急和(或)偶尔尿失禁和(或)严重便秘 3= 频繁尿失禁或间断的自行导尿;需要持续人工排空直肠 4= 需要持续导尿 5= 膀胱直肠功能丧失,导尿或膀胱直肠造瘘 6= 膀胱直肠功能丧失	
尿急/尿失禁	0= 无 1= 轻度:不影响生活方式 2= 中度:不频繁,每周不多于1次但需要穿尿垫 3= 重度:频繁,每周数次甚至每天1次,需要穿尿垫 4= 膀胱功能丧失			
导尿	0= 无 1= 间断性自行导尿 2= 持续导尿			
直肠功能	0= 无障碍 1= 轻度:无大便失禁,不影响生活方式,便秘 2= 中度:必须用粪垫或改变生活方式便于排便 3= 严重:需要间断应用开塞露等排便 4= 直肠功能丧失			
* 性功能	* 为可选项 0= 无障碍 1= 轻度 2= 中度 3= 严重 4= 功能丧失			

G. 大脑功能(精神活动)

精神活动检查	说明	评分/分	功能系统评价	综合评分/分
抑郁	0= 无 1= 有(患者主诉抑郁或测试有抑郁表现或检查与其他人明显区别的欣快) 单独存在抑郁或欣快,大脑功能系统评分为1分,但不影响EDSS评分		0= 正常 1= 仅有情绪改变(不影响EDSS)/轻度疲乏 2= 轻度精神迟滞/中重度疲乏 3= 中度精神迟滞 4= 重度精神迟滞 5= 痴呆	
欣快				

续表

精神活动检查	说明	评分/分	功能系统评价	综合评分/分
精神迟滞	0= 无 1= 仅有体征,与其他人无显著差异 2= 轻度:诱发或完成复杂任务时才表现出同其他人的差异 3= 中度:确定的精神活动异常,但时间,空间及人物的定向力无异常 4= 重度:时间,空间及人物定向有 1 或 2 项异常,明显影响生活方式 5= 痴呆,意识模糊和(或)完全失定向		0= 正常 1= 仅有情绪改变(不影响 EDSS)/轻度疲乏 2= 轻度精神迟滞/中重度疲乏 3= 中度精神迟滞 4= 重度精神迟滞 5= 痴呆	
疲乏	0= 无 1= 轻度:不影响日常活动 2= 中度:影响日常活动不超过 50% 3= 重度:日常活动明显受限,超过 50% * 由于疲乏的评估缺乏客观性,一些研究中并不把疲乏作为影响功能系统评分或 EDSS 评分的项目			

H. 行走距离记录

行走距离记录	无需支持和帮助	说明	评分/分
距离/m 时间/min 能够行走的距离 ≥100m,但<200m ≥200m,但<300m ≥300m,但<500m ≥500m,但仍有限制 无限制 实际行走的距离/m	无需休息和帮助	(1)如条件允许的话,无需帮助的受试者实际行走应达到 500m。需要支持帮助的受试者行走达 150m。EDSS6.0 和 6.5 需要描述需要支持的形式和行进的距离。 (2)一般情况下区分双侧和单侧的支持需要受试者行走更加长的距离。 (3)但是以下情况例外: ① 如果患者在双侧支持下能够行走超过 100m,EDSS 评分应该在 6.0; ② 如果患者在双侧支持下能够行走超过 10m 但是少于 100m,EDSS 评分应该在 6.5; ③ 如果患者需要其他人帮助,而拒绝器具支持,和(或)单侧支持不能行走超过 50m,DSS 评分应该在 6.5	
无持续支持行走不足 100m 的受试者			
单侧支持行走距离 双侧支持行走距离 其他人帮助	拐杖/支持器 其他支持 拐杖/支持器 其他支持		

表 13-3　功能系统评分综合表

功能系统综合评分	
项目	得分
A. 视觉	
B. 脑干	
C. 锥体束	
D. 小脑	
E. 感觉	
F. 膀胱/直肠	
G. 精神活动	

【使用说明】

1. 神经功能状况评估中，“*仅有体征*”是指检查发现神经系统阳性体征而患者没有自己能觉察的神经功能缺陷。

2. 功能系统评价中 1 分代表患者没有自己能觉察的神经功能缺陷，或阳性体征不影响患者正常的日常活动（视神经、自主神经、大脑功能除外）。

3. 行动不受限的患者必需行走足够的距离，以便评估者做细致的观察。

4. EDSS 评分不应该低于功能系统评价的最高分，与 MS 无关的症状在评估中不予考虑，但应记录备案。

5. 计算 EDSS 评分时视觉系统评分应该做如下转换：6=4；5=3；4=3；3=2；2=2；1=1。

6. 膀胱/直肠功能评分转化如下：6=5；5=4；4=3；3=3；2=2；1=1。

7. 记录时应记录原始得分和转化后得分

据功能障碍的程度来评定各系统分值。分级从正常（0 分）到最严重缺损（5～6 分）变化，此外，还有行动能力和日常生活限制的评定，共 20 个步骤。

评分的前几步中，症状的少量增加就可以导致 EDSS 评分步骤的明显增加。这意味着病变累及更多的系统或某一系统的功能障碍比较严重。第四步之后，行走能力是决定 EDSS 分值的主要因素。这一部分评分中，其他功能的异常对 EDSS 评分影响不大，尽管这些功能（如上肢的运动、认知能力）对患者本人有一定影响。

8. 分数解释见表 13-4。

表 13-4　EDSS 量表分数解释表

分数	解　　释
0.0	神经检查正常(所有的功能系统评分都为 0)
1.0	没有残疾,只有 1 个功能系统的轻度异常体征(1 个 FS1)
1.5	没有残疾,只有 1 个功能系统的轻度异常体征(1 个 FS1)
2.0	累及 1 个功能系统的轻度残疾(1 个 FS2,其他 FS0 或 FS1)
2.5	累及 2 个功能系统的轻度残疾(2 个 FS2,其他 FS0 或 FS1)

续表

分数	解　释
3.0	累及1个功能系统的中度残疾或累及3～4个功能系统的轻度残疾；行走不受限
3.5	行走不受限，1个功能系统的中度残疾(1个FS3，其他FS0或FS1)，合并有1～2个系统的评分为2；或2个功能系统的评分为3；或5个功能系统的评分为2(其他是0或1)
4.0	行走不受限；即使有累及1个功能系统的较为严重的残疾(评分4分，或超过前几步总和的分级)，其他系统为0～1分，但生活自理，起床行走时间大于12h；不休息独立行走超过500m
4.5	行走不受限；每天大多数可以站立，能完成正常工作，但活动部分受限并需要少许帮助；特点是累及1个功能系统的相对严重的残疾(评分4分，或超过前几步总和的分级)，其他系统为0～1分；不休息独立行走超过300m
5.0	残疾严重，影响日常生活和工作；不休息独立行走200m；1个功能系统的评分为5分，或低于前几步总和分级，其他系统为0～1分
5.5	不休息独立行走100m；残疾严重，影响日常生活和工作；1个功能系统的评分为5分，或低于前几步总和分级，其他系统为0～1分
6.0	间歇行走，或一侧辅助下行走100m，中间休息或不休息；2个以上的神经功能系统评分大于3+
6.5	双侧辅助下可以行走20m，中途不休息；2个以上的神经功能系统评分大于3+
7.0	辅助下行走不超过5m，活动限于轮椅上，可独立推动轮椅；轮椅上的时间超过12h；1个以上的功能系统评分为4+，少数情况下锥体束评分为5分
7.5	几乎不能行走，生活限于轮椅上，辅助下才能挪动，不能整天待在标准的轮椅上，需要自动轮椅；1个以上的功能系统评分为4+
8.0	活动限于床、椅、轮椅，每天有一定时间在轮椅上活动；生活可以部分自理，上肢功能正常，几个功能系统的评分为4+
8.5	每天大多数时间卧床；生活部分自理，上肢保留部分功能；几个功能系统评分为4+
9.0	卧床不起，可以交流、吃饭、大多数功能系统评分为4+
9.5	完全卧床不起，不能正常交流，吃饭，大多功能系统评分为4+
10.0	死于多发性硬化，直接死因为呼吸麻痹，昏迷，或反复痫性发作

EDSS得分：

9. **功能障碍状态评分量表（EDSS）用一条直线表示，从0到10分为10等份，0分为正常；1～2分表示体格检查分析神经系统已受损；2.5～3.5分表示已出现神经症状，如轻偏瘫、瘫痪、小脑性共济失调或感觉缺失；4～4.5分表示活动已受限，但尚能独立行走一段距离；6分或6分以上表示活动能力明显受限，甚至影响日常生活能力；10分为MS导致死亡（图13-1）。**

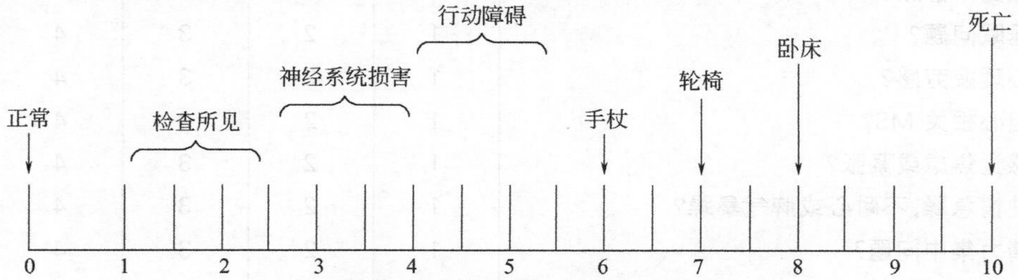

图13-1　功能损害程度量表（EDSS）

（From Kurtzke：Neurology 1998，33：1444-1445.）

三、多发性硬化影响量表（MSIS-29）

多发性硬化影响量表（MSIS-29）（表 13-5）是用于评价受试者近 2 周的健康状况，29 条测试，分数越高，残障程度越高。

表 13-5 多发性硬化影响量表

以下这些问题是询问您过去 2 周中，多发性硬化(MS)影响您每日生活的程度。每个问题请在最能描述现在情况的数字上画圈。请回答所有问题。

	根本没有	一点	中度	相当多	极度
在过去 2 周，MS 限制您的能力有多少？					
1. 这能力是身体上需要的任务吗？	1	2	3	4	5
2. 紧紧地抓东西(如开水龙头)？	1	2	3	4	5
3. 搬东西？	1	2	3	4	5
在过去 2 周，你有多少麻烦？					
4. 平衡问题？	1	2	3	4	5
5. 室内移动困难？	1	2	3	4	5
6. 笨拙？	1	2	3	4	5
7. 僵硬？	1	2	3	4	5
8. 沉重的上肢和(或)下肢？	1	2	3	4	5
9. 上肢或下肢震颤？	1	2	3	4	5
10. 肢体痉挛？	1	2	3	4	5
11. 你的身体不能做你想做的事？	1	2	3	4	5
12. 不得不依靠他人来帮你？	1	2	3	4	5
在过去 2 周，你有多少麻烦？					
13. 社会和家庭休闲活动受限？	1	2	3	4	5
14. 限制在家中超过你的愿望？	1	2	3	4	5
15. 每天用手完成任务困难吗？	1	2	3	4	5
16. 不得不消减工作时间或日常活动时间？	1	2	3	4	5
17. 应用交通工具(如汽车、公共汽车、火车、出租车等)？	1	2	3	4	5
18. 做事花费时间变长？	1	2	3	4	5
19. 自发做事困难(如出去一段时间)？	1	2	3	4	5
20. 需要快速地到厕所？	1	2	3	4	5
21. 感觉不舒服？	1	2	3	4	5
22. 睡眠问题？	1	2	3	4	5
23. 心理疲劳感？	1	2	3	4	5
24. 担心相关 MS？	1	2	3	4	5
25. 感觉焦虑或紧张？	1	2	3	4	5
26. 性情急躁、不耐心或脾气暴躁？	1	2	3	4	5
27. 精力集中问题？	1	2	3	4	5
28. 缺乏自信？	1	2	3	4	5
29. 感觉抑郁？	1	2	3	4	5

【使用说明】

1. 本量表适合于人群调查，用时短，容易完成。证实在MS人群中是有用的，对MS的躯体及心理测量学方面最为敏感。

2. 共29条测试，最低29分，最高145分，分数越高，表示残障程度越高。

四、疲劳严重度量表（FSS）

疲劳严重度量表（FSS）是评估疲劳的严重性、频率以及对日常生活的影响的简便、快捷的评估工具，具有较好的一致性和可靠性，应作为临床上疲劳筛查的首选工具。具体见表13-6。

表13-6 疲劳严重度量表（FSS）

项 目	分 值
1. 当我感到疲劳时，我就什么事都不想做了	
2. 锻炼让我感到疲劳	
3. 我很容易疲劳	
4. 疲劳影响我的体能	
5. 疲劳带来频繁的不适	
6. 疲劳使我不能保持体能	
7. 疲劳影响我从事某些工作	
8. 疲劳是最影响我活动能力的症状之一	
9. 疲劳影响了我的工作、家庭、社会活动	

【使用说明】

1. 总分值范围：1（非常不同意）～7分（非常同意）。

2. 该表主要用于评估脑卒中患者的疲劳水平，也常用于多发性硬化、帕金森病、慢性疲劳综合征及脑外伤等多种疾患。

3. 主要反映疲劳状况，但对疲劳对患者的认知和社会功能的实现表现较少，且该量表设置的数值范围有限，在区别疲劳的程度上有不足。可与个人强度目录（CIS）、疲劳影响量表（MFIS）联用以进行全面评估。

第十四章 神经感染与损伤评定量表

Rhombo 脑炎是一种病毒感染或其他感染可引起的累及脑干的脑炎，其病情严重程度不等，可以很轻，也可以危及生命，根据临床表现可用下表对其进行分级。见表 14-1。

表 14-1 Rhombo 脑炎临床分级

临床表现	分级
全身肌阵挛性抽搐 震颤和(或)共济失调	Ⅰ
肌阵挛 脑神经受累	Ⅱ
短暂性肌阵挛 心肺衰竭 昏迷,玩偶眼反射消失,呼吸暂停	Ⅲ

【使用说明】

1. 脑神经受累包括以下两者或其中之一：①视觉障碍：眼球震颤，斜视，凝视麻痹；②延髓麻痹：吞咽困难，构音障碍，发音困难，面肌无力。

2. 心肺衰竭包括：①呼吸窘迫；②发绀；③急性肺水肿；④外周灌注不足；⑤休克。

3. 磁共振成像检查 T2 相显示脑干处长 T2 病灶为Ⅲ级。

4. Rhombo 脑炎是一种由李氏杆菌病（厌氧革兰氏阳性菌）引起的中枢神经系统感染性疾病，主要见于免疫抑制的宿主。但是 rhombo 脑炎常见于健康的成年人。病程呈双向，在发热 4～5 天后神经系统体征。病死率达 26%，存活的患者也常有严重后遗症。

第十五章 运动障碍性疾病

运动障碍疾病（movement disorders）又称锥体外系疾病（extrapyramidal diseases），其主要表现为随意运动调节功能障碍，而肌力、感觉及小脑功能不受影响。本组疾病源于基底核功能紊乱，通常分为肌张力增高-运动减少和肌张力降低-运动过多两大类，前者以运动贫乏为特征，后者主要表现异常不自主运动。近年来，随着对运动障碍性疾病研究的不断深入，临床医师制订了许多量表用于各种运动障碍性疾病的诊断和病情评估。

一、统一帕金森病评分量表（UPDRS）

统一帕金森病评分量表（UPDRS），是 1984 年以 Stanley Fahn 为主席的委员会制订的标准量表，是以前各种量表的综合，包含的项目比较全面，在科研、药物评价和临床观察等方面得到广泛应用。具体见表 15-1。

表 15-1 统一帕金森病评分量表（UPDRS）

项目	评价内容	描　述	分数
Ⅰ．精神、行为和情绪	1. 智力损害	无	0
		轻微智力损害，持续健忘，能部分回忆过去的事件，无其他困难	1
		中度记忆损害，有定向力障碍，解决复杂问题有中等程度困难	2
		严重记忆损害伴时间及（经常有）地点定向力障碍，解决问题有严重困难	3
		严重记忆损害，仅保留人物定向，不能作出判断或解决问题，生活需要他人帮助	4
	2. 思维障碍（由于痴呆或药物中毒）	无	0
		生动的梦境	1
		“良性幻觉”，自知力好	2
		偶尔或经常的幻觉或妄想，无自知力，可能影响日常生活	3
		持续的幻觉、妄想，或明显精神障碍，不能照顾自己	4
	3. 抑郁	无	0
		悲观和内疚时间比正常多，持续时间不超过 1 周	1
		持续抑郁 1 周或以上	2
		持续抑郁伴自主神经症状（失眠、食欲减退、体重下降、淡漠）	3
		持续抑郁伴自主神经症状和自杀念头或意愿	4

续表

项目	评价内容	描　　述	分数
Ⅰ．精神、行为和情绪	4. 动力或始动力	正常	0
		通常缺少决断力，较被动	1
		对选择性(非常规)活动无兴趣或动力	2
		对每天的(常规)活动无兴趣或动力	3
		退缩，完全无动力	4
Ⅱ．日常生活(确定“开/关”)	5. 言语	正常	0
		轻微受影响，无听懂困难	1
		中度受影响，有时要求重复才听懂	2
		严重受影响，经常要求重复才听懂	3
		经常不能理解	4
	6. 唾液分泌	正常	0
		口腔内唾液分泌轻微但肯定增多，可能有夜间流涎	1
		中等程度的唾液分泌过多，可能有轻微流涎	2
		明显过多的唾液伴流涎	3
		明显流涎，需持续用纸巾或手帕擦拭	4
	7. 吞咽	正常	0
		极少呛咳	1
		偶然呛咳	2
		需进软食	3
		需要鼻饲或胃造口进食	4
	8. 书写	正常	0
		轻微缓慢或字变小	1
		中度缓慢或字变小，所有字迹均清楚	2
		严重受影响，不是所有字迹均清楚	3
		大多数字迹不清楚	4
	9. 切割食物和使用餐具	正常	0
		稍慢和笨拙，但不需要帮助	1
		尽管慢和笨拙，但能切割多数食物，需要某种程度的帮助	2
		需要他人帮助切割食物，但能自己缓慢进食	3
		需要喂食	4

续表

项目	评价内容	描　　述	分数
Ⅱ. 日常生活(确定“开/关”)	10. 着装	正常	0
		略慢,不需要帮助	1
		偶尔需要帮助扣扣子及将手臂放进袖筒	2
		需要相当多的帮助,但还能独立做某些事情	3
		完全需要帮助	4
	11. 个人卫生	正常	0
		稍慢,但不需要帮助	1
		需要帮助淋浴或盆浴,或做个人卫生很慢	2
		洗脸、刷牙、梳头、洗澡均需帮助	3
		需导尿或其他机械帮助	4
	12. 翻身和整理床单	正常	0
		稍慢和笨拙,但不需要帮助	1
		能独立完成翻身和整理床单,但很困难	2
		能起始,但不能完成翻身和整理床单	3
		完全需要帮助	4
	13. 跌倒(与冻结无关)	无	0
		偶有	1
		有时有,小于每日 1 次	2
		平均每日 1 次	3
		多于每日 1 次	4
	14. 行走中僵硬	无	0
		少见,可有启动困难	1
		有时有僵硬	2
		经常有,偶有因僵硬而跌倒	3
		经常因僵硬而跌倒	4
	15. 行走	正常	0
		轻微困难,可能上肢不摆动或倾向于拖步	1
		中度困难,但很少需要或不需要帮助	2
		严重行走困难,需要帮助	3
		即使有支撑物也不能行走	4

续表

项目	评价内容	描　　述	分数
Ⅱ. 日常生活（确定“开/关”）	16. 震颤	无	0
		轻微，不常有	1
		中度，感觉烦恼	2
		严重，许多活动受影响	3
		明显，大多数活动受影响	4
	17. 与帕金森病有关的感觉主诉	无	0
		偶然有麻木、刺疼痛感或轻度疼痛	1
		经常有麻木、刺疼痛感或轻度疼痛，不痛苦	2
		经常的痛苦感	3
		极度的痛苦感	4
Ⅲ. 运动检查	18. 言语	正常	0
		轻度表达、措辞困难和（或）音量下降	1
		中度受损，单音调、含糊但可听懂	2
		明显受损，难以听懂	3
		无法听懂	4
	19. 面部表情	正常	0
		略呆板，可能是正常的“面无表情”	1
		轻度但肯定是面部表情差	2
		中度表情呆板，有时张口	3
		面具脸，几乎完全没有表情，口张开在 0.6cm 或以上	4
	20. 静止性震颤	无	0
		轻度，有时出现	1
		幅度小而持续，或中等幅度间断出现	2
		幅度中等，多数时间出现	3
		幅度大，多数时间出现	4
	21. 手部动作性或姿势性震颤	无	0
		轻度，活动时出现	1
		幅度中等，活动时出现	2
		幅度中等，持物或活动时出现	3
		幅度大，影响进食	4

续表

项目	评价内容	描 述	分数
Ⅲ. 运动检查	22. 强直(判断患者放松坐位主要关节的被动运动,可忽略齿轮样增高)	无	0
		轻度,或仅在镜像运动及加强试验时可查出	1
		轻到中度	2
		明显,但活动范围不受限	3
		严重,活动范围受限	4
	23. 手指拍打试验(拇指尽可能量大幅度、快速地做连续对掌动作,两只手分别评定)	正常(≥15 次/5 秒)	0
		速度轻度减慢(11～14 次/5 秒)和(或)幅度轻度减小	1
		中度障碍(7～10 次/5 秒),幅度越来越小,拍打中偶尔可有停顿,肯定有早期疲劳	2
		严重障碍(3～6 次/5 秒),动作起始困难或活动中有停顿	3
		0～2 次/5 秒,几乎不能执行动作	4
	24. 手运动(单手最大幅度快速握拳、张开运动,两手分别评定)	正常	0
		轻度减慢或幅度减少	1
		中度障碍,幅度越来越小,肯定有早期疲劳,运动中偶尔有停顿	2
		严重障碍,动作起始时经常犹豫或运动中有停顿	3
		几乎不能执行动作	4
	25. 轮替动作(两手交替垂直或水平做最大幅度旋前、旋后动作,两手同时做,分别评定)	正常	0
		轻度减慢或幅度减少	1
		中度障碍,肯定有早期疲劳,运动中偶有停顿	2
		严重障碍,动作起始时经常犹豫或运动中有停顿	3
		几乎不能执行动作	4
	26. 腿部灵活性(连续快速地脚后跟踏地,腿完全抬高,幅度约为 8cm,左右分别评定)	正常	0
		轻度减慢或幅度减少	1
		中度障碍,肯定有早期疲劳,运动中偶有停顿	2
		严重障碍,动作起始犹豫或运动中有停顿	3
		几乎不能执行动作	4
	27. 起立(患者双手臂抱胸从直背木椅或金属椅子站起)	正常	0
		缓慢,可能要试 1 次以上	1
		需要扶扶手站起	2
		向后倒的倾向,必须试几次才能站起,但不需要帮助	3
		没有帮助不能站起	4

续表

项目	评价内容	描　述	分数
Ⅲ. 运动检查	28. 姿势	正常直立	0
		不很直，轻度前倾，可能是正常老年人的姿势	1
		中度前倾，肯定不正常，可能有轻度的向一侧倾斜	2
		严重前倾伴脊柱后突，可能有中度的向一侧倾斜	3
		显著屈曲，姿势极度异常	4
	29. 步态	正常	0
		行走缓慢，可小步曳行，但无慌张步态或前冲步态	1
		行走困难，但很少或不需要扶持，可有一定程度的慌张步态、小步或前冲	2
		严重异常步态，行走要帮助	3
		即使给予帮助也不能行走	4
	30. 姿势的稳定性（患者睁眼直立，双足稍分开，做好准备。检查者在身后突然向后拉双肩时所引起的姿势反应）	正常	0
		后倾，无需帮助可自行恢复	1
		无姿势反应，不扶可能摔倒	2
		非常不稳，有自发的失去平衡现象	3
		不借助外界帮助不能站立	4
	31. 躯体少动（包括协同缓慢，手臂摆动减少，运动幅度减小，整体活动减少）	无	0
		略慢，似乎是故意的，在某些人可能正常，幅度可能减少	1
		运动呈轻度缓慢和减少，肯定不正常或幅度减小	2
		中度缓慢，运动缺乏或幅度减小	3
		明显缓慢，运动缺乏或幅度减小	4
Ⅳ. 治疗的合并症	A. 异动症		
	32. 持续时间：异动症存在时间占1天觉醒时间的比例（病史信息）	无	0
		1%～25%	1
		26%～50%	2
		51%～75%	3
		76%～100%	4
	33. 残疾：异动症所致残疾的程度（病史信息，可经检查修正）	无残疾	0
		轻度残疾	1
		中度残疾	2
		严重残疾	3
		完全残疾	4

续表

项目	评价内容	描　　述	分数
Ⅳ．治疗的合并症		A. 异动症	
	34. 痛性异动症：疼痛的程度	无痛性异动症	0
		轻微	1
		中度	2
		严重	3
		极度	4
	35. 清晨肌张力障碍（病史信息）	无	0
		有	1
		B. 临床波动	
	36. "关"是否能根据服药时间预测	不能	0
		能	1
	37. "关"是否不能根据服药时间预测	不是	0
		是	1
	38. "关"是否会突然出现	不会	0
		会	1
	39. "关"平均所占每天觉醒状态时间的比例	无	0
		1%～25%	1
		26%～50%	2
		51%～75%	3
		76%～100%	4
		C. 其他并发症	
	40. 患者有无食欲减退、恶心呕吐	无	0
		有	1
	41. 患者有无睡眠障碍（如失眠或睡眠过多）	无	0
		有	1
	42. 有无直立性低血压或头晕	无	0
		有	1
Ⅴ．修订的 Hoehn-Yahr 分期	阶段 0	无体征	
	阶段 1.0	单侧患病	
	阶段 1.5	单侧患病，并影响到中轴的肌肉，或另一侧肢体可疑受累	
	阶段 2.0	双侧患病，未损害平衡	

续表

项目	评价内容	描述	分数
Ⅴ. 修订的 Hoehn-Yahr 分期	阶段 2.5	轻度双侧患病，姿势反射稍差，但是能自己纠正	
	阶段 3.0	双侧患病，有姿势平衡障碍，后拉试验阳性	
	阶段 4.0	严重的残疾，但是能自己站立或行走	
	阶段 5.0	不能起床，或生活在轮椅上	
Ⅵ. 修订的 Schwab-England 日常活动量表	100%	完全独立。能够做所有的家务，没有缓慢、困难或损害。基本上正常，没有意识到有什么困难	
	90%	完全独立。能够做所有的家务，有一定程度的缓慢、困难或损害。可能需要 2 倍时间。开始意识到有困难	
	80%	大多数家务独立完成，但需要 2 倍时间，意识到有困难及速度缓慢	
	70%	不完全独立。一些家务比较困难，需要 3～4 倍的时间。必须花费一天的大部分时间做家务	
	60%	一些依赖。能做大多数家务，但非常缓慢且需要很多努力，出错误，某些家务不能做	
	50%	比较依赖。需要一半帮助，更缓慢，每件事都困难	
	40%	非常依赖。能帮助所有家务，但很少能单独做	
	30%	费力，有时独立做一些家务或开始时独立做，需要更多帮助	
	20%	不能独立做家务，均需略加帮助下完成某些日常事务，但也困难，严重残疾	
	10%	完全依赖他人，不能自理，完全残疾	
	0%	自主神经功能障碍，如吞咽困难、大小便失禁、卧床不起	

【使用说明】

1. UPDRS 是个复合量表，包括六个部分：第一部分用于判断帕金森病（PD）患者的精神活动、行为和情感障碍程度，但不能充分检查痴呆或抑郁；第二部分用于判断 PD 患者的日常生活能力；第三部分用于判断 PD 患者的运动功能；第四部分用于判断 PD 患者治疗中出现的并发症；第五部分用于判断 PD 患者病程中疾病发展程度；第六部分用于判断 PD 患者在活动功能最佳状态（“开”期）和在活动功能最差状态（“关”期）程度上的差别。通过量表的评定，可对 PD 患者的运动、日常生活能力、病程发展程度、治疗后的状态、治疗的副作用和并发症等方面作出一个客观的评判。

2. 该量表评分详细，除非特殊说明，否则评估所有项目从 0（正常）到 4（影响最重）。

3. 该量表具有较高的内部一致性，其中，运动评价、日常生活活动、运动障碍及运动波动部分的 Cronbach′α 系数均在0.87 以上。

4. 其中Ⅴ修订的 H-Y 分级简单明确，操作性较强，评估内容包括了日常生活和运动功能，有效地显示病情进展情况。修订的 H-Y 分级分开-关 2 种状态，可以反映病人症状的波动情况，但由于门诊就诊时间短，部分病人就诊时药物未起效或特意不服用药物，而不能进行有效的开-关状态评分，使信息量减少。

二、异动症评定量表

异动症评定量表，是1994年Goetz等根据录像带的运动任务表现报道的，通过患者执行任务的录像记录，并分配到全面严重程度分数（0～4分），用以鉴别异动症的类型和严重程度；具体见表15-2。

表15-2 异动症评定量表

<table>
<tr><td colspan="3">评定方法
1. 观察患者行走、用杯子喝水、穿上衣、系扣。
2. 评定异动症的程度。包括舞蹈(C)、肌张力障碍(D)和其他混合运动障碍。评定患者的最差功能。
3. 检查所观察到的异动症类型(超过一项)。
4. 检查异动症的类型，录像带观察导致完成任务最严重的、残疾的异动症(仅有一项)。
严重程度评定分级：
0级= 无；
1级= 最小程度，不影响随意运动；
2级= 异动症损害随意运动但患者能正常地进行大多数运动；
3级= 严重影响运动控制，日常活动严重受限；
4级= 严重的异动症，无法进行任何正常运动</td></tr>
<tr><td rowspan="2">评估小结</td><td>出现的异动症类型(多选)及严重程度(0～4分)</td><td>主要的致残异动症的类型(选一个)</td></tr>
<tr><td>舞蹈症(C)　肌张力障碍(D)　其他
(0～4)　(0～4)　(0～4)</td><td>C　D　其他</td></tr>
</table>

【使用说明】

1. 记录患者执行四个任务（行走、用杯子喝水、穿上衣和系纽扣）的录像，并进行全面严重程度分级（0～4级），可以鉴别不同类型和大多数严重的异动症。

2. 评估目的

① 全面评估异动症的严重程度（基于日常活动）；

② 区分帕金森病病人异动症的两主征：舞蹈样动作和肌张力障碍；

③ 明确单项最严重的引起致残的异动症形式。

3. 优点：可以清楚地定义有关躯体表现、运动任务的表现特点，减少主观性，应用方便，可以作为UPDRS的辅助方法。

4. 缺点：它不能评估运动的分布或幅度，不适用于一些研究；一些异动症仅仅出现在一天的特定时间，在病房评估不易观察到；不能评估疼痛的或其他症状。

5. 量表的描述也包括验证方法。多个评定者在两个地点回顾20个患者的录像，包括医师和研究者。在严重性、异动症类型、异动症的严重程度上，两组评定者间的一致性很好（r=0.8～0.9）。单个检查者可以重复评分。

三、全面肌张力障碍量表

全面肌张力障碍量表，是1981年Fahn和Marsden设计的，最初用于苯海索的治疗试验，后多用于遗传学及药理学研究。该量表可用于评定不同身体部位的病变程度。具体见表 15-3。

表 15-3 全面肌张力障碍量表

区 域	Ⅰ. 诱发因素系数	Ⅱ. 严重性因素系数	加权	结果
A 眼	×		0.5	
A 口	×		0.5	
B 言语/吞咽	×		1.0	
A 颈	×		0.5	
A 右上肢	×		1.0	
A 左上肢	×		1.0	
A 躯干	×		1.0	
A 右下肢	×		1.0	
A 左下肢	×		1.0	
总分(最高 120 分)				

项目		评分
Ⅰ. 诱发因素系数		
A. 全面(包括:眼、口、颈、右上肢、左上肢、躯干、右下肢、左下肢)	0分= 静止或运动时无肌张力障碍 1分= 特殊动作肌张力障碍 2分= 许多动作肌张力障碍 3分= 身体远端的动作性肌张力障碍或间断静止性肌张力障碍 4分= 静止出现肌张力障碍	
B. 言语和吞咽	0分= 无 1分= 偶尔,一个或两个 2分= 经常一个 3分= 经常一个和偶尔另一个 4分= 经常两个	
Ⅱ. 严重性因素系数		
眼睛	0分= 无肌张力障碍 1分= 轻微:偶尔眨眼 2分= 轻度:经常眨眼没有持续痉挛到闭眼 3分= 中度:持续痉挛到眼睑闭合,但大多数时间睁眼 4分= 重度:持续痉挛到眼睑闭合,至少 30% 的时间眼睛是闭合的	
口	0分= 无肌张力障碍 1分= 轻微:偶尔扮鬼脸或其他口运动(例如下颌张开、关闭;舌运动) 2分= 轻度:出现运动时间＜50% 3分= 中度肌张力障碍运动或大多数时间出现收缩 4分= 重度肌张力障碍运动或大多数时间出现收缩	

续表

项目		评分
Ⅱ.严重性因素系数		
言语和吞咽	0分= 正常 1分= 轻微累及;言语容易理解或偶尔噎住 2分= 理解言语有些困难或经常噎住 3分= 理解言语明显困难或不能吞咽坚硬食物 4分= 完全或几乎完全口吃,或吞咽软食和液体明显困难	
颈	0分= 无肌张力障碍 1分= 轻微:偶尔牵拉 2分= 明显斜颈但轻度 3分= 中度牵拉 4分= 极度牵拉	
上肢	0分= 无肌张力障碍 1分= 轻微张力障碍:临床不明显 2分= 轻度:明显张力障碍但不残疾 3分= 中度:能够抓握,有一些操作功能 4分= 重度:无有用的抓握	
躯干	0分= 无肌张力障碍 1分= 轻微弯曲,临床不明显 2分= 明显弯曲,但不影响站立或行走 3分= 中度弯曲,影响站立或行走 4分= 极度弯曲,不能站立或行走	
下肢	0分= 无肌张力障碍 1分= 轻微肌张力障碍,但不导致损害;临床不明显 2分= 轻度肌张力障碍,行走轻快不需要帮助 3分= 中度肌张力障碍,严重损害行走或需要帮助 4分= 重度:受累下肢不能站立或行走	

【使用说明】

1. 该量表的运动表现与活动的关系：躯干和肢体运动的级别是1，而颅颈运动的级别是0.5，最高分是120分，并含有一个单独的残疾量表。

2. 分数=诱发因素系数×严重性因素系数×加权。

四、痉挛性斜颈及严重性评定量表

痉挛性斜颈评定量表：主要用于痉挛性斜颈的评定，临床应用简单快速。具体见表15-4。

表 15-4 痉挛性斜颈评定量表

项目		评分标准	左侧	右侧
A 旋转/倾斜+ 矢状位	评定“旋转”的程度(下颌到旋转侧)	0 分= 0° 1 分= 1°～15° 2 分= 15°～30° 3 分= 30°～45° 4 分= 45°～60° 5 分= 60°～75° 6 分= 75°～90°		
	评定“倾斜”的程度(耳郭向下到肩部)	0 分= 0° 1 分= 1°～15° 2 分= 15°～30° 3 分= 30°～45° 4 分= 45°～60° 5 分= 60°～75° 6 分= 75°～90°		
	矢状位	0 分= 无 1 分= 轻度 2 分= 中度 3 分= 严重		
B 严重性因素		0 分= 无 1 分= 仅偶尔偏离 2 分= 轻度(偏离＜50%时间) 3 分= 中度(50%～70%的时间出现最大偏离或大多数时间有偏离，但偏离没有达到最大) 4 分= 重度(75%～100%的时间出现最大偏离)		
总分= A(旋转/倾斜+矢状位)×B(严重性因素)				

【使用说明】

1. 在判断痉挛性斜颈的量表中，评定旋转和倾斜的程度为 0～6 分，评定矢状移动为 0～3 分，这些相加最高分是 15 分，增加严重因素为 0～4 分，最高分是 60 分。

2. 在临床上对于斜颈的严重程度也可使用斜颈严重性量表进行评估，具体见表 15-5。

表 15-5 斜颈严重性量表

项目		评分标准	评分
A. 持续运动的幅度	旋转	0分= 无 1分≤15° 2分= 15°～30° 3分≥30°	
	倾斜	0分= 无 1分≤15° 2分= 15°～30° 3分≥30	
	前屈/后仰	0分= 无 1分= 轻度 2分= 中度 3分= 重度	
B. 持续运动的时间		1分= 间断 2分= 持续	
C. 抬肩		0分= 无 1分= 轻度和间断 2分= 轻度和经常或严重和间断 3分= 严重和经常	
D. 严重程度/时间 D分数= 严重性+ 时间	震颤严重程度	1分= 轻度，2分= 重度	
	时间	1分= 偶尔，2分= 持续	
总分= (A×B)+ C+ D			

五、不自主运动量表

不自主运动量表（abnormal involuntary movement scale，AIMS），是由美国国立精神卫生研究所（NIMH）设计的一个评定异常不自主运动的量表，主要用于迟发性运动障碍。具体见表 15-6。

表 15-6 不自主运动量表（AIMS）

项目		评估
运动评定 （第 1～7 项）	1. 面部表情肌肉	如前额、眉毛、眼眶周围区域、面颊的运动；包括皱眉、眨眼、微笑、扮鬼脸
	2. 唇部和口周部	如蹙嘴、撅嘴、咂舌
	3. 颌部	如空咬、咀嚼、张口或向一侧运动
	4. 舌部	仅按舌头在口内和口外的运动增加打分，即病人舌的伸缩、卷曲等动作的程度；但不包括舌的伸缩不能或运动不能

续表

项　目		评　估
运动评定（第1～7项）	5. 上肢（手臂、手腕、手和手指）	包括舞蹈样运动（即快速、无目的、不规则和不自主的运动）、手足徐动（即缓慢、不规则、固定而呈曲线的运动）；不包括震颤（即重复、规则和有节奏的运动）
	6. 下肢（腿、膝、踝及足趾）	如一侧膝部运动、足尖轻击、足扭动、足内翻和外翻
	7. 躯干（颈、肩和臀）	如摇摆、扭动、转动和骨盆旋转
总体评定（第8～10项）	8. 异常运动的严重度	
	9. 因异常运动而影响正常运动	
	10. 患者对异常运动的察觉（仅按病人的叙述打分）	0分＝未察觉到 1分＝能察觉到，但不感到痛苦 2分＝能察觉到，感到轻度痛苦 3分＝能察觉到，并有中度痛苦 4分＝能察觉到，并有严重痛苦
牙齿状况（第11～12项）	11. 目前有无牙齿和（或）假牙问题	0分＝无 1分＝有
	12. 患者是否常戴假牙	0分＝不是 1分＝是

【使用说明】

1. AIMS 1～9 项均按 0～4 级打分，其评分标准是：0 分＝无（正常）；1 分＝极轻，可能接近正常；2 分＝轻度；3 分＝中度；4 分＝重度。

2. AIMS 很简单，10min 或更短的时间可以完成。医师、受过训练的护士在评估不自主运动时可以应用此表。检查程序可以如下：

需观察的患者处于安静状态下，让其坐在一个牢固、平稳而没有扶手的椅子上。

① 询问患者口中有无含东西（例如口香糖、糖果等），有的话，请吐出。

② 询问患者牙齿的目前情况，是否带假牙，现在牙齿或假牙对其有无影响。

③ 询问患者是否注意到口、面、手或足的运动。如果是，请描述目前干扰自己或影响日常活动到何种程度。

④ 患者坐在椅子上，双手放在膝盖上，双腿稍稍分开，双脚平放在地上。（观察患者坐着时全身的运动情况）。

⑤ 要求患者坐下后无支撑地伸出双手。如果是男性患者，可将手放在双腿之间，如果是穿连衣裙的女性则放在膝盖上（观察双手和其他身体部位）。

⑥ 要求患者张口（观察舌头静置于口中的情况），连做两次。

⑦ 要求患者伸舌（观察舌头的异常运动），连做两次。

⑧ 要求患者尽可能快地用每个手指与拇指做对指动作，为 10～15s；先做右手，再做左手（观察面部和腿部运动）。

⑨ 屈曲和伸展患者的双上肢，每次一侧（注意肌强直程度）。

⑩ 要求患者站立（从侧面观察患者，再观察整个身体的姿势，包括臀部）。

⑪ 要求患者手心向下，向前伸展双臂（观察患者躯干、双腿和口部）。

⑫ 要求患者行走数步，转身后回到椅子（观察双手和步态），连做两次。

3. 效度：两个有经验和两个无经验的精神科医师，在至少两个地点评定了 33 个患者。发现评定者间有中等程度的相关（不同身体区域 r 为 0.5～0.8）。大体上，有经验的评定者随时间变化有更高的一致性。

六、简易多动症量表

简易多动症量表，是由 Conner 设计的，使多动症患儿的病史采集更为标准化，诊断更为准确。该量表可供家长和老师作为参考，也可为诊断提供依据。具体内容见表 15-7。

表 15-7 简易多动症量表 单位：分

项 目	程度计分			
	无	只一点	多	很多
动个不停	0	1	2	3
容易兴奋和冲动	0	1	2	3
打扰其他小孩	0	1	2	3
做事有头无尾	0	1	2	3
坐不住	0	1	2	3
注意力集中时间短,容易随环境转移	0	1	2	3
要求必须立即满足	0	1	2	3
好大声叫喊	0	1	2	3
情绪改变快	0	1	2	3
脾气爆发(爆发性和不可预料行为)	0	1	2	3
所受家教过于严厉或过于溺爱	0	1	2	3
总 分				

【使用说明】

1. 本量表适用于学龄前患儿。
2. 该量表总分为 15 分或 15 分以上者，就有多动症可能，分数越高，则可能性越大。
3. 多动症又称注意缺陷障碍伴多动。

第十六章●癫　　痫

癫痫是一种反复发作的慢性疾病，患者频繁发作会影响其生活质量。为了比较全面具体地评估癫痫，国际上不同的癫痫研究机构基本逐步形成了各自的癫痫评估量表。其中比较常用及经典的是国立医院癫痫发作严重程度量表和癫痫患者生活质量评定量表（QOLIE-31）。

一、国立医院癫痫发作严重程度量表 NHS3

癫痫患者的诊治常常面临着困难，对于癫痫患者的用药与药物治疗的效果评价目前尚无非常好的标准，NHS3 是 20 世纪 90 年代由英国伦敦神经病学研究所制订，用于评价癫痫发作的严重程度及抗癫痫药物治疗效果的重要量表，是评价新型抗癫痫药物的疗效一个重要手段，其具有快捷、简便、而且实用的优势，目前仍是癫痫药物疗效评价的重要量表。详见表 16-1。

表 16-1　国立医院癫痫发作严重程度量表（NHS3）

指标	各发作类型中的临床表现	分值/分
全身性惊厥	存在 无	4 0
摔倒	从来没有 偶尔 经常 几乎总是 总是	0 1 2 3 4
受伤	无 轻度受伤或头痛 咬到舌头或严重头痛 烧伤,烫伤,切割伤,骨折	0 2 3 4
大小便失禁	无 偶尔 经常 几乎总是 总是	0 2 2 4 4
意识丧失	无先兆 有时有先兆 有先兆或睡眠时发作 无意识丧失	2 1 0 0
恢复时间	＜1min 1～10min 11～60min 1～3h ＞3h	0 1 2 3 4

续表

指标	各发作类型中的临床表现	分值/分
自动症	无 轻度或局部阵挛 严重分裂	0 2 4

【使用说明】

1. 国立医院癫痫发作严重程度量表（NHS3，其中 S3 指的是癫痫发作严重程度量表可用于确定癫痫患者发作的严重程度及评价临床试验中抗癫痫药物的疗效。
2. 根据最后一次就诊以来的发作情况，对患者各种发作类型（3 种）的指标进行记录。
3. 上述情况出现频率小于 25%，则描述为偶尔；在 25%～50%，则描述为经常；若仅有一次癫痫发作且上述情况在此次发作中出现，则描述为几乎总是或总是；根据最严重的损伤情况对受伤程度进行评分。
4. NHS3 得分＝所有指标的得分之和＋1。
5. 分数范围 1～27 分；分数越高，发作程度越严重。

二、成人癫痫生活质量评定

Cramer 等在 1998 年研制成的 QOLIE-31 是 QOLIE-89 的缩编涵盖了癫痫患者日常生活中最重要的生活质量问题，共 31 条，分为 7 个方面和 1 个总体条目。该量表可以快速全面评估成年癫痫患者关心的与健康相关的主要生活质量问题，可用于临床试验，评价改变治疗方案后患者的反应。中文版本是根据我国实际情况由第一军医大学任晓琳等修订的，增加了饮食和自我健康感觉两条。详见表 16-2。

表 16-2　癫痫患者生活质量评定量表（QOLIE-31）　　单位：分

姓名： 籍贯： 婚姻状况：未婚　已婚 遗传病：无有 发作频率： 现在服用抗癫痫药物：	性别： 职业：	生日：　　年　月　日 文化程度： 经济状况：较差　一般　极好　很好 填表日期： 病史（多少年）： 发作类型：
1. 总的来说，您认为您的生活质量怎样？		
10 9 8 7 6 5 4 3 2 1 0 再好不过了——→不能再差了		
以下问题是有关上个月您的感觉及您的情况，请指出最近您感觉的答案。		
2. 您感到充满活力吗？	总是 绝大多数时候 经常 有时 偶尔 从不	1 2 3 4 5 6

续表

3. 您是一个紧张不安的人吗?	总是 绝大多数时候 经常 有时 偶尔 从不	1 2 3 4 5 6
4. 您感到心情不好,无论什么事您都高兴不起来吗?	总是 绝大多数时候 经常 有时 偶尔 从不	1 2 3 4 5 6
5. 您感到心境平和吗?	总是 绝大多数时候 经常 有时 偶尔 从不	1 2 3 4 5 6
6. 您的精力充沛吗?	总是 绝大多数时候 经常 有时 偶尔 从不	1 2 3 4 5 6
7. 您感到特别沮丧吗?	总是 绝大多数时候 经常 有时 偶尔 从不	1 2 3 4 5 6
8. 您感到精疲力竭吗?	总是 绝大多数时候 经常 有时 偶尔 从不	1 2 3 4 5 6
9. 您是一个快乐的人吗?	总是 绝大多数时候 经常 有时 偶尔 从不	1 2 3 4 5 6

续表

10. 您感到累吗?	总是 绝大多数时候 经常 有时 偶尔 从不	1 2 3 4 5 6
11. 您担心疾病再次发作吗?	总是 绝大多数时候 经常 有时 偶尔 从不	1 2 3 4 5 6
12. 您在思考解决问题方面(如制订计划、作决定、学习新东西等)有困难吗?	总是 绝大多数时候 经常 有时 偶尔 从不	1 2 3 4 5 6
13. 您的健康状况限制了您的社会活动(如探亲访友)吗?	总是 绝大多数时候 经常 有时 偶尔 从不	1 2 3 4 5 6
14. 上个月内您的生活质量怎样?	非常好　再好不过了 相当好 不好也不差 相当差 非常差　差得不能再差	1 2 3 4 5
15. 上个月内您的记忆有困难吗?	是的,有很多 是的 仅有一点 不,根本没有	1 2 3 4
16. 您难以记住别人对您讲过的事情吗?	总是 绝大多数时候 经常 有时 偶尔 从不	1 2 3 4 5 6
17. 您在阅读时难以集中注意力吗?	总是 绝大多数时候 经常 有时 偶尔 从不	1 2 3 4 5 6

续表

18. 您难以集中注意力一次做好一件事情吗?	总是 绝大多数时候 经常 有时 偶尔 从不	1 2 3 4 5 6
19. 业余时间(如业余爱好、外出)会遇到的麻烦	特别多 很多 有一些 仅有一点 根本没有	1 2 3 4 5
20. 开车、骑单车或摩托驾驶期间会遇到的麻烦	特别多 很多 有一些 仅有一点 根本没有	1 2 3 4 5
21. 您害怕下个月里疾病会发作吗?	非常害怕 害怕 有一些害怕 一点都不怕	1 2 3 4
22. 您担心自己在疾病发作期间会受伤吗?	经常担心 有时担心 不担心	1 2 3
23. 您担心下个月里疾病发作导致难堪和其他社交问题吗?	很担心 担心 不太担心 一点不担心	1 2 3 4
24. 您担心长时间服药可能对您造成损害吗?	很担心 担心 不太担心 一点不担心	1 2 3 4
25. 癫痫发作	毫不烦扰 偶尔烦扰 有时烦扰 经常烦扰 极度烦扰	1 2 3 4 5
26. 记忆困难	毫不烦扰 偶尔烦扰 有时烦扰 经常烦扰 极度烦扰	1 2 3 4 5

续表

27. 工作受限	毫不烦扰	1
	偶尔烦扰	2
	有时烦扰	3
	经常烦扰	4
	极度烦扰	5
28. 社交受限	毫不烦扰	1
	偶尔烦扰	2
	有时烦扰	3
	经常烦扰	4
	极度烦扰	5
29. 抗癫痫药物对身体的副作用	毫不烦扰	1
	偶尔烦扰	2
	有时烦扰	3
	经常烦扰	4
	极度烦扰	5
30. 抗癫痫药物对心理的副作用	毫不烦扰	1
	偶尔烦扰	2
	有时烦扰	3
	经常烦扰	4
	极度烦扰	5
31. 家庭摩擦	很有影响	1
	有点影响	2
	毫无影响	3
32. 饮食	很有影响	1
	有点影响	2
	毫无影响	3
33. 您感觉健康状况如何?(在回答此问题时请将癫痫考虑进去。)		
100　90　80　70　60　50　40　30　20　10　0 极好——————————————→极差		

注：31、32为修订我国癫痫患者生活质量量表所增加的条目和内容。

【使用说明】

1. 被测试者必须是能够理解问题的成年人，需要有一定的阅读水平。
2. 本测试内容为上个月内的生活感受。
3. 分数越高，生活质量越高。
4. QOLIE-31量表的条目分类见表16-3。

表16-3　QOLIE-31量表的条目分类

方　面	量 表 题 号
发作担忧	11,21,22,23,25
生活满意度	1,14

续表

方面	量表题号
情绪	3,4,5,7,9
精力/疲劳	2,6,8,10
认知功能	12,15,16,17,18,26
药物影响	24,29,30
社会功能	13,19,20,27,28

5. QOLIE-31 量表各方面的得分权重及总得分的计算方法见表 16-4。

表 16-4 QOLIE-31 量表各方面的得分权重及总得分的计算方法

分项	分项得分	权重	最后分项得分
发作担忧	(　) ×	0.08 =	*a*
生活满意度	(　) ×	0.14 =	*b*
情绪	(　) ×	0.15 =	*c*
精力/疲劳	(　) ×	0.12 =	*d*
认知功能	(　) ×	0.27 =	*e*
药物影响	(　) ×	0.03 =	*f*
社会功能	(　) ×	0.21 =	*g*
总得分 = *a* + *b* + *c* + *d* + *e* + *f* + *g*			

第十七章 ● 脊髓疾病、周围神经疾病和疼痛

一、脊髓损伤分级

ASIA 残损分级为 1992 年美国脊髓损伤学会（American Spinal Injury Association，ASIA）根据 Frankel 分级修订的分级，是目前被公认和被广泛采用的脊髓损害分级量表，对判断脊髓损伤程度、评估疗效及临床和科研工作者进行正确的交流都具有十分重要的意义。详见表 17-1。

表 17-1 ASIA 残损分级

分级	功能状况
A	完全性损害：在骶段 S_4～S_5 无任何感觉和运动功能
B	不完全性损害：在神经平面以下包括 S_4～S_5 存在感觉功能，但无运动功能
C	不完全性损害：在神经平面以下存在运动功能，且平面以下至少一半以上的关键肌肌力小于 3 级
D	不完全性损害：在神经平面以下存在运动功能，且平面以下至少一半的关键肌肌力大于或等于 3 级
E	正常：感觉和运动功能正常

【使用说明】

ASIA 残损分级的关键肌有 10 组：C_5 屈肘肌（肱二头肌和旋前圆肌）、C_6 伸腕肌（桡侧伸腕长肌和短肌）、C_7 伸肘肌（肱三头肌）、C_8 中指屈指肌（指深屈肌）、T_1 小指展肌（小指展肌）、L_2 屈髋肌（髂腰肌）、L_3 伸膝肌（股四头肌）、L_4 踝背伸肌（胫骨前肌）、L_5 长伸趾肌（趾长伸肌）、S_1 踝跖屈肌（腓肠肌和比目鱼肌）。当患者被分级为 C 或 D 级时，其必须是不完全性损害，即在骶段 S_4～S_5 有感觉或运动功能存留。此外，该患者必须具备如下两点之一：①肛门括约肌有自主收缩；②运动平面以下有 3 个节段以上有运动功能保留。

二、吉兰-巴雷综合征功能分级（Hughes scale）

吉兰-巴雷综合征临床表现为四肢对称性迟缓性瘫痪，四肢末梢手套外套样感觉减退，运动障碍重于感觉障碍，主观症状重于客观症状，脑脊液蛋白细胞分离等。Hughes scale 量表最早为 Hughes 等人于 1978 年提出的，用于吉兰-巴雷综合征的功能分级。详见表 17-2。

表 17-2 吉兰-巴雷综合征功能分级（Hughes scale）

分级	描　述
0 级	正常
1 级	轻度症状体征，能从事体力劳动

续表

分级	描 述
2级	能独立行走5m,不能从事体力劳动
3级	需借助拐杖或依靠其他支持行走5m
4级	卧床
5级	需辅助通气

【使用说明】

该表在临床上仅用于吉兰-巴雷综合征的功能分级，简单且较直观，对病情的严重程度有初步评判作用，但对疾病的分类无帮助，且通常无指导治疗的作用。

三、周围神经病主观症状筛选量表（SPNS）

SPNS量表是由McArthur JH等人1998年提出的，最早用于对艾滋病患者感觉性周围神经病的评估。目前常作为周围神经病进行自评的简单筛选工具。详见表17-3。

表17-3 周围神经病主观症状筛选量表（SPNS）

症 状	存在/严重程度
上肢的疼痛、刺痛或烧灼感	
下肢的疼痛、刺痛或烧灼感	
上肢的针刺痛	
下肢的针刺痛	
上肢的麻木感(无感觉)	
下肢的麻木感(无感觉)	

【使用说明】

1. 若上述某个症状从来没有出现过，一直正常，在“存在/严重程度”一栏记为“总是正常”；若上述某个症状以前出现过，但最后一次就诊以来从来没有出现，则记为“最近无”；若上述某个症状自最后一次就诊以来从来有出现，则请患者从1（最轻）～10分（最重）进行评分。

2. 存在/严重程度对应分级标准见表17-4。

表17-4 存在/严重程度对应分级

存在/严重程度	周围神经病分级/级
从来没有或最近没有	0
1～3分	1
4～6分	2
7～10分	3

四、密歇根州糖尿病周围神经病筛查表（MNSI）

密歇根州糖尿病周围神经病筛查表（MNSI）最早是由Feldman等人1994年设计提出

的，用于协助诊断糖尿病周围神经病。主要包括两个部分：问卷调查和体格检查，分值越高提示周围神经病的可能性越大。详见表17-5。

表17-5 密歇根州糖尿病周围神经病筛查表（MNSI）

(一)问卷调查

项目	有/无
你的双腿和(或)双足有麻木感吗？	
你感觉到双腿和(或)双足有烧灼痛吗？	
你的双足有无过于敏感而无法触碰吗？	
你的双腿和(或)双足有肌肉抽筋吗？	
你的双腿和(或)双足有刺痛感吗？	
当你的皮肤碰到床单时感到疼痛吗？	
当你踏入浴盆或准备淋浴时，你能区分出冷热水吗？	
你的足部有过溃疡吗？	
你的医师告诉过你有糖尿病性周围神经病吗？	
绝大部分时间你感到幸福吗？	
你的症状在夜晚最重吗？	
当步行时，你的双腿感到疼痛吗？	
当步行时，你能感到双足的存在吗？	
你的足部皮肤会很干燥以致有裂口吗？	
你曾做过截肢术吗？	

(二)体格检查

指标	临床表现	得分/分	指标	临床表现	得分/分
左足外观	正常	0	右足外观	正常	0
	异常	1		异常	1
左足溃疡	无	0	右足溃疡	无	0
	有	1		有	1
左侧踝反射	存在	0	右侧踝反射	存在	0
	存在/亢进	0.5		存在/亢进	0.5
	消失	1		消失	1
左踇趾振动觉	存在	0	右踇趾振动觉	存在	0
	减弱	0.5		减弱	0.5
	消失	1		消失	1

【使用说明】

1. 该量表第一部分问卷调查由患者完成，主观性强，可能发生偏倚，且最终分值仅表示患病可能性大小，故需完善体格检查（第二部分），两者联合使用对有无周围神经病及其严重程度进行评估。

2. 若一侧足部异常，则需指出以下情况是否存在：

(1) 畸形（锤状趾、重叠趾、外翻足、关节半脱位、跖骨头隆凸、夏科足）。

(2) 皮肤干燥或硬皮。

(3) 感染或裂伤。

3. 体格检查部分得分＝8 个指标的得分总和，最低得分为 0 分，最高得分为 8 分，分数越高，周围神经病越重。

五、McGill 疼痛问卷简表

McGill 疼痛问卷起源于 McGill 疼痛中心，于 1975 年由 Melzack 提出。但由于该问卷耗时较长，Melzack 于 1986 年提出了简化版的 McGill 疼痛问卷，即 McGill 疼痛问卷表简表，主要由感觉（疼痛性质）、感情（疼痛导致的情绪及焦虑反应）及视觉评分组成，分数越高表示疼痛越重。详见表 17-6。

表 17-6　McGill 疼痛问卷简表

	0= 无	1= 轻度	2= 中度	3= 重度
1. 搏动性	____	____	____	____
2. 放射性	____	____	____	____
3. 刺穿性	____	____	____	____
4. 尖锐性	____	____	____	____
5. 痉挛性	____	____	____	____
6. 噬咬性	____	____	____	____
7. 烧灼性	____	____	____	____
8. 疼痛性	____	____	____	____
9. 沉重性	____	____	____	____
10. 敏感性	____	____	____	____
11. 剧烈性	____	____	____	____
12. 疲劳感	____	____	____	____
13. 恶心感	____	____	____	____
14. 可怕感	____	____	____	____
15. 惩罚感-残酷感	____	____	____	____

视觉模拟量表(visual analogous scale,VAS)

无痛(0)————————————————————→剧痛(100mm)

目前疼痛强度(present pain intensity,PPI)

0—无疼痛

1—轻度

2—不舒适

3—痛苦

4—可怕

5—极痛苦

【使用说明】

1. 描述词1～11表示疼痛的感觉程度，描述词12～15表示疼痛的情感程度。每个描述词根据强度分级：0＝无；1＝轻度；2＝中度；3＝重度。

2. 视觉评分时，告知患者图中线段长为10cm，由0至10cm呈逐步增强趋势，线段按mm标出刻度，让患者根据自己疼痛的感受在线段上标明相应的点。

六、神经系统症状评分

神经系统症状评分（NSS）是针对患者是否存在周围神经病的前瞻性问卷，可在不同时间段对患者进行评价。见表17-7。

表 17-7 神经系统症状评分（NSS）

症状	描　述	分值/分
肌无力症状（头部）	1. 眼外肌	
	2. 面肌	
	3. 舌肌	
	4. 咽喉肌	
肌无力症状（四肢）	5. 肩带和上臂	
	6. 手	
	7. 臀部和大腿	
	8. 小腿	
感觉障碍"阴性"症状	9. 对口中物品识别困难	
	10. 对手中物品识别困难	
	11. 走路不稳	
感觉障碍"阳性"症状	12. 任何部位的"麻木感"、"针刺感"	
	13. 任何部位的疼痛（烧灼感、强烈的刺痛、压痛）	
自主神经症状	14. 体位性晕厥	
	15. 男性患者阳萎	
	16. 小便失禁	
	17. 夜间腹泻	
总分		

【使用说明】

1. 评分应该由从事神经病临床工作，并有一定经验的神经科专家完成。

2. 在评分过程中需详细记录患者自述的症状，询问症状时不应带有暗示性。阳性症状应该左右交替检查证实。

3. 评分标准：神经系统症状评分为所有17项的得分之和。每项存在，记1分；不存在，记0分；最低分为0分；最高分：女性16分；男性17分；分数越高，提示可能存在神经功能障碍的症状越多。

4. 该量表的优点是能简单、直接、有效地阐述症状，明确是否出现周围神经相关症状；缺点是量表完全凭主观，受患者掺假或检查者非诱导性提问影响。

七、神经病残疾评分

Dyck PJ 等人于 1988 年提出神经病残疾评分（NDS），最初是用于评定糖尿病患者的周围神经情况。评价项目包括：颅神经、肌力、反射和感觉，左右两侧分别评分，分数越高，神经功能缺损越多，可以对多发性神经病特定的神经功能损伤进行评价和监测病情的演变。详见表 17-8。

表 17-8 神经病残疾评分（NDS）

体格检查项目		左侧评分	右侧评分
脑神经	(1)视盘水肿		
	(2)动眼神经支配的眼外肌无力(提上睑肌、下直肌、上直肌、下斜肌和瞳孔括约肌)		
	(3)展神经支配的眼外肌无力(外直肌)		
	(4)面部肌肉无力		
	(5)软腭上抬无力		
	(6)舌肌无力		
四肢及躯干肌无力	(1)呼吸肌		
	(2)肩部外展肌		
	(3)肱二头肌		
	(4)肱桡肌		
	(5)肘部伸肌		
	(6)腕部伸肌		
	(7)腕部屈肌		
	(8)手指的伸肌		
	(9)手指的屈肌		
	(10)手部固有肌		
	(11)髂腰肌		
	(12)臀肌		
	(13)股四头肌		
	(14)腘窝部肌肉		
	(15)踝背屈肌		
	(16)踝跖屈肌		

续表

体格检查项目		左侧评分	右侧评分
反射	(1)肱二头肌		
	(2)肱三头肌		
	(3)肱桡肌		
	(4)股四头肌		
	(5)小腿三头肌		
感觉	(1)示指指腹:触压觉		
	(2)示指指腹:针刺痛觉		
	(3)示指指腹:振动觉		
	(4)示指指腹:关节位置觉		
	(5)踇趾触压觉		
	(6)踇趾针刺痛觉		
	(7)踇趾振动觉		
	(8)踇趾关节位置觉		
总分			

【使用说明】

1. 本量表评价项目包括：脑神经、肌无力、反射和感觉，左右两侧分别评分。各项指标评分标准如下：0 分，无损伤；1 分，轻度损伤；2 分，中度损伤；3 分，重度损伤；4 分，功能完全缺失或最严重的损伤。NDS 总分＝所有检查项目的左右两侧的得分之和，分数越高，神经功能缺损越多。NDS 最低分为 0 分，一侧的最高分为 140 分，双侧的最高分为 280 分。

2. 本量表优点：简单、系统地记录了部分神经内科查体；缺点：不能评价表现为反射活跃或亢进的上运动神经元损伤。

八、感染性周围神经病原因及其治疗组感觉评分

本感觉评分是由 Merkies 等人于 2000 制订，用以评价多发性神经病的感觉症状，评价四肢从近端到远端不同的感觉水平。得分越高，说明其感觉障碍越严重，周围神经病变损害范围越广。详见表 17-9。

表 17-9 感觉总体评分

	上肢	评分/分	下肢	评分/分
针刺感检查	示指正常	0	踇趾正常	0
	异常：		异常：	
	示指	1	踇趾	1
	腕	2	踝	2
	肘	3	膝	3
	肩膀	4	腹股沟	4

续表

	上肢	评分/分	下肢	评分/分
振动觉检查	示指正常	0	踇趾正常	0
	异常：		异常：	
	示指	1	踇趾	1
	腕	2	踝	2
	肘	3	膝	3
	肩膀	4	腹股沟	4
	评分标准	评分/分		
两点辨别觉	正常(＜4mm)	0		
	异常：			
	5～9mm	1		
	10～14mm	2		
	15～19mm	3		
	＞20mm	4		

【使用说明】

1. 评分标准：针刺感检查及振动觉检查时，上肢分别检查示指、腕、肘、肩膀，若正常，则标记为 0 分，若异常，以最靠近心脏的位置为标记点，在相应的分值标记；下肢分别检查踇趾、踝、膝、腹股沟，若正常，则标记为 0 分，若异常，以最靠近心脏的位置为标记点，在相应的分值标记。测两点辨别觉时，测量结果在相应位置标记。最低分 0 分，最高分 20 分，得分越高，说明其感觉障碍越严重，周围神经病变损害范围越广。

2. 该量表相对简单、敏感，可在短时间内完成，中间及内部观察者的可靠性良好。但是像所有感觉量表一样，完全凭主观感受。

九、偏头痛特异生活质量问卷

该表是用以检测偏头痛患者长期（平均 3 周）生活质量的可靠、真实的自评量表，是临床偏头痛研究的有效工具，为偏头痛对生活质量的影响提供重要的信息，是评价长期治疗结果的有效辅助工具。见表 17-10。

表 17-10 偏头痛特异生活质量问卷（MSQOL）

偏头痛通过不同方式影响生活。请您画出下列陈述中最能准确描述偏头痛发作时感受的选项的号码。
1. 因为偏头痛，调整生活节奏很重要 1 分= 是的，非常重要 2 分= 是的，很重要 3 分= 不，不重要 4 分= 不，一点也不重要
2. 因为偏头痛，我要尽量避免过度劳累 1 分= 是的，我全力尽量避免 2 分= 是的，我会避免 3 分= 不，我不会避免 4 分= 不，我根本不在乎

续表

3. 因为偏头痛，处于熟悉的环境中是很重要的 1分= 是的，非常重要 2分= 是的，很重要 3分= 不，不重要 4分= 不，一点也不重要
4. 偏头痛发作时，我感到无助 1分= 是的，非常无助 2分= 是的，很无助 3分= 是的，有些无助 4分= 不，一点也不无助
5. 我担心自己的偏头痛发作会干扰别人的生活 1分= 是的，我非常担心 2分= 是的，我很担心 3分= 是的，我有些担心 4分= 不，我一点也不担心
6. 我的生活以偏头痛为中心 1分= 是的，非常同意 2分= 是的，很同意 3分= 不，不同意 4分= 不，一点也不同意
7. 因为偏头痛，规律吃饭很重要 1分= 是的，非常重要 2分= 是的，很重要 3分= 不，不重要 4分= 不，一点也不重要
8. 因为偏头痛，我担心自己会忽略周围的人 1分= 是的，我非常担心 2分= 是的，我很担心 3分= 是的，我有些担心 4分= 不，我一点也不担心
9. 因为偏头痛，我怨恨自己耽误时间 1分= 是的，我非常怨恨 2分= 是的，我很怨恨 3分= 是的，我有些怨恨 4分= 不，我一点也不怨恨
10. 因为偏头痛，我不喜欢依靠别人 1分= 是的，我非常不喜欢 2分= 是的，我不喜欢 3分= 不，我不这样认为 4分= 不，我一点也不这样认为

续表

11. 因为偏头痛,我不愿意做计划 1分= 是的,我非常不愿意 2分= 是的,我不愿意 3分= 不,我不勉强 4分= 不,我一点也不勉强
12. 因为恐惧偏头痛发作,我要尽量避免过多活动 1分= 是的,我全力尽量避免 2分= 是的,我会避免 3分= 不,我不会避免 4分= 不,我根本不在乎
13. 如果长途旅行,我担心会出现偏头痛发作 1分= 是的,我非常担心 2分= 是的,我很担心 3分= 是的,我有些担心 4分= 不,我一点也不担心
14. 偏头痛使我的亲朋好友紧张 1分= 是的,非常紧张 2分= 是的,过分紧张 3分= 不,不过分紧张 4分= 不,一点也不紧张
15. 我尽量不去会导致偏头痛发作的地方(如光亮、嘈杂或烟雾弥漫的地方) 1分= 是的,我全力尽量避免 2分= 是的,我会避免 3分= 不,我不会避免 4分= 不,我根本不在乎
16. 因为偏头痛,我为将来担心 1分= 是的,我非常担心 2分= 是的,我很担心 3分= 是的,我有些担心 4分= 不,我一点也不担心
17. 因为偏头痛,我避免自己太努力 1分= 是的,我全力尽量避免 2分= 是的,我会避免 3分= 不,我不会避免 4分= 不,我根本不在乎
18. 如果感觉快要发作偏头痛,我会紧张 1分= 是的,我非常紧张 2分= 是的,我很紧张 3分= 是的,我有些紧张 4分= 不,我一点也不紧张

续表

19. 偏头痛发作时我觉得抑郁 1 分= 是的，我非常抑郁 2 分= 是的，我很抑郁 3 分= 是的，我有些抑郁 4 分= 不，我一点也不抑郁
20. 因为自己的偏头痛，我担心别人失望 1 分= 是的，我非常担心 2 分= 是的，我很担心 3 分= 是的，我有些担心 4 分= 不，我一点也不担心
21. 因为偏头痛，我担心自己能否胜任工作 1 分= 是的，我非常担心 2 分= 是的，我很担心 3 分= 是的，我有些担心 4 分= 不，我一点也不担心
22. 因为偏头痛，保持规律生活很重要 1 分= 是的，非常重要 2 分= 是的，很重要 3 分= 不，不重要 4 分= 不，一点也不重要
23. 我觉得我的偏头痛很可怕 1 分= 是的，非常可怕 2 分= 是的，很可怕 3 分= 不，不可怕 4 分= 不，一点也不可怕
24. 我很生气，什么都不能控制偏头痛发作 1 分= 是的，非常生气 2 分= 是的，很生气 3 分= 是的，我有些生气 4 分= 不，一点也不生气
25. 我担心别人会认为我用偏头痛做借口 1 分= 是的，我非常担心 2 分= 是的，我很担心 3 分= 是的，我有些担心 4 分= 不，我一点也不担心

【使用说明】

本量表 25 条目，每个问题有 4 个答案，总体格式及得分情况如下：1 分＝非常多；2 分＝许多；3 分＝一些；4 分＝一点也不。总分从 0 到 100 分，分数越高，生活质量越好。

第十八章 ● 神经-肌肉接头和肌肉疾病

一、肌无力疲劳程度评分（MWSS）

MWSS由国内许贤豪（1992）建立。分为肌无力疲劳程度的临床绝对和相对评分法。该评分法既包括常见受累肌群的肌无力情况，也反映受累肌群肌无力的严重程度。已在国内许多研究中应用于评价MG患者临床观察及疗效判定的标准。详见表18-1。

表 18-1 肌无力疲劳程度评分

受累肌群	评分标准	记分/分
上睑无力	11～1点	0
	10～2点	1
	9～3点	2
	8～4点	3
	7～6点	4
上睑疲劳试验/s	＞60	0
	31～60	1
	16～30	2
	6～15	3
	⩽5	4
眼球水平运动受限/mm	外展露白+内收露白⩽2,无复视	0
	外展露白+内收露白⩽4,有复视	1
	外展露白+内收露白5～8	2
	外展露白+内收露白9～12	3
	外展露白+内收露白＞12	4
上肢疲劳试验/s	＞120	0
	60～120	1
	31～60	2
	11～30	3
	0～10	4
下肢疲劳试验/s	＞120	0
	60～120	1
	31～60	2
	11～30	3
	0～10	4
面肌无力	正常	0
	闭目力稍差,埋睫征不全	1
	闭目力差,能勉强合上眼睑、埋睫征消失	2
	闭目不能、鼓腮漏气	3
	噘嘴不能、面具面容	4

续表

受累肌群	评分标准	记分/分
咀嚼、吞咽无力	正常进食 进普食疲劳、进食时间延长，不影响每次进食量 进普食疲劳、进食时间延长，已影响每次进食量 不能进普食，只能进半流质 鼻饲管进食	0 2 4 6 8
呼吸肌无力	正常 轻微活动气短 平地行走气短 静坐时气短 人工辅助呼吸	0 2 4 6 8

【使用说明】

1. 左右分别记分，因咀嚼、吞咽、呼吸肌无法区分左右，故双倍记分。

2. 最低分 0 分，最高分 64 分。分值越高，肌无力程度越严重。

3. 相对评分＝（治疗前总分－治疗后总分）÷治疗前总分。相对评分：≥95%者定为痊愈，80%～95%为基本痊愈，50%～80%为显效，25～50%为好转，≤25%为无效。

4. 眼睑下垂的记分方法：患者平视正前方，观察上睑遮挡角膜的水平，以时钟位记录（见图 18-1）。

5. 上睑疲劳试验的记分方法：嘱患者持续睁眼向上方注视，记录眼睑下垂所需的时间（s）。眼睑下垂：以上眼睑遮挡角膜 9 点～3 点为标准。

6. 眼球水平运动受限的记分方法：嘱病患者向左右侧注视，记录外展、内收露白的毫米数，同侧眼外展露白毫米数与内收毫米数相加。

7. 上肢疲劳试验的记分方法：两臂侧平举，记录诱发出上肢疲劳（上肢与躯体夹角开始小于 90°）所需的时间（s）。

8. 下肢疲劳试验的记分方法：嘱患者取仰卧位，双下肢同时屈髋、屈膝各 90°。记录诱发出下肢疲劳（屈髋、屈膝开始非 90°）所需的时间（s）。

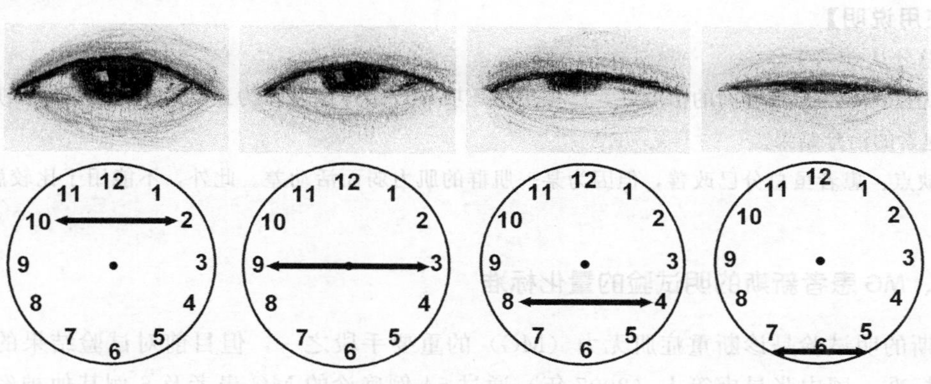

图 18-1　眼睑下垂的记分方法

二、MG 定量评分（QMG）

QMG 最初由 Besinger 及 Toyka 于 1981 年提出，后来由 Tindall 及 Barohn 修改。详见

表 18-2。

表 18-2　MG 定量评分

无力程度		无	轻	中	重
评分		0	1	2	3
向左或右凝视时出现复视的时间/s		60	11～59	1～10	自发
向上凝视时睑下垂时间/s		60	11～59	1～10	自发
面肌		闭目正常	闭目弱，但完全，能抗阻力	闭目完全，不能抗阻力	闭目不全
饮 40ml 水(1/2 杯)		正常	轻微咳嗽	严重咳嗽，呛咳	不能吞咽
大声数 1～50 后发生构音障碍		数到 50 无构音障碍	数到 30～49 有构音障碍	数到 10～29 有构音障碍	数到 9 有构音障碍
仰卧抬头 45°的时间/s		120	30～119	1～29	0
坐位右臂平举时间/s		240	90～239	10～89	0～9
坐位左臂平举时间/s		240	90～239	10～89	0～9
仰卧位右腿抬起 45°时间/s		100	31～99	1～30	0
仰卧位左腿抬起 45°时间/s		100	31～99	1～30	0
肺活量		≥80%	65%～79%	50%～64%	<50%
右手握力(kg)	男	≥45	15～44	5～14	0～4
	女	≥30	10～29	5～9	0～4
左手握力(kg)	男	≥35	15～34	5～14	0～4
	女	≥25	10～24	5～9	0～4

【使用说明】

1. 总分从 0～39 分。

2. 优点：不同检查者间的信度好，已被用于几项 MG 治疗试验作为预后评价的指标。如用于 MG 患者环孢素的治疗结果。

3. 缺点：患者虽总分已改善，但因为某一肌群的肌力弱而活动差。此外，不能用于比较患者间的严重性。

三、MG 患者新斯的明试验的量化标准

新斯的明试验是诊断重症肌无力（MG）的重要手段之一，但目前对试验结果的判定缺乏量化标准。国内张星虎等人（2007 年）通过 54 例确诊的 MG 患者及 6 例其他神经系统疾病患者进行新斯的明试验并参照肌无力疲劳程度评分（MWSS）（表 18-1）得出新斯的明试验结果判定界值，其敏感性为 90.7%（49/54）。各项指标的敏感性 50.0%～80.7%，以上睑疲劳试验最高，平视睑裂大小次之，其他各项指标较低，面肌无力最低。该量化标准为临床提供了一种较为客观、可靠、稳定的诊断手段。详见表 18-3。

表 18-3　新斯的明试验结果判定界值

指　标	阴性界值	可疑阳性界值	阳性界值
上睑疲劳试验/s	<11.4	≥11.4	≥22.8
平视睑裂/mm	<1.2	≥1.2	≥2.3
外展+内收露白/mm	<1.2	≥1.2	≥2.3
屈颈抬头试验/s	<7.2	≥7.2	≥14.4
上肢疲劳试验/s	<13.7	≥13.7	≥27.5
下肢疲劳试验/s	<16.0	≥16.0	≥32.0
复视评分/分	<0.7	≥0.7	≥1.4
面肌无力评分/分	<0.7	≥0.7	≥1.5
构音困难评分/分	<0.8	≥0.8	≥1.7
呼吸困难评分/分	<0.7	≥0.7	≥1.4

【使用说明】

1. 试验用药：甲基硫酸新斯的明 1.5mg 及阿托品 0.5～1.0mg 肌内注射。儿童剂量酌减（10～12岁：2/3 成人量；7～9 岁：1/2 成人量；3～6 岁：1/3 成人量；<3 岁：1/4 成人量）。试验前 6～8h 停用吡啶斯的明。

2. 观测指标

（1）上睑疲劳试验、外展＋内收露白、上肢疲劳试验、下肢疲劳试验项目计分参照肌无力疲劳程度评分（MWSS）记分方法。

（2）其他项目计分

① 平视睑裂记分（mm）：让患者双眼平视前方或上视，分别测量上下睑裂间的最大距离。

② 屈颈抬头疲劳试验的记分（s）：令患者仰卧，最大限度屈颈抬头，记录诱发出颈部疲劳（头、颈部开始后仰）所需的时间。

③ 复视记分：让患者分别向正前方平视、上下左右注视。0 分＝无复视；1 分＝向 1 个方向注视有复视；2 分＝向 2 个方向注视有复视；3 分＝向 3 个方向注视有复视；4 分＝向 4 个方向注视有复视。

④ 面肌无力记分：0 分＝正常；1 分＝闭目差，埋睫征不全；2 分＝闭目差，能勉强闭上眼裂，埋睫征消失；3 分＝闭目不能，鼓腮漏气；4 分＝撅嘴不能，面具面容。

⑤ 构音障碍记分：0 分＝无构音障碍；1 分＝较长时间说话后声音变低；2 分＝开始说话即有鼻音；3 分＝声音嘶哑；4 分＝声音低沉，无法听清。

⑥ 呼吸困难记分：0 分＝正常；1 分＝轻微活动即气短；2 分＝平地行走时气短；3 分＝静坐时气短；4 分＝需要吸氧或人工辅助呼吸。

3. 记录方法：每项指标在新斯的明注射前 10min 测定 1 次，注射后每 10min 记录 1 次，并计算与注射前数据的差值，试验结束后求出每项注射后 6 次差值的均值，取均值小数点后 1 位数作为该项的阳性界值。

4. 结果判定：各项指标中只要 1 个项目达到上述阳性界值就视为阳性。大于或等于 1/2 阳性界值定为可疑阳性。小于 1/2 阳性界值定为阴性。

5. 药物起效时间及副作用：注射后 1.5mg 后 10min，即可有肌无力改善，30min 作用达高峰，60min 作用减弱。常见的副作用是腹痛、恶心、心悸、头晕、出汗、呕吐、便意。

6. 本判定标准由于所研究的例数有限，仍需扩大样本进一步验证。

第十九章 ● 神经系统遗传性疾病

随着分子生物学的飞速发展和各国学者对遗传性疾病的不断研究，神经系统遗传性疾病逐步为神经科医师所熟识。神经系统遗传性疾病的基因确诊已经成为可能，针对性治疗也不再是一种奢望。评价神经遗传性疾病的发展和干预的效果，除了生物学标记以外，量表的作用正逐步凸显。一方面，临床医师和基础研究者可以通过量表测评评估治疗的有效性，另一方面，量化的治疗效果也能够为基因基础研究提供更多的反馈，为疾病机制的研究和研发针对性的基因治疗提供指导。限于神经遗传性疾病种类众多但数量相对较少，本章仅介绍 Friedreich 共济失调评定量表。

Friedreich 共济失调评定量表

Friedreich 共济失调属于早发型脊髓小脑性共济失调，于 1863 年首先由 Friedreich 报道。由于在西方国家中，该病占所有的遗传性共济失调的半数，所以该型共济失调的相关研究也是最多的。该量表由共济失调协调组新制订，可用于评估疾病严重程度和临床治疗效果。量表包括了共济失调功能分期、日常生活、神经内科检查和设备检查这四个方面，见表 19-1。

表 19-1　Friedreich 共济失调评定量表

(一)共济失调功能分期(若处于分期中间，可增加 0.5)

分期	评分标准
0 期	正常
1 期	检查身体时发现轻微体征。能跑或跳而不失去平衡。无残疾
2 期	患者发现症状，但较轻。跑或跳可失去平衡。患者生活能自理，但是日常生活可能会受限。轻度残疾
3 期	症状严重且明显。走路时需要经常或阶段性扶墙或家具，或者使用拐杖保持稳定性。中度残疾(注意：许多患者不愿去开阔地带，以免使用拐杖，走路时则扶墙或依靠他人帮助。这些患者也属于 3 期)
4 期	走路需要助步器、丁字杖或 2 个手杖(或走路需犬类辅助)。许多日常生活能自理。中等残疾
5 期	限制于轮椅内，但是可以操纵轮椅。能完成一些不需要站立或者行走的日常生活。严重残疾
6 期	限制于轮椅或者床上，所有日常生活均不能自理。完全残疾

(二)日常生活能力评分

项目	评分标准/分					评分/分
	0	1	2	3	4	
1. 言语	正常	轻度受损，理解无困难	中度受损，有时需要重复	严重受损，经常要求重复	大部分时间很难理解	

续表

(二)日常生活能力评分						
项 目	评分标准/分					评分/分
	0	1	2	3	4	
2. 吞咽	正常	极少呛咳(每月少于1次)	经常呛咳(每月多于1次,每周少于1次)	需要改变食物或者每周呛咳多次,或者避免某种食物	需要鼻胃管或胃造口术	
3. 切食物及餐具使用	正常	有些缓慢及笨拙,但不需要帮助	笨拙及缓慢,但是在帮助下能切割大部分食物,或者在着急时需要帮助	食物必须由别人分割,但能自行进食	需要别人喂	
4. 穿衣服	正常	有些缓慢,但不需要帮助	系纽扣、胳膊伸进袖子等偶尔需要帮助,或者修改某种习惯(例如,必须坐着穿衣服,使用尼龙褡裢,不系领带)	需要一定帮助,但是可自己完成某些事情	完全不能自理	
5. 个人卫生	正常	有些缓慢,但不需要帮助	非常慢,或者需要像特殊手把、澡盆凳或淋浴椅等设备	需要人帮助洗澡、刷牙、梳头或如厕	完全不能自理	
6. 跌倒(助力器使用=3分)	正常	极少跌倒(每月少于1次)	经常跌倒(每月多于1次,每周少于1次)	每周跌倒多次或需要器具防止跌倒	不能站立或行走	
7. 走路(助力器使用=3)	正常	轻度困难,有些不平衡	中度困难,但基本不需要帮助	走路严重困难,需要帮助或行走器具	即使有帮助(坐轮椅)也不能行走	
8. 坐位	正常	躯干轻度失衡,但不需要背托	需要背托才能坐起来	多方支持才能坐起来(老年椅,花束等)	不能坐起	
9. 膀胱功能(膀胱用药,直接记3分)	正常	轻度尿等待、尿急或尿潴留(每月少于1次)	中度尿等待、尿急,极少尿潴留/尿失禁(每月多于1次,每周少于1次)	经常尿失禁(每周多于1次)	膀胱功能丧失,需间断导尿/保留尿管	
日常生活能力总分						

(三)神经内科检查评分							
分类	项 目	评分标准/分					评分/分
		0	1	2	3	4	
A. 球部	1. 面部萎缩、肌束震颤、肌阵挛及无力	无	肌束震颤或肌阵挛,无萎缩	存在萎缩,但不明显或完全	严重萎缩及无力	—	

续表

(三)神经内科检查评分							
分类	项　目	评分标准/分					评分/分
		0	1	2	3	4	
A. 球部	2. 舌肌萎缩、肌束震颤、肌阵挛及无力	无	肌束震颤或肌阵挛,无萎缩	存在萎缩,但不明显或完全	严重萎缩及无力	—	
	3. 咳嗽(要求患者用力咳嗽3次)	正常	抑制	完全或近乎消失	—	—	
	4. 自发言语(让患者读或重复“总统住白宫里面”或“今天交通堵塞”)	正常	轻度(所有或大部分单词可以理解)	完全或近乎消失(大部分单词不能理解)	严重(无或几乎无有用信息)	—	
	A. 球部总分						R(右)　L(左)
B. 上肢协调性	1. 指-指试验(胸骨前25cm屈肘,左右两示指相对,观察10s,记录摇晃的幅度)	正常	手指轻度摇晃(<2cm)	手指中度摇晃(2～6cm)	手指重度摇晃(>6cm)	—	
	2. 指鼻试验(评价运动中运动性或意向性震颤:检查者将示指放在90%患者能触及的地方,至少进行3次试验,大于3s为运动缓慢)	无	轻度(<2cm)	中度(2～4cm或不停晃动)	重度(>6cm且不停晃动)	不能完成任务	
	3. 动力学(快速指鼻)试验(评价辨距不良:嘱患者快速接触检查者指尖8次,检查者需移动手指,并停在患者可触及范围内。评价辨距不良,即不能准确触及检查者的手指)	无	轻度(错过2次或更少)	中度(错过3～5次)	重度(错过6～8次)	协调性太差,不能完成指令	
	4. 双手轮替试验(大腿上方前臂旋前/旋后15cm,尽可能快完成10次,评价速度、频率、准确性,评价前练习10次,如果时间超过7s,增加1分,使用秒表)	正常	轻度(轻度不规则或缓慢)	中度(不规则及缓慢)	协调性太差,不能完成指令	—	

续表

(三)神经内科检查评分							
分类	项 目	评分标准/分					评分/分
		0	1	2	3	4	
A. 球部总分							R(右) L(左)
B.上肢协调性	5. 手指轻拍(示指及拇指相互接触,快速完成 15 次,评价前练习,如果时间超过 6s,增加 1 分,使用秒表)	正常	轻度(错过 1~3 次)	中度(错过 4~9 次)	重度(错过 10~15 次)	不能完成任务	
B. 上肢协调性总分							R(右) L(左)
C.下肢协调性	1. 跟-胫滑动(足跟沿对侧胫骨,从髌骨滑动到足踝,中等速度完成 3 次。坐位时对侧腿伸直,或仰卧位,每次姿势一致。姿势:仰卧位坐位)	0 分= 正常(在胫骨上)。 1 分= 轻度(较慢,伴震颤,但是保持接触)。 2 分= 中度(从胫骨上滑落 3 次或者更少)。 3 分= 重度(从胫骨上滑落 4 次或更多)。 4 分= 协调性太差,不能完成指令					
	2. 跟-胫轻敲(嘱患者用足跟从大概 15~25cm 处落下轻敲胫骨中部,每侧 8 次。坐位时对侧腿伸直,或取仰卧位,每次姿势一致。姿势:仰卧位坐位)	0 分= 正常(在胫骨上)。 1 分= 轻度(未落到胫骨上 2 次或更多)。 2 分= 中度(未落到胫骨上 3~5 次)。 3 分= 重度(为落到胫骨上 4 次以上)。 4 分= 协调性太差,不能完成指令					
C. 下肢协调性总分							R(右) L(左)
D.周围神经系统	1. 肌肉萎缩(对上/下肢萎缩最严重的肌肉评分)	0 分= 正常。 1 分= 存在轻/中度。 2 分= 严重/完全废用					
	2. 肌无力(检查三角肌、股间肌、骨骼肌及胫前肌。对上/下肢萎缩最严重的肌肉评分)	0 分= 正常(5/5)。 1 分= 轻度(能做抗阻力动作,但不完全 4/5)。 2 分= 中度(能做抗重力动作,但不能抗阻力 3/5)。 3 分= 重度(能做关节活动,但不能抗重力 2/5)。 4 分= 接近瘫痪(肌头可收缩,但不产生动作 1/5)。 5 分= 完全瘫痪(0/5)					

续表

<table>
<tr><td colspan="10">(三)神经内科检查评分</td></tr>
<tr><td rowspan="2">分类</td><td rowspan="2">项　目</td><td colspan="5">评分标准/分</td><td rowspan="2" colspan="2">评分/分</td></tr>
<tr><td>0</td><td>1</td><td>2</td><td>3</td><td>4</td></tr>
<tr><td colspan="7">C. 下肢协调性总分</td><td>R(右)</td><td>L(左)</td></tr>
<tr><td rowspan="3">D.
周围神经系统</td><td>3. 振动觉(训练患者相关感觉。患者闭目,用频率 128Hz 的音叉放于示指与踇趾。持续时间足趾小于 15s,手指小于 25s 为异常)
感觉振动　R(右)L(左)
足趾持续时间(　)(　)
手指持续时间(　)(　)</td><td colspan="5">0 分= 正常。
1 分= 足趾受损。
2 分= 足趾或手指受损</td><td></td><td></td></tr>
<tr><td>4. 位置觉(检查示指或踇趾远端指节轻微运动觉)</td><td colspan="5">0 分= 正常。
1 分= 足趾和(或)手指受损。
2 分= 足趾及手指受损</td><td></td><td></td></tr>
<tr><td>5. 深反射(0 分= 缺失,1 分= 反射减低。2 分= 反射活跃,4 分 = 病理性反射活跃)
右:
肱二头肌反射(BJ)________
桡反射(BrJ)________
膝反射(KJ)________
踝反射(AJ)________
左:(BJ)________
(BrJ)________
(KJ)________
(AJ)________</td><td colspan="5">0 分= 正常。
1 分= 上/下肢反射消失。
2 分= 全身反射消失</td><td></td><td></td></tr>
<tr><td colspan="7">D. 周围神经系统得分</td><td>R(右)</td><td>L(左)</td></tr>
<tr><td rowspan="2">E.
直立稳定性[①]:画出:光脚穿鞋脚踝矫正器使用:是否</td><td>1. 坐位(患者双腿并拢坐在椅子上,胳膊弯曲,后背无支撑,观察 30s)</td><td colspan="5">0 分= 正常。
1 分= 头/躯干轻度晃动,未碰到椅子背或扶手。
2 分= 头/躯干中度晃动,需依靠椅子背或扶手。
3 分= 头/躯干严重晃动,需依靠椅子背或扶手。
4 分= 周围均有支持</td><td></td><td></td></tr>
<tr><td>2. 姿势——双脚分开(放置 20cm 卷尺,双脚分列两侧,使用秒表,测验 3 次,以 s 为单位)
第 1 次____ s
第 2 次____ s
第 3 次____ s
平均____ s</td><td colspan="5">0 分= 1min 或更长
1 分= <1min,>45s。
2 分= <45s,>30s。
3 分= <30s,>15s。
4 分= <15s 或需要助手/设备的支持</td><td></td><td></td></tr>
</table>

续表

(三)神经内科检查评分				
分类	项　目	评分标准/分 0　1　2　3　4	评分/分	
		D. 周围神经系统得分	R(右)	L(左)
E. 直立稳定性[1]：画出：光脚 穿鞋 脚踝矫正器使用：是 否	3. 姿势——双腿并拢(使用秒表，测验3次，以s为单位) 第1次____s 第2次____s 第3次____s 平均____s	0分＝1min或更长。 1分＝＜1min，＞45s。 2分＝＜45s，＞30s。 3分＝＜30s，＞15s。 4分＝＜15s		
	4. 双腿前后站立(使用秒表，测验3次，优势腿在前，以s为单位) 第1次____s 第2次____s 第3次____s 平均____s	0分＝1min或更长。 1分＝＜1min，＞45s。 2分＝＜45s，＞30s。 3分＝＜30s，＞15s。 4分＝＜15s		
	5. 优势侧单足站立(使用秒表，测验3次，以s为单位) 第1次____s 第2次____s 第3次____s 平均____s	0分＝1min或更长。 1分＝＜1min，＞45s。 2分＝＜45s，＞30s。 3分＝＜30s，＞15s。 4分＝＜15s		
	6. 前后脚走路(前后脚一条线走10步，在无家具的过道，两侧至少1m(3in)，地毯无松动)	0分＝正常(能前后脚一条线走多于8步) 1分＝能前后脚一条线走，步态欠佳，可以走4～8步。 2分＝能前后脚一条线走，只能走4步以内。 3分＝协调性太差，不能完成指令		
	7. 步态(使用秒表，完成8m距离，单足支撑转弯，再走回来，在无家具的过道，两侧至少1m，地毯无松动) 可用设备[2]：________ 时间(s)：________	0分＝正常。 1分＝轻度共济失调/顺转/转身困难，无拐杖或其他支持。 2分＝明显共济失调性步态，可能需要间断支持或检查者出于安全考虑陪患者一起走。 3分＝中度共济失调/顺转/转身困难，行走需拐杖或为安全握住检查者的一只手。 4分＝严重共济失调/顺转，需助步器或检查者双手保护。 5分＝有辅助设备帮助也不能行走(困于轮椅上)		
		E. 直立稳定性得分		
		神经科查体总分		

① 直立稳定性评分说明，患者可坐于椅子或检查台上。站立及走路检查时，要求患者穿上合适走路的鞋，若光脚、穿袜或使用脚踝矫正器则需记录。两脚分开 20cm。检查室内放置 20cm 卷尺，双脚分列其两侧。其后的姿势测验更难。两脚并拢时，内侧要尽可能靠在一起。脚前后站立时，优势脚在后面，另一脚足跟与优势脚站在一条线上，而不是紧靠在一起（因为这样做更难)。单足站立时，嘱患者优势脚站立，另一腿向前抬起，膝盖伸直，有利于患者站立。若患者在测试 1 中能站立 1min 或更长时间，则不用进行第二次及第三次测试，否则 3 次测试均要进行，然后平均。评分标准如下。脚前后走路测验应在过道进行，最好没有地毯，也应保证其他测验能在此进行。步态测验，距离 25 英尺（in）（约 7.6m)。嘱患者走过这一距离，转弯后，再走回来，记录时间。可使用测验 1 的设备进行步态测验（可以让患者穿袜进行姿势、步态以及后面的检查)。

② 设备检查

a. Pa Ta 比率：需要既能快播也能慢播的录音机（1.2cm/s 及 2.4cm/s）和电子计时器。患者坐好后，教会其快速并清晰重复“Pa Ta”的音节。打开录音机，用正常速度（2.4cm/s）录音，录下患者的姓名及日期，说“开始”后患者开始说话同时开始计时，持续 10s 直至电子计时器发出嗡鸣以示结束，如是测验 2 次。检查者利用录音机慢速回放，计数 10s 内的“Pa Ta”的数量。记录每次测验的结果及平均成绩。

b. 九孔手指插板：告知患者需要检查双手及手臂功能。首次询问时要了解左利或者右利手，并记录下来，以便于下面的指导。把九孔手指插板放在患者面前的桌子上。把有木钉的一侧放在测试手前方，而空的手指插板放在非测试手前方。向患者朗读下面的指导说明“在本次测验中，您每次只能用一只手拿起木钉，尽快把它们放在洞内，直到都填满为止。然后，立即把木钉尽快拿出放在容器中。每只手完成 2 次。从优势手开始进行，然后非优势手。如果木钉掉在桌上，把它捡起继续进行。我们检查您把木钉放进及拿出插板的速度。准备好了吗？开始。”

患者拿起第一个木钉时开始计时，最后一个木钉放在容器时结束计时。如果木钉掉在地上，检查者应将其捡起并放回木钉容器内。如果木钉掉在桌上，患者应将其捡起，重新放入插板。但若木钉已超出患者所及范围，检查者需将其捡起。木钉掉下若超出检查者所及范围，最好能在手中保留几个多余的木钉，使测验顺利进行。不要把多余木钉放进容器内，这容易让患者混淆。患者把所有木钉放进洞中后，立即让患者把它们全拿出来。如果患者每次移动时不止拿一个木钉，则要纠正患者“每次只拿一个木钉”。

完成任务总时间用秒记录左右手两次完成该检查所需的时间及平均时间，注意记录小数点及四舍五入。

【使用说明】

1. Friedreich 共济失调评定量表是由共济失调协助组制订，评定 Friedreich 共济失调损害情况的新量表，用于临床治疗试验。

本量表由 7 位神经病学专家组成小组，检验 14 名不同阶段 Friedreich 共济失调患者。在疾病分期、日常生活能力、上下肢协调性、直立稳定性步态、总体神经检查、Pa Ta 比率、手指插板及步态调整方面，调查员之间的一致性可靠性极佳。球部症状及周围神经评分可靠性欠佳。

2. 本量表由神经内科医师操作完成，大概需要 30min；特意为 Friedreich 共济失调临床试验设计的新量表，有良好的可靠性。

3. 本量表针对 Friedreich 共济失调患者，对其他类型的进行性共济失调，例如脊髓小脑共济失调的适用性尚无报道。

4. 评价结果汇总到表 19-2。

表 19-2　Friedreich 共济失调量表汇总表

项目		结果
共济失调功能分期		
日常生活总分		
神经内科检查	A. 球部总分	
	B. 上肢协调性总分	
	C. 下肢协调性总分	
	D. 周围神经系统得分	
	E. 直立稳定性得分	
设备检查	Pa Ta 比率	
	九孔手指插板	

第二十章 睡眠障碍

人的一生中有三分之一的时间是在睡眠中度过。失眠通常指患者对睡眠时间和/或质量不满足，并影响了白天的社会功能的一种主观体验。几乎每个人在一生中都出现过短暂或长期的失眠问题。

一、阿森斯失眠量表

阿森斯失眠量表（Athens insomnia scale，AIS）是由美国俄亥俄州立大学医学院于1985年设计，因其医学院位于阿森斯大学城，所以称为“阿森斯失眠量表”。其制订者是俄亥俄州医学院副院长 Dan Sedmark 教授，由于其自测结果准确，且使用方便，在临床上广泛使用，成为了国际医学界公认的评价失眠的标准量表，详见表 20-1。

表 20-1 阿森斯失眠量表（AIS）

对于以下列出的问题，如果在过去 1 个月内每周至少发生 3 次在您身上，就请您圈点相应的自我评估结果。
1. 入睡时间(关灯后到睡着的时间) 0 分= 没问题 1 分= 轻微延迟 2 分= 显著延迟 3 分= 延迟严重或没有睡觉
2. 夜间苏醒 0 分= 没问题 1 分= 轻微延迟 2 分= 显著延迟 3 分= 延迟严重或没有睡觉
3. 比期望的时间早醒 0 分= 没问题 1 分= 轻微延迟 2 分= 显著延迟 3 分= 延迟严重或没有睡觉
4. 总睡眠时间 0 分= 没问题 1 分= 轻微延迟 2 分= 显著延迟 3 分= 延迟严重或没有睡觉
5. 总睡眠质量(无论睡多长) 0 分= 满意 1 分= 轻微不满 2 分= 显著不满 3 分= 严重不满或没有睡觉

续表

6. 白天情绪 0分= 正常 1分= 轻微低落 2分= 显著低落 3分= 严重低落
7. 白天身体功能(体力或精神,如记忆力、认知力或注意力等) 0分= 足够 1分= 轻微影响 2分= 显著影响 3分= 严重影响
8. 白天思睡 0分= 无思睡 1分= 轻微思睡 2分= 显著思睡 3分= 严重思睡

【使用说明】

1. 该量表为睡眠障碍的自我评估量表，在临床上广泛使用，成了国际医学界公认的评价失眠的标准量表。

2. 计分说明：得分＜4 分，说明无睡眠障碍；得分为 4～6 分，说明有睡眠障碍；得分＞6 分，说明失眠。

二、爱泼沃斯思睡量表 (ESS)

爱泼沃斯思睡量表（ESS）由澳大利亚 Epworth 医院的 MurrayJohns 教授编制，1990 年开始设计，1991 年用于临床。与阿森斯失眠量表不同的是，阿森斯量表只测评失眠程度，随着对睡眠的深入研究，临床医学界对睡眠疾病的研究已经从失眠开始涉及到瞌睡和打鼾。在这种情况下，爱泼沃斯思睡量表应运而生，它是测评睡眠质量并判断是否嗜睡的标准量表。详见表 20-2。

表 20-2 爱泼沃斯思睡量表 (ESS)

序号	项　目	从不打瞌睡 (0分)	轻度打瞌睡 (1分)	中度打瞌睡 (2分)	严重打瞌睡 (3分)
1	坐着阅读书刊				
2	看电视				
3	在公共场合坐着不动(如剧院或开会)				
4	乘坐汽车超过 1h,中间不休息				
5	环境许可,在下午躺下休息				

续表

序号	项　　目	从不打瞌睡（0分）	轻度打瞌睡（1分）	中度打瞌睡（2分）	严重打瞌睡（3分）
6	坐下与人谈话				
7	午餐未喝酒,餐后安静地坐着				
8	遇堵车时停车数分钟以上				

【使用说明】

1. 本表是测评睡眠质量并且判断是否嗜睡的标准量表。其判断准确，家庭自测性强，成为了国际公认的最具实用性的睡量表之一。

2. 计分说明：得分>6 分，说明瞌睡；得分>10 分，说明非常瞌睡；得分>16 分，说明有危险性的瞌睡。

三、匹兹堡睡眠质量指数（PSQI）

匹兹堡睡眠质量指数（Pittsburgh sleep quality index，PSQI）是美国匹兹堡大学精神科医师 Buysse 博士等人于 1993 年编制。该量表适用于睡眠障碍患者、精神障碍患者的睡眠质量评价，同时也适用于一般人睡眠质量的评估。详见表 20-3。

表 20-3　匹兹堡睡眠质量指数

序号	项　　目	选　　项
1	过去 1 个月你通常上床睡觉的时间是?（请按 24h 制填写）	上床睡觉的时间是_____点_____分
2	过去 1 个月你每晚通常要多长时间(min)才能入睡?	①≤15min ②16～30min ③31～60min ④>60min
3	过去 1 个月每天早上通常什么时候起床?（请按 24h 制填写）	起床时间_____点_____分
4	过去 1 个月你每晚实际睡眠的时间有多少?	每晚实际睡眠的时间_____h_____min
说明:过去 1 个月你是否因为以下问题而经常睡眠不好(以下第 5～13 个问题前都显示此表述)		
5	A. 不能在 30min 内入睡	①过去 1 个月没有 ②每周平均不足 1 个晚上 ③每周平均 1～2 个晚上 ④每周平均 3 个或更多晚上
	B. 在晚上睡眠中醒来或早醒	①过去 1 个月没有 ②每周平均不足 1 个晚上 ③每周平均 1～2 个晚上 ④每周平均 3 个或更多晚上

续表

序号	项　目	选　项
5	C. 晚上有无起床上洗手间	①过去1个月没有 ②每周平均不足1个晚上 ③每周平均1～2个晚上 ④每周平均3个或更多晚上
	D. 不舒服的呼吸	①过去1个月没有 ②每周平均不足1个晚上 ③每周平均1～2个晚上 ④每周平均3个或更多晚上
	E. 大声咳嗽或打鼾	①过去1个月没有 ②每周平均不足1个晚上 ③每周平均1～2个晚上 ④每周平均3个或更多晚上
	F. 感到寒冷	①过去1个月没有 ②每周平均不足1个晚上 ③每周平均1～2个晚上 ④每周平均3个或更多晚上
	G. 感到太热	①过去1个月没有 ②每周平均不足1个晚上 ③每周平均1～2个晚上 ④每周平均3个或更多晚上
	H. 做噩梦	①过去1个月没有 ②每周平均不足1个晚上 ③每周平均1～2个晚上 ④每周平均3个或更多晚上
	I. 出现疼痛	①过去1个月没有 ②每周平均不足1个晚上 ③每周平均1～2个晚上 ④每周平均3个或更多晚上
	J. 其他影响睡眠的事情 如果有，请说明：________	①过去1个月没有 ②每周平均不足1个晚上 ③每周平均1～2个晚上 ④每周平均3个或更多晚上
6	你对过去1个月总睡眠质量质量评分	①非常好 ②尚好 ③不好 ④非常差

续表

序号	项　目	选　项
7	近1个月您用催眠药物的情况	①过去1个月没有 ②每周平均不足1个晚上 ③每周平均1～2个晚上 ④每周平均3个或更多晚上
8	过去1个月你在开车、吃饭或参加社会活动时难以保持清醒状态?	①过去1个月没有 ②每周平均不足1个晚上 ③每周平均1～2个晚上 ④每周平均3个或更多晚上
9	过去1个月你在积极完成事情上有无困难?	①没有困难 ②有一点困难 ③比较困难 ④非常困难
10	你是与人同睡一床(睡觉同伴,包括配偶等)或有室友?	①没有与人同睡一床或有室友 ②同伴或室友在另外房间 ③同伴在同一房间但不睡同床 ④同伴在同一床上
如果你是与人同睡一床或有室友,请询问他(她)你在过去1个月是否出现以下情况		
11	在你睡觉时,有无大鼾声	①过去1个月没有 ②每周平均不足1个晚上 ③每周平均1～2个晚上 ④每周平均3个或更多晚上
12	在你睡觉时,呼吸之间有没有长时间停顿	①过去1个月没有 ②每周平均不足1个晚上 ③每周平均1～2个晚上 ④每周平均3个或更多晚上
13	在你睡觉时,你的腿有无抽动或者有痉挛	①过去1个月没有 ②每周平均不足1个晚上 ③每周平均1～2个晚上 ④每周平均3个或更多晚上
14	在你睡觉时是否出现不能辨认方向或混乱状态	①过去1个月没有 ②每周平均不足1个晚上 ③每周平均1～2个晚上 ④每周平均3个或更多晚上
15	在你睡觉时你有无其他睡不安宁的情况。 若有,请描述________	①过去1个月没有 ②每周平均不足1个晚上 ③每周平均1～2个晚上 ④每周平均3个或更多晚上

【使用说明】

1. 该量表用于评定被试者近1个月的睡眠质量，适用于睡眠障碍患者、精神障碍患者的睡眠障碍评价、疗效观察，一般人群睡眠质量的调查研究，以及睡眠质量及身心健康相关性研究的评定工具。

2. 各成分含义及计分方法见表20-4。

表20-4　PSQI各成分含义及计分方法

项　目		计　分
A. 睡眠质量	根据条目6的应答计分	“较好”计1分 “较差”计2分 “很差”计3分
B. 入睡时间	根据条目2的应答计分	“≤15min”计0分 “16～30min”计1分 “31～60min”计2分 “＞60min”计3分
	根据条目5A的应答计分	“无”计0分 “＜1次/周”计1分 “1～2次/周”计2分 “≥3次/周”计3分
	累加条目2和5A的计分，即为成分B得分	“0”计0分 “1～2”计1分 “3～4”计2分 “5～6”计3分
C. 睡眠时间	根据条目4的应答计分	“＞7h”计0分 “6～7h”计1分 “5～6h”计2分 “＜5h”计3分
D. 睡眠效率	睡眠效率＝条目4(睡眠时间)/床上时间×100% 注：床上时间＝条目3(起床时间)－条目1(上床时间)	睡眠效率＞85%计0分 睡眠效率75%～84%计1分 睡眠效率65%～74%计2分 睡眠效率＜65%计3分
E. 睡眠障碍	根据条目5B～5J的计分	“无”计0分 “＜1次/周”计1分 “1～2次/周”计2分 “≥3次/周”计3分
	累加条目5B～5J的计分，即为成分E得分	“0”则计0分 “1～9”计1分 “10～18”计2分 “19～27”计3分

续表

项 目		计 分
F. 催眠药物	根据条目 7 的应答计分	“无”计 0 分 “＜1 次/周”计 1 分 “1～2 次/周”计 2 分 “≥3 次/周”计 3 分
G. 日间功能障碍	根据条目 7 的应答计分	“无”计 0 分 “＜1 次/周”计 1 分 “1～2 次/周”计 2 分 “≥3 次/周”计 3 分
	根据条目 7 的应答计分	“没有”计 0 分 “偶尔有”计 1 分 “有时有”计 2 分 “经常有”计 3 分
	累加条目 8 和 9 的得分，即成分 G 得分	“0”则计 0 分 “1～2”计 1 分 “3～4”计 2 分 “5～6”计 3 分
PSQI 总分= 成分 A+ 成分 B+ 成分 C+ 成分 D+ 成分 E+ 成分 F+ 成分 G		

注：PSQI 得分说明：得分为 0～5 分，说明睡眠质量很好；得分为 6～10 分，说明睡眠质量较好；得分为 11～15 分，说明睡眠质量一般；得分为 16～21 分，说明睡眠质量差。

四、24h 波动评估量表（one day fluctuation assessment scale）

该表是在 1990 年 Inouye 等人提出的谵妄评估量表（validated delirium assessment scale）上进行的改进，增加了波动情况（参考 1996 年 McKeith 等提出的 DLB 临床诊断标准）和沟通能力（参考 1965 年 Mahoney 等提出的 Barthel 指数）两个项目。详见表 20-5。

表 20-5 24h 波动评估量表

项 目		得分/分
1. 跌倒	今天有无跌倒？ 如果是，一天内有几次？（只记录次数不计分）________次	
	患者有无任何“几乎跌倒”的情况？（几乎跌倒指的是当患者快跌倒时被人搀扶住或者被某些物体支撑住，比如拐杖） 如果是，一天内有几次？（只记录次数不计分）________次	
2. 波动情况	今天一段时间内患者是否出现意识混乱、错乱，而一段时间后恢复？ 如果是，一天内有几次出现混乱的状态？ a. 不超过 6h　b. 6～18h　c. 大于 18h	

续表

项 目		得分/分
2. 波动情况	今天情况最糟的时候和最好的时候相比，对患者执行功能的影响相差有多大？ a. 轻微差异 b. 中等差异(两者在这一整天相比，后者对患者的执行功能有明确的影响) c. 显著的差异(两者在这一整天相比，后者对患者的执行功能有很大的影响)	
	举例：最糟的时候和最好的时候患者的执行功能表现。(不计分) 最糟的时候： 最好的时候：	
3. 睡意	今天有无过度睡意？	
	如果是的话，有多长的时间？ a. 不超过 6h b. 6～18h c. 大于 18h 有无一段时间内患者出现无法唤醒(或短暂的意识丧失)的情况？	
4. 注意力	患者是否出现注意力无法集中的情况？(举例：容易分心，或者对自己正在说的话无法专注)	
5. 思维混乱	今天患者的思维是否混乱或者无法理解？(举例：毫无联系的对话，不清晰或毫无逻辑的想法，不可预见的突然转换话题)	
6. 意识水平的改变	总体说来，你怎么评价患者的意识水平？ a. 警觉状态(正常) b. 嗜睡或昏睡状态(容易唤醒) c. 昏迷或木僵状态(难以唤醒)	
7. 沟通能力	当你试着与患者沟通时(可以通过说、写或者手势)，他的理解程度？ a. 能理解大部分意思 b. 能理解一部分意思 c. 几乎无法理解	
	患者的沟通能力如何？ a. 很容易让别人充分理解他 b. 可以被理解，但有的时候有困难 c. 极少或者几乎无法被理解(无论是什么原因导致的)	
总 分		/21

【使用说明】

1. 以上回答是/否的各项目，答“否”得 0 分，答“是”得 1 分。
2. 回答 a/b/c 的项目，答 a 得 1 分，答 b 得 2 分，答 c 得 3 分。

3. 本表是一种简易的用于评定痴呆患者症状波动的量表，可以提高阿尔茨海默病和路易体痴呆的诊断的正确性；总分 21 分，≥6 分以上作为分界值（敏感性 93%，特异性 87%），分值越大，越支持路易体痴呆的可能。

五、帕金森病睡眠障碍量表（Parkinson's disease sleep scale，PDSS）

帕金森病伴睡眠障碍的发生率可高达 90%以上，严重影响患者的生存质量，然而，当前临床广泛应用的爱泼沃斯思睡量表和匹兹堡睡眠质量指数均未系统地对 PD 睡眠障碍的不同方面进行阐述和量化，其他的帕金森病相关量表，如统一的帕金森病评定量表（UPDRS）和帕金森病生存质量量表（PDQ39）也仅包含少许与睡眠相关的问题。20 世纪初，Chaudhuri 等人设计了一个专门用来评估帕金森患者常见睡眠问题的量表——帕金森病睡眠障碍量表（PDSS），见表 20-6。

表 20-6 帕金森病睡眠障碍量表

项 目	程度分级/级 1 2 3 4 5 6 7 8 9 10
1. 总体的夜间睡眠质量如何?	— — — — — — — — — —
2. 是否每晚都有入睡困难?	— — — — — — — — — —
3. 有无保持睡眠困难?	— — — — — — — — — —
4. 是否在夜间发生肢体不安或片断睡眠?	— — — — — — — — — —
5. 是否在床上坐卧不安?	— — — — — — — — — —
6. 是否在夜间遭受梦境困扰?	— — — — — — — — — —
7. 是否在夜间遭受视幻觉或听幻觉的痛苦?	— — — — — — — — — —
8. 是否在夜间起床排尿?	— — — — — — — — — —
9. 是否出现过由于不能行动而导致尿失禁?	— — — — — — — — — —
10. 是否在夜间醒来时肢体有麻木感或针刺感?	— — — — — — — — — —
11. 是否在夜间睡眠时出现上肢或下肢的肌肉痛性痉挛?	— — — — — — — — — —
12. 是否出现清晨早醒并伴有上肢或下肢疼痛?	— — — — — — — — — —
13. 是否在睡醒时发生震颤?	— — — — — — — — — —
14. 是否在早晨醒来感觉困倦欲睡?	— — — — — — — — — —
15. 是否出现日间打盹?	— — — — — — — — — —

【使用说明】

1. 该量表每项的程度分成 1～10 级，由患者根据感觉在程度递增的直线上画"|"代表其严重程度。

2. 该量表具有很强的重测信度和灵敏度，且其对睡眠问题量化的临床有效性和可靠性也得到了例证。

3. 该量表有一定局限性，不能作为详细评估睡眠结构体系的金标准，但它确实是一个简单、廉价、适用于临床、能对PD睡眠问题进行简单半定量评估的床旁工具。

六、梅奥波动综合量表（Mayo fluctuations composite scale）

2004年，美国梅奥医院（Mayo clinic）的Ferman TJ等人在其发表在Neurology的一篇文章中提出了四个问题用来评定讨论路易体痴呆和阿尔茨海默病痴呆患者症状的波动情况，被称为梅奥波动综合量表，见表20-7。

表20-7 梅奥波动综合量表

项目	得分	
1. 尽管前一天晚上有充足的休息，第二天仍感到困倦，或瞌睡，或一天内有那么几次嗜睡或昏睡		
2. 白天时间内(在19点之前)睡眠超过2h		
3. 说话杂乱无章		
4. 长时间凝视某处		
总　分	/4	

【使用说明】

1. 询问照料者患者是否存在白天困倦或打瞌睡、白天睡觉时间超过2h、长时间凝视某一处、说话杂乱无章。

2. 回答“否”得0分，回答“是”得1分。0～2分提示无波动，3～4分提示存在波动情况。

3. 本表是一种简易的用于评定痴呆患者症状波动的量表，可以提高阿尔茨海默病和路易体痴呆的诊断的正确性，若存在3种以上的上述情况（3～4分），提示可能是路易体痴呆而不是阿尔茨海默病。

七、下肢不宁综合征量表

下肢不宁综合征作为一种常见的神经科疾病，有3%～10%的人在其一生中的某个阶段，或很长一个阶段，会遭受该疾病的困扰。然而目前对其诊断标准仍不明确。2011年，Diego Garcia-Borreguero等学者对此问题进行了探讨，提出了一个包含诊断标准、支持诊断的标准、支持诊断的临床评估等下肢不宁综合征相关问题的量表，具体内容见表20-8。

表20-8 下肢不宁综合征评定量表（RLS）

A. 患者有以下主诉之一	是	否
1. 有无失眠或睡眠问题？ 如果“是”，是否因为肢体活动需要而导致的？ 2. 是否感觉双下肢不适(或疼痛)?		
上述任何一问题回答是“是”，则继续回答以下问题。		
B. RLS的诊断指标	是	否

续表

过去 7 天内有无以下情况？ 1. 是否感觉迫切需要活动脚(手)？ 2. 当感觉有这种迫切需要时，是否感觉脚(手)不适感，如刺、麻、烧灼感、抽动、疼痛？ 3. 这种迫切要活动肢体或肢体的不适感是在休息(坐或躺着)或是在不活动的时候开始或加重的？ 4. 活动后(如散步或伸展四肢)是否部分或完全缓解这种迫切活动肢体的欲望或肢体不适感？ 5. 这种迫切活动肢体的欲望或肢体不适感是否在夜间较白天更强烈？即这些症状是否只在晚上或夜间产生，或在夜间更糟？在严重的 RLS 中，该诊断标准必须持续存在		
如果上述问题全部回答“是”，该患者可以诊断为 RLS，如果仅有第 1 和第 3 个问题回答“是”，则继续回答下列问题。		
相关和支持标准	是	否
6. 一级直系亲属(父母、兄弟姐妹、孩子)中有无相似的症状？(参考问题 1～5) 7. 是否经多巴胺治疗(补充递质或多巴胺受体激动剂)后症状缓解？ 8. 是否这些症状用其他医学原因或共病无法解释(如肌肉抽动、体位性的不适感、多发性周围神经病)？		
除上述第 1 和第 3 个问题回答是肯定的之外，如果上述问题(6～8)有至少 1 个的回答是肯定的，则支持 RLS 的诊断。		
需要咨询 RLS 专家的情况		
(1)诊断仍有疑问或不确定 (2)对多巴胺治疗反应不明确或反应不持续 (3)症状仅限于单侧下肢		
专家提出需要实施实验评估的睡眠问题		
(1)白天瞌睡成为最严重的困扰 (2)诊断其他睡眠问题(睡眠呼吸暂停综合征或昏睡) (3)对多巴胺反应不良 (4)症状不典型 (5)年轻(＜30 岁)但症状严重 如果条件允许可行多导睡眠图(PSG)检查，可以帮助明确诊断、评估该疾病对睡眠的影响以及排除其他睡眠相关疾病。		
C. RLS 的临床评估		
1. 病史询问 (1)亲属有无 RLS(RLS 有明确的遗传性) (2)有无铁缺乏病史(RLS 常由铁缺乏导致，怀疑 RLS 可完善铁蛋白检查) (3)周围神经病(可考虑神经电生理检查，如肌电图) (4)怀孕(＞20% 的孕妇患有 RLS) (5)肾脏疾病(40% 的患者有 RLS) (6)糖尿病(很大一部分存在 RLS) (7)药物导致 RLS 加重(如抗抑郁药物)		
2. 实验室检查 (1)血红蛋白(排除贫血) (2)血肌酐、尿素、血白蛋白(排除肾功能不全) (3)血糖 (4)血清铁蛋白(应该不低于 50μg/L)		

参考文献

[1] 吴江主编. 神经病学. 第2版. 北京：人民卫生出版社，2011.

[2] 陈生弟主编. 神经疾病诊断学. 上海：上海科学技术出版社，2006.

[3] 张葆樽，安得仲. 神经系统疾病定位诊断. 第3版. 北京：人民卫生出版社. 2010.

[4] 王维治主编. 神经病学. 北京：人民卫生出版社. 2006.

[5] [美] Robert J. Schwartzman，杜万良主译. 临床神经科查体. 北京：人民卫生出版社，2009.

[6] [英] Fuller，G主编. 袁云主译. 轻松神经系统查体. 第3版. 北京：北京大学医学出版社，2005.

[7] Sid Gilman，Hadi Manji et al. Oxford American Handbook Of Neurology. UK：Oxford University Press，2010.

[8] R. T. Ross，et al. How To Examine The Nervous System. US：Humana Press，2006.

[9] Mayo Clinic Hospital 著. 李海峰，冯立群主译. 梅欧医院神经科检查法. 北京：科学出版社，2002.

[10] Mark S. Greenberg. Handbook of Neurosurgery. 6th Ed. US：greenberg Graphics Inc. 2006.

[11] [美] Stephan A. mayer. 元小冬主译. 神经内科值班医生手册. 第3版. 北京：北京大学医学出版社，2012.

[12] Stephen L. Hauser 主编. 哈里森临床神经病学. 第2版 北京：北京大学医学出版社，2011.

[13] H. Richard Winn. 王任直 主译. 尤曼斯神经外科学. 北京：人民卫生出版社，2009.

[14] [美] Pual W. Brazis，Joseph C. Masdeu，Jose Biller. 王维治，王化冰译. 临床神经病学定位（第6版/翻译版）. 北京：人民卫生出版社，2012.

[15] Anish Bhardwaj，Marek A. Mirski，et al. Handbook of Neurocritical Care. 2nd Ed. German：Springer Science-Business Media，2011.

[16] 王拥军主编. 脑血管病量表手册. 北京：人民卫生出版社，2009.

[17] 中华医学会重症医学分会. ICU病人镇痛镇静治疗指南（2006年）. http：//www. chinachc. org：88/BeforePage/XueShuYuanDiPage. aspx？ id＝28.

[18] Merwick A，Albers GW，Amarenco P，et al. Addition of brain and carotid imaging to the $ABCD_2$ score to identify patients at early risk of stroke after transient ischaemic attack：a multicentre observational study. Lancet Neurol，2010，9（11）：1060-9.

[19] Weimar C，Diener HC，Alberts MJ，et al. The essen stroke risk score predicts recurrent cardiovascular eventS：A validation within the REduction of atherothrombosis for continued health（reach）registry. Stroke，2009，40：350-354.

[20] S. Gao，Y. J. Wang，A. D. Xu，et al. Chinese Ischemic Stroke Subclassification. Frontiers in Neurology，2011，2（6）：1-5.

[21] Amarenco P，Bogousslavsky J，Caplan LR，et al. New Approach to Stroke Subtyping：The A-S-C-O（Phenotypic）Classification of Stroke. Cerebrovasc Dis，2009，27：502-508.

[22] Puetz v，Sylaja PN. Coutts SB. et al. Extent of hypoattenuation on CT angiography source images predicts functional outcome in patients with basilar artery occlus ion. Stroke，2008. 39：2485-2490.

[23] G. Ntaios，M. Faouzi，J. Ferrari，et al. An integer-based score to predict functional outcome in acute ischemic stroke. The ASTRAL score. Neurology，2012，78：1916-1922.

[24] 贾建平主编. 中国痴呆与认知障碍诊治指南. 北京：人民卫生出版社，2011.

[25] 李霞，肖泽萍，肖世富，朱敏捷，沈莉莉，王涛，钱时兴，陈超. ADAS-Cog中文版信效度分析. 中国临床心理学杂志，2009，1705：538-540.

[26] 刘园园，肖世富. 阿尔茨海默病常用神经心理测验和量表的信度和效度研究. 中国医药导报，2011，8（21509）：11-14.

[27] Robert. M. Herndon. 神经疾病分级评分量表. 第2版. 贾建平，陈海等主译. 北京：化学工业出版社，2010.

[28] Kollewe K，Mauss U，Krampfl K，et al. ALSFRS-R score and its ratio：a useful predictor for ALS-progression. J Neurol Sci，2008，275 (1-2)：69-73.
[29] 顾卫红，王国相，杨斯柳，王康，段晓慧. 统一多系统萎缩评估量表与多系统萎缩病程的相关性分析. 中华神经科杂志，2008，41 (5)：332-334.
[30] 林一冲，董会卿. 2010 年修订版多发性硬化诊断标准解读. 中风与神经疾病杂志，2011，28 (8)：764-767.
[31] 康梅娟，刘晓加. 多发性硬化患者生存质量研究进展. 中华行为医学与脑科学杂志，2009，18 (9)：856-858.
[32] 张雪彤，王艳，齐馨馨等，多发性硬化患者疲劳的评估和处理. 中华神经科杂志，2012，45 (3)：195-197.
[33] 王冰，徐军，汤修敏. 帕金森病统一评分量表信度和效度研究. 山东医药，2009，49，(28)：88-89.
[34] 李建军，王方永. 脊髓损伤神经病学分类国际标准. 中国康复理论与实践，2011，17 (10)：963-972.
[35] Hughes RA，Newsom-Davis JM，Perkin GD，Pierce JM. Controlled trial of prednisolone in acute polyneuropathy. Lancet，2 (8093)：750-753.
[36] Zhang Y，Wang L，Liu H，et al. The design and protocol of acupuncture for migraine prophylaxis：A multi-center randomized controlled train. Trails，2009，10：25.
[37] 许春伶，王得新. 感染性周围神经病. 中国临床神经科学，2009，17 (1)：72-77.
[38] Diego Garcia-Borreguero，Paul Stillman，Heike Benes，Heiner Buschmann，et al. Algorithms for the diagnosis and treatment of restless legs syndrome in primary care. BMC Neurology，2011，11：28.
[39] 王拥军主编. 神经病学临床评定量表. 北京：中国友谊出版社，2005.
[40] McNealy DE，Plum F. Brainstem dysfunction with superatentorial mass lesions. Arch Neurol，1962，7：10.
[41] Ely EW，Margolin R，Francis J，et. al. Evaluation of delirium in critically ill patients：validation of the confusion asseeement method for the intensive care nuit（CAM-ICU）. Critical Care Medicine，2001，29 (7)：1370-1379.
[42] Kyle. U. G，Kossovsky. M. P，et al. Comparison of tools for nutrition alassesement and screening at hospital admission. Clin Nutr，2006，25 (3)：409-417.
[43] Johnston SC，Rothwell PM，Nguyen-Huynh MN，et al. Validation and refinement of scores to predict very early stroke risk after transient ischemic attack. Lancet，2007，369 (9558)：283-292.
[44] fication of Stroke. Cerebrovasc Dis，2009，27：502-508.
[45] Ay H，Furie KL，Singhal A，et al. An evidence-based causative classification system for acute ischemic stroke. Ann Neurol，2005，58：688-697.
[46] Barber PA，Demchuk AM，Zhang J，et al. Validity and reliability of a quantitative computed tomography score in predicting outcome of hyperacute stroke before thrombolytic therapy ASPECTS Study Group. Alberta Stroke Programme Early CT Score. Lancet，2000，355：1670-1674.
[47] Hemphill JC 3rd. Bonovich Dc，Besmertis L. et al. The ICH score：a Simple，reliable grading scale for intracerebral hemorrhage. Stroke，2001. 32：891-897.
[48] Claassen J，Bernardini GL，Kreiter K，et al. Effect of cisternal and ventricular blood on risk of delayed cerebral ischemia after subarachnoid hemorrhage：The fisher scale revisited. Stroke，2001，32：2012-2020.
[49] 全国第四届脑血管病学术会议．脑卒中患者临床神经功能缺损程度评分标准（1995）．中华神经科杂志，1996，06：62-64.
[50] 缪鸿石．康复医学理论与实践（上册）．上海：上海科学技术出版社，2000.
[51] Galvin JE，Roe CM，Powlishta KK，el al. The AD8：a brief informant interview to detect dementia. Neurology，2005，65：559-564.
[52] 郭起浩，洪震，吕传真．阿尔茨海默病的常用神经心理评定量表评介．中华神经科杂志，2003，04：74-76.
[53] Hobart J，Lamping D，Fitzpatrick R，et al. The Multiple sclerosis im-pact scale（MSIS-29）：a new patient-based outcome measure. Brain，2001，124：962-973.
[54] 洪雁．帕金森病常用评分量表．现代神经疾病杂志，2002，2 (5)：277-318.
[55] 樊彬．不自主运动评定量表（AIMS）．上海精神医学，1984，11 (2)：80-81.
[56] O'Donoghue MF，Duncan JS，Sander JW. The National Hospital Seizure Severity Scale：a further development of the Chalfont Seizure Severity Scale. Epilepsia，1996，37 (6)：563-71.
[57] 任晓琳，梁平，刘雪琴．癫痫患者生活质量量表-31（中文版）的翻译及修订．解放军护理杂志，2003，20 (4)：

99-101.

[58] Patrick DL，Hurst BC，Hughes J. Further development and testing of migraine specific quality of life (MSQOL1) measure. Headache，2000，40 (07)：550-560.

[59] Subramony SH，May W，Lynch D，et al. Measuring Friedreich ataxia：Interrater reliability of a neurologic rating scale. Neurology，2005，64：1261-1262.

[60] Storey E，Tuck K，Hester R，et al. Inter-rater reliability of the International Cooperative Ataxia Rating Scale (ICARS). Mov Disord，2004，19 (2)：190-192.

[61] Soldatos CR，Dikeos DG，Paparriqopoulos TJ. The diagnostic validity of the Athens Insomnia Scale. J Psychosom Res，2003，55 (3)：263-267.

[62] Walker MP，Ayre GA，et al. The Clinician Assessment of Fluctuation and the One Day Fluctuation Assessment Scale：Two methods to assess fluctuating confusion in dementia. Br J Psychiatry，2000，177：252-256.

[63] Ferman TJ，Smith GE，Boeve BF，et al. DLB fluctuations：specific features that reliably differentiate DLB from AD and normal aging. Neurology，2004，62：181-187.

[64] Garcia-Borreguero D，Stillman P，Benes H，et al. Algorithms for the diagnosis and treatment of restless legs syndrome in primary care. BMC Neurology，2011，11：28.

索 引